내과 업무 가이드라인

Guideline

저자 **안지호, 권정현**(안내과의원)

안내과 의원

도서출판 대한의학

머리말

병원은 생명을 소중히 다뤄야 하는, 조금의 실수도 용납될 수 없는 엄중한 공간이다. 그렇기에 우리는 기본적인 마음가짐부터 환자의 입장에서 무엇 하나라도 더 이해할 수 있어야 한다고 생각했다. 더불어, 불편하거나 아픈 몸을 이끌고 찾아왔던 환자들이 조금이나마 호전된 모습으로 병원 밖을 나갈 수 있기를 바라는 마음을 항상 가지도록 노력하였다.

어느 날, 유독 실수가 잦아진 한 직원에게 조언을 건넸다. 어떤 상황에 닥쳤을 때, 머릿속에 순서도를 그려보라고 말이다. 당연히 사람의 기억이란 영원하거나 완벽할 수가 없기에 몸에 익히도록 반복도 하고, 메모를 해보도록 권유도 했으나 큰 진전이 없던 것이 내심 안타까웠다. 그래서 실수가 많은 업무와 사례들을 바탕으로 매뉴얼을 작성해보도록 하니 그제서야 조금씩 나아지기 시작했다. 이런 경험을 바탕으로 나뿐만 아니라 직원들의 업무 효율성을 높이기 위해, 서로가 얻은 경험과 노하우 등을 엮어 제대로 된 매뉴얼을 만들기 시작했다.

우리 직원들은 물론이거니와, 이 책을 읽는 많은 사람들에게 유익한 정보를 제공할 수 있기를 바라는 마음이다. 또한 실제 현장에서 일어나는 수많은 상황에 잘 대처하며 궁극적으로는 좋은 질의 의료 서비스를 제공하는 과정에 작은 보탬이 되어 보기를 바란다.

2025년 1월

저자 **안지호** (안내과의원)

머리말

유난히 눈이 많이 내렸던 겨울을 막 지나, 내리던 햇볕이 따스해지려는 어느 날 “원장님, 이것 제대로 된 건지 잘 모르겠습니다. 한번 봐주십시오.”, “원장님, 이건 어디에 둘까요?”. “이것은 어디에 어떤 방법으로 사용하면 되는 건지요?”, “실장님, 이 방법으로 하니 잘 안되는 것 같은데, 더 좋은 생각이 있으신지요?”, “우리 잘하고 있는 것 맞지요?” 등등, 여러 사람의 웅성거리는 목소리가 100여 평 안내과의원의 공간을 가득 메웠다. 옹기종기 모여서 머리를 맞대어 궁리하고, 가르침을 받은 대로 해보며, 알에서 갓 깨어난 병아리처럼 한 발짝씩 조심스레 시작의 발걸음을 내디디며 시간이 천천히 흘러갔다.

사계절 중 내가 가장 좋아하는 계절인 봄이 다가왔음에도 불구하고, 따스한 바람이 불고 향긋한 봄 내음이 흩날리는 것도 알지 못했다. 추운 겨우내 숨어 있던 파릇파릇한 새싹들이 봄을 맞이하기 위해 고개를 빼꼼 내밀어 세상을 맞이하는 그 순간에도, 푸르른 잎사귀를 펼치고 붉고 하얗게 꽃들이 만개했을 때도 그 시간들이 왔음을 느끼지 못한 채 시간이 지나갔다.

대학병원의 25년 차 간호사로 일하며 그저 ‘간호’에 대한 개념만이 전부였던 내게, 안내과의원의 직원으로서 해야 할 일은 무궁무진 아니 엄청난 빙산을 만난 듯했다. 투약처치와 수액 및 환자관리는 기본이며 그 외 예방접종, 원무수납, 채혈, 검진, 내시경, 직원 업무와 노무관리, 행정까지 그 모든 것이 무경험과 무지함뿐이어서.

소방서, 공단, 보건소 직원분들에게까지, 곳곳에 문의하고 확인하며, 도움을 청하는 일의 반복이었다. 궁금증을 해소하기 위해 제대로 물어보거나 찾아볼 곳도, 하다못해 읽어볼 책조차도 제대로 없어 매번 깊은 한숨을 내쉬는 나날의 연속 속에서 질문에 대한 답이나 조언이 찾아오면 그렇게나 감동을 하지 않을 수가 없었다.

그렇게 착실히 쌓은 많은 경험과 시행착오를 통해 찾은 답들과 주변에서 받은 정보, 원장님께서 알려주신 가르침을 하나하나 소중하게 담아 작은 매뉴얼을 만들었다. 나와는 달리 어려운 길을 돌아가지 않기를 바라는 마음으로, 필요할 때 손쉽게 찾아보며 잘 활용할 수 있도록 최대한 많은 것들을 기록해 나갔다.

그저 작은 마음으로 시작했던 이 일이 조금 더 나아가 또 다른 한 사람, 다수의 누군가에게도 이 내용 하나하나가 유익한 정보가 되었으면 한다. 그리고 그 작은 불씨가 개인의 성장과 발전, 그리고 더 나아가 병원 업무를 원활하게 하고 전문 지식을 한층 더 쌓는 자양분이 되길 작게나마 기대하며 책으로 출간하게 되었다.

본서는 안내과의원의 주요 업무 위주로 파트별 분류를 했으며, 다른 곳에서 충분히 얻을 수 있는 정보는 생략하고 간결한 글과 사진으로 의원 입문자들도 쉽게 접근할 수 있도록 정리했다.

작은 메모란으로 '왜(Why)?'라는 질문에 대한 답도 몇 글자 적어두었으며 단순해 보일 수도 있겠지만, 간략한 내용으로 구성하여 읽을 때의 피로나 지루함도 최대한 줄여보려 했다. 실제 사진을 적극 활용하여 이해력을 돕고 의료 관련 기구나 의료기 업체의 사용 매뉴얼의 첨부로 전문성도 잃지 않으려 했다.

사실 이외에도 더 많은 정보와 심도 있는 구체적 설명도 더해보려 했으나, 이런 난해함과 깊이로 독자들의 부담감이 커지는 것을 염려하여 가능한 한 간략한 형식으로 엮어 보았다. 본서를 통해 독자들이 만족하는 부분도 있겠지만, 의아해하거나 부족하다고 느끼는 부분도 당연히 있을 수 있을 것으로 생각한다. 다만, 그것은 반면교사(反面教師)삼아 스스로 더 학습하고 찾아내는 과정을 통해 충족할 수 있기를 바란다.

2025년 1월

저자 **권정현**(안내과의원)

감사의 글

해야 할 일이 원활히 진행되고, 문제해결이 잘 되던 날은 성과와 더불어 그 모든 과정이 굉장히 고무적이었다.

그러나 수많은 과정들 속에 액세서리 기구들의 용도와 프로세스를 알지 못하고, 보고 들어도 이해되지 않는 부분, 처음 접하는 낯선 일에 개념조차 정립되지 않아 스스로 해답을 찾는 과정을 통해 나 또한 많은 어려움과 해보지도 않았던 것에서 오는 막연한 두려움이 온통 나를 휘감으며 답보상태로 있었던 때의 기억이 아직도 선명하다. 그러던 중 잠시 쉬어가며 천천히 가도 된다던 원장님의 말씀 한마디, 도움의 손길과 격려, 응원의 한마디가 얼마나 감사했는지 모른다.

그 소중한 경험들이 칠흑같이 어두운 터널 속을 걷는 내게 저 멀리 작은 등불의 한줄기 빛처럼, 포기하지 않고 끝까지 걸을 수 있는 힘을 주는 계기가 되었다. 새하얀 눈이 가득 덮인 깊은 산속에서 방향을 잃었던 내게, 앞선 누군가의 작은 발자국이 큰 위안이 되어 안도의 숨을 쉬며 그 발자국을 따라 목적지로 향할 수 있도록 하는 힘과 희망이 되어 나를 이끌어 주고 제대로 우뚝 설 수 있게 해준 것이었다.

子曰: "知之者不如好之者, 好之者不如樂之者 (자왈: 지지자불여호지자, 호지자불여락지자)
'아는 이는 좋아하는 이만 못하고, 좋아하는 이는 즐기는 이만 못하다'

공자의 이 말은 내가 살아가면서 난관에 부딪힐 때 한번 더 곱씹어보는 글귀이다. 해야 할 일이 어렵고 힘들어도 즐기면서 하다 보면 언젠가는 내가 원했던 곳에 닿아 있지 않을까 하고 생각하게 된다.

비록 지금의 나와 내가 하는 일이 괄목상대(刮目相對)할 만한 상태는 아닐 수도 있을 것이다. 그러나 오늘 내딛는 이 한걸음이 제대로 된 목적의식을 가지고 그 다음 걸음을 내딛는 순간이 나와 이곳 안내과의원의 작은 성장을 거쳐 큰 발전으로 나아가는 원동력이 되길 바란다.

끝으로, 이 책이 나오기까지 감사를 드려야 할 분들이 너무나 많다. 나를 숨쉬게 하고 세상에 '겸손'이라는 단어가 있음을 알게 하여 진정한 행복이 무엇인지 알게 해준 소중한 내 아이 준우, 늘 나를 응원하고 사랑해주는 부모님과 형제, 그리고 남편까지 어떤 말을 해도 모자라 한없이 고마움이 가득하다.

안내과의원의 시작을 함께하며 설렜던 순간의 모든 직원들, 가장 가까운 곳에서 격려와 위안, 진심어린 충고에 좋은 말들까지 아끼지 않는 우리 윤채 선생님, 멀리서도 일러주시고 가르침을 주시는 김순근 교수님, 힘드실텐데도 늘 잘 들어주시고 흔들리지 않게 지지해주신 한상구 대표님, 그 외 이 책에 도움 주신 분들과 잠시 스쳐 간 인연들까지 매우 감사하다.

그러나 그 무엇보다도 가장 감사하신 분이 계시다.

안내과의원을 존재하게 하고, 많은 경험을 토대로 나 스스로 발전할 기회와 이 책이 탄생할 수 있게 응원과 지지를 해주셨으며, 함께 엮어 내는 과정에서 내용과 사진까지 하나하나 세밀하게 점검과 정리를 해주시며 물심양면으로 큰 도움을 주신 안지호 원장님께 깊은 감사의 말씀을 드린다.

2025년 1월

저자 **권정현** (안내과의원)

목차

01

접수 업무

1. 접수
2. 신환(신규환자) 접수
3. 재진 접수
4. 예약
5. 서류 발급
6. 수납

1

접수

[안내과의원은 eGhis 프로그램 사용]

환자 순서는 일반(외래)진료와 검진 순이며 일반진료 구역과 검진 구역으로 나뉜다.
[일반(외래)진료는 환자 상태 따라 "우선(응급) 진료"를 할 수 있다]

일반(외래)진료 구역	통증, 발열, 불편감, 검사예약, 진료상담 등으로 진료 보는 환자 위주
검진 구역	국가(공단)검진, 종합검진, 예방접종, 운전면허 응시 및 적성검사 등으로 구역 나눠서 진행

▶ 필수 확인: 혈압(BP), 맥박(pulse), 체온(BT), 당뇨(BST), 식후(pp): 5시간까지 / 공복: 6시간 이상 시)
① 당뇨 있으세요? ② 식사는 언제 하셨어요? → 당뇨 있을 경우 or 환자가 원할 시 → BST검사를 한다.

2

신환(신규환자) 접수

1. “안녕하세요. 처음 오셨을까요? 앞쪽에 접수장 작성 부탁드립니다.”라고 멘트를 한다.

안내과 의원 접수동의서

성 명		주민번호	
연 락 처			
주 소			
증 상			
현재 드시는 약 (O , X) · 약종류 ( )			
약, 주사, 음식 알러지 (O , X) · 종류 ( )			

본인은 진료 및 국민건강 보험 적용의 목적으로 위 사실 정보 제공에 동의합니다.

20 년 월 일 서명 ____________ (인)

2. “신분증 있으신가요? 없으시면 모바일 신분증으로 확인 부탁드립니다.”라고 멘트 후 신분증을 확인한다(**첫 확인 후 6개월간 유효**).

   * 모바일 신분증 확인 방법: 앱 다운로드 검색창에서 모바일 건강보험증 다운로드 → 본인인증 진행

3. 신분증 종류를 알맞게 선택한다.

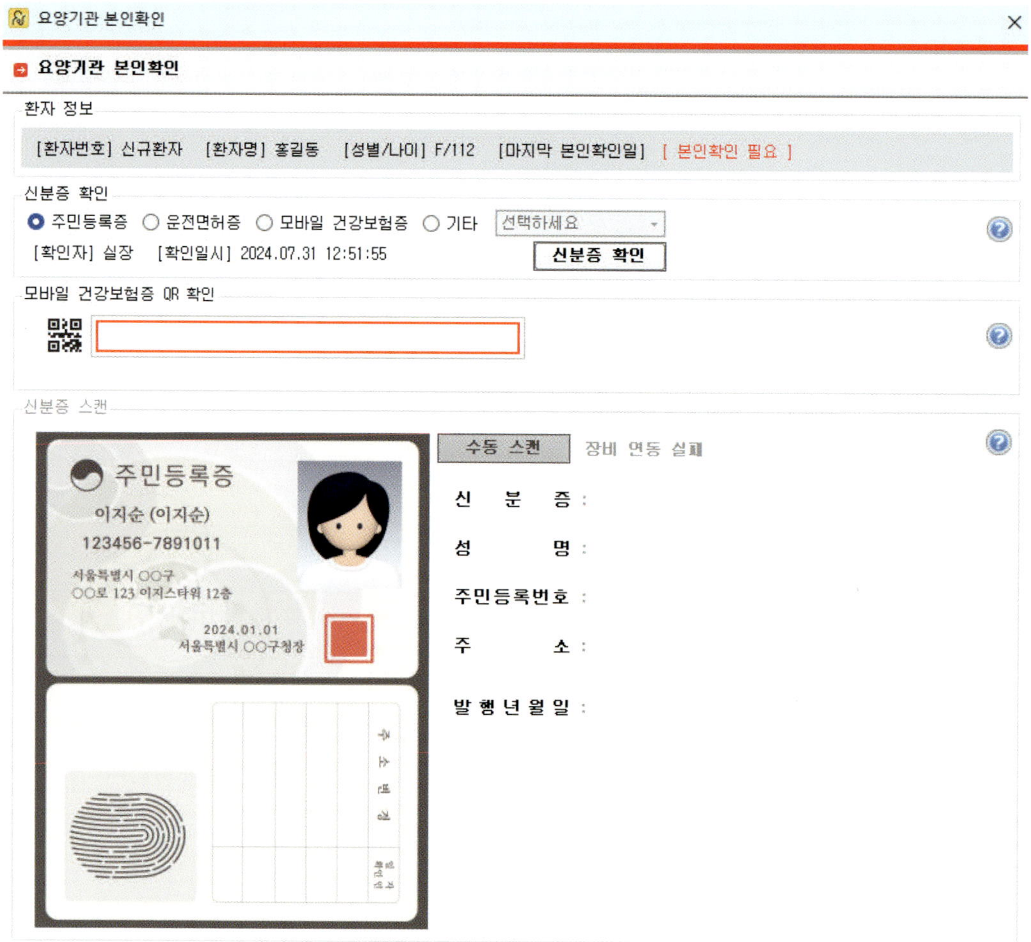

4. 신규 환자 경우 환자 번호가 없으므로 환자 번호란에서 [Enter] 클릭(환자번호 생성) → 환자명 → 주민등록번호, 주소, 연락처 순으로 입력한다.
(환자 메모: 기저질환, 복용 약물, Allergy, 특이 사항, 소아일 경우 알약 복용 가능 여부 등 기재)

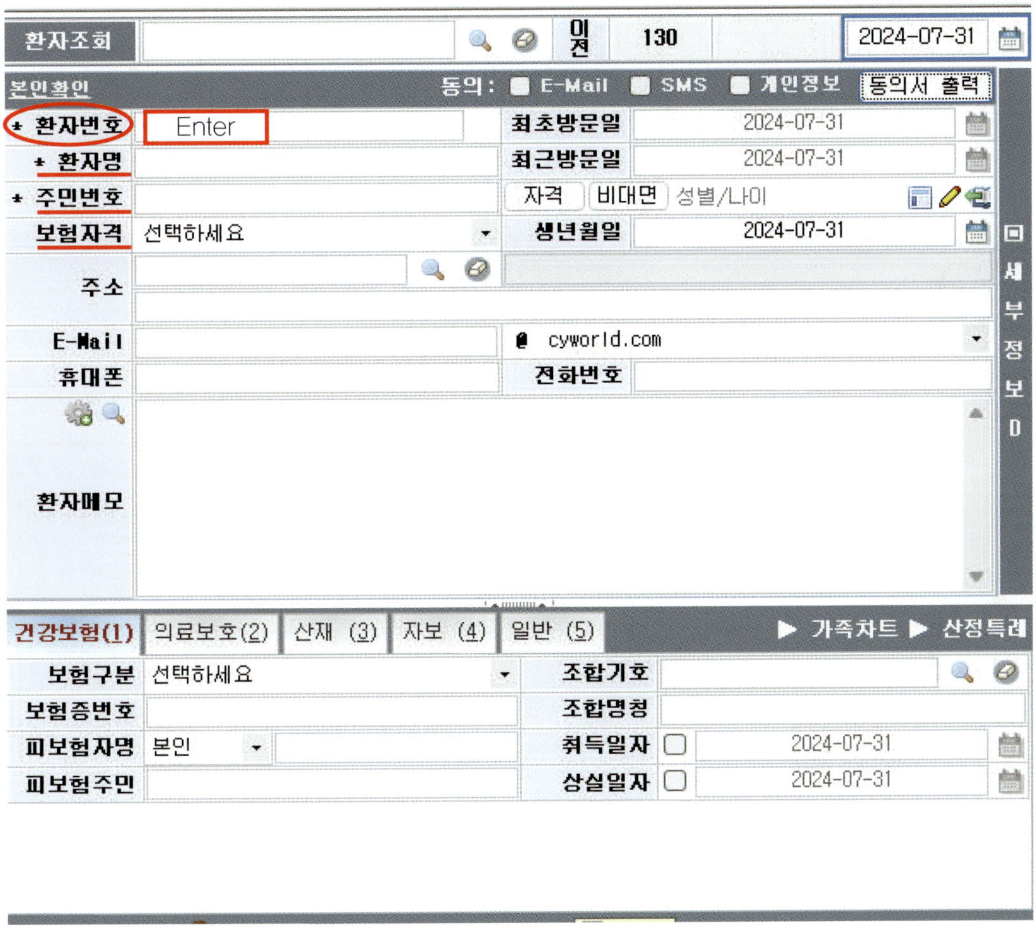

5. 신분증 확인 후 보험 자격 및 보험증 자동입력을 확인한다.
* 본인 확인란에 신분증 확인 날짜가 나오는지 확인한다.

6. "환자분, 오늘 어디가 불편하셔서 오셨을까요?"라고 증상을 묻고 진료 전달 메시지에 증상 및 전달 내용을 입력하고 **진료유형, 검진 시 검진 구분을 확인** 후 [▶접수] or [F7]을 클릭한다.
   - 검진유형: 일반진료, 예방접종, 예약(예: 검사, 초음파 등) 등을 구분해서 체크한다.

   * 환자 상태가 위급하거나 고열, 혈압상승 등 우선 진료 필요시 "응급"으로 진료 유형선택 후 먼저 진료 볼 수 있게 한다. 또는 시간설정을 변경한다.

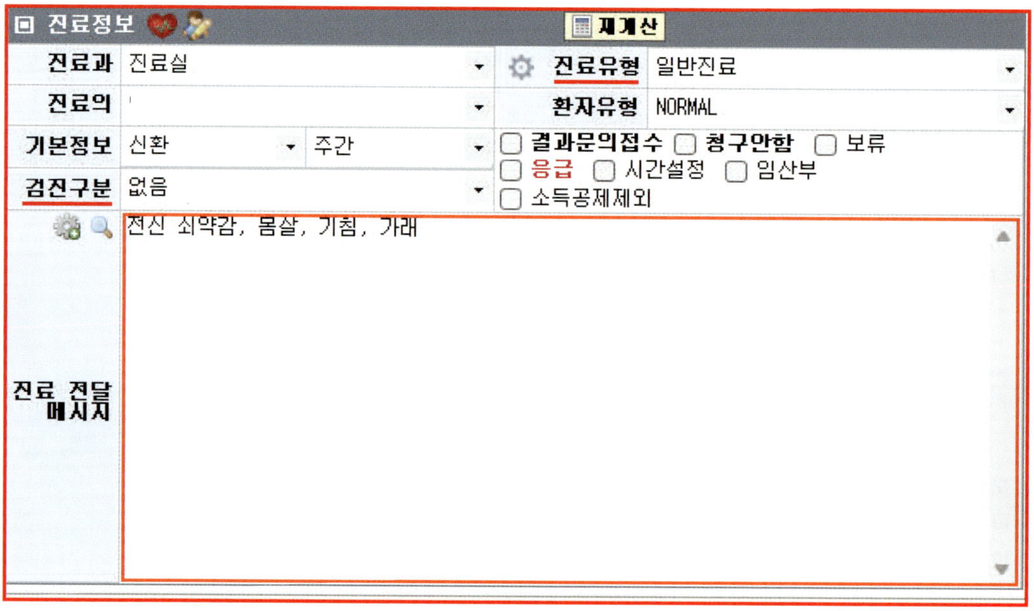

- 검진구분: 검진 시 어떤 검진을 원하는지 확인한다.
  (국가검진, 채용 검진, 종합검진 등)

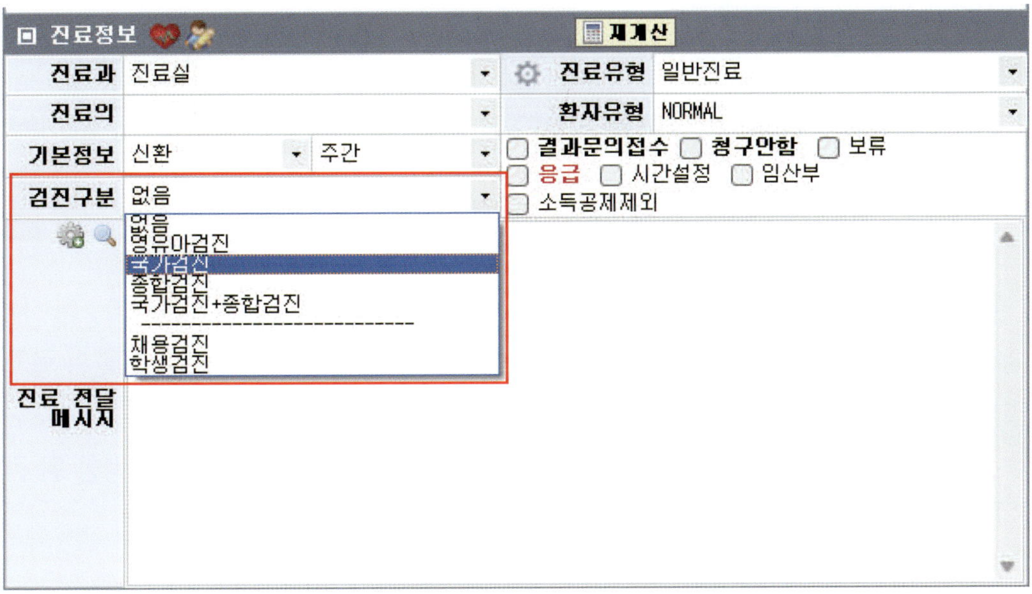

7. 보통 예약 시 검진 내용을 확인하지만, 검사 당일 한번 더 확인한다(당일 변경될 가능성 고려).

8. 진료 접수가 알맞게 되었는지 확인한다.
   - 환자 번호 생성되었는지 확인
   - 진료 전달 메시지가 입력되어 있는지 확인
   - 진료 유형, 검진 구분 확인

9. "○○님, 개인정보 조회 및 이용을 위해 개인정보 동의서에 서명을 받고 있습니다. 앞쪽에 서명 부탁드립니다."라고 간략히 개인정보 동의서에 대한 내용을 설명 후 개인정보 동의서 서명을 받는다.

동의서 받는 방법

① [동의서 출력] 부분을 클릭한다.

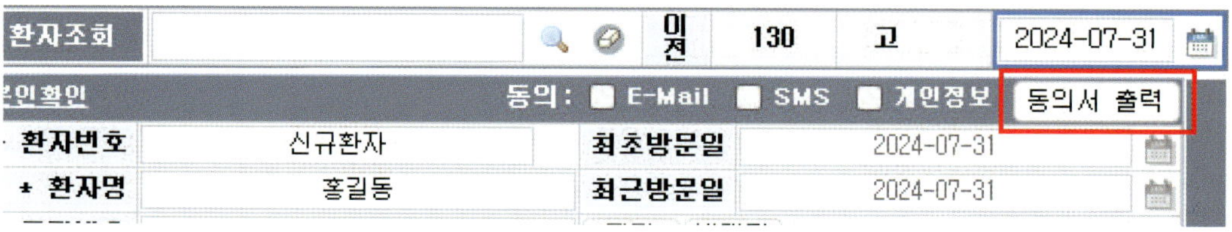

② 다음과 같은 창이 뜨면 [서명]을 클릭 → 앞쪽 단말기에서 서명을 받고 X를 누르고 창을 닫는다.

- 미성년자가 왔을 경우 법정대리인 성명과 연락처에 보호자 정보를 입력한 뒤 관계를 구분해서 체크한다.

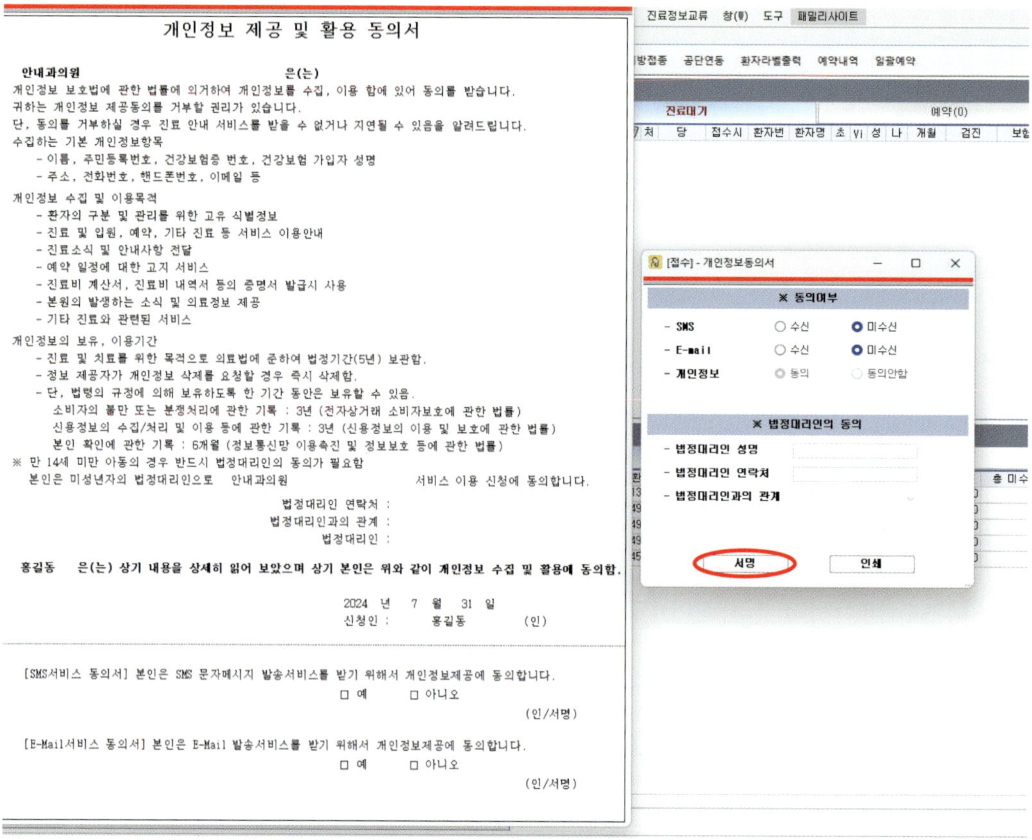

10. "○○님 당뇨는 없으신가요?"라고 당뇨 확인을 한다.
    당뇨가 있다면 추가 BST검사를 한 후 입력한다.

11. Vital Sign 입력방법
    사진과 같이 표시된 곳을 클릭하여 V/S(활력징후)를 입력한다.

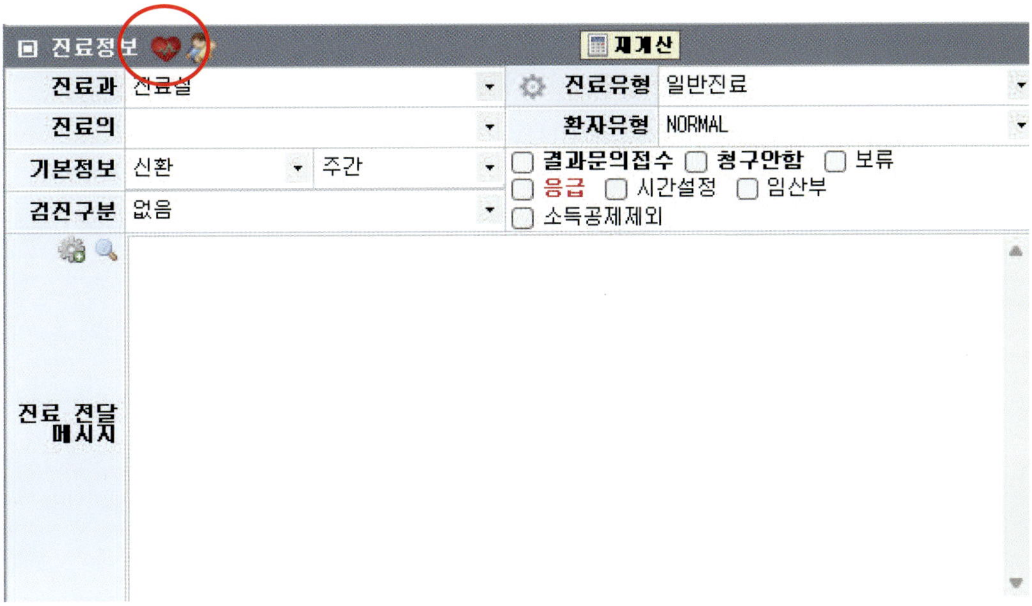

다음과 같은 창이 뜨면 시간을 확인 후 입력하면 된다.

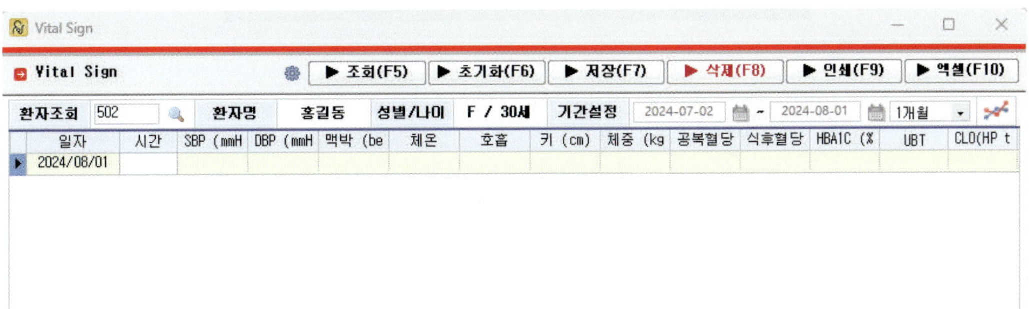

"○○님 이쪽에서 혈압과 체온 측정하겠습니다."라고 멘트한다.
환자를 혈압계 앞으로 안내 후 환자 활력징후(혈압, 맥박, 체온, 당뇨 있을 시 혈당)를 측정한다.

① "체온 측정하겠습니다."라고 멘트한다.
체온 측정 후 접수대에 "○○℃ 입니다."라고 전달한다.
* 고열이 있으면 환자를 진료실로 들이지 않고 진료의에게 먼저 알린다(마스크 미착용 시 챙겨주고 착용 권유 - 감염예방 위해).
(미열: 37.5-37.9℃ , 고열: 38℃ 이상)

② "혈압 측정하겠습니다."라고 멘트 후 쇠로 된 둥근부분(청음 감지센서)이 상완 안쪽-동맥촉지 부위로 오도록 위치하고 커프를 끼운다.

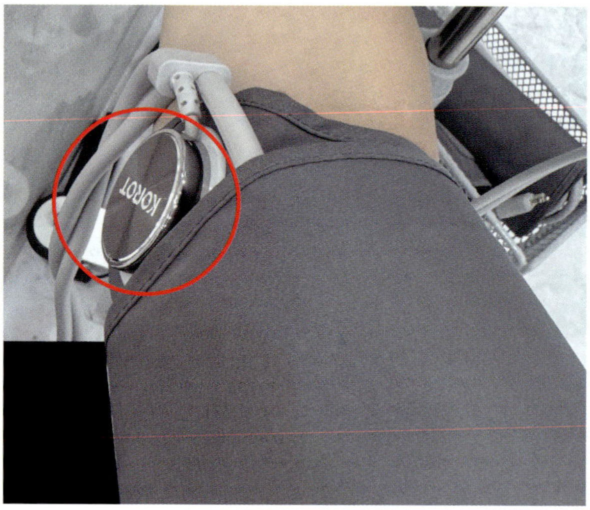

③ [START]를 누르고 환자에게 “혈압은 맥박을 감지하여 보통 청음으로 측정하는데 측정 중 심장박동 소리가 들리실 겁니다.”라고 멘트를 한번 해준다.

* 혈압 관리하는 환자들은 혈압계 ID란에 환자 번호를 입력한 후 측정한다.
(병원 방문 동안 측정된 혈압을 report하여 추이를 보기 위함)

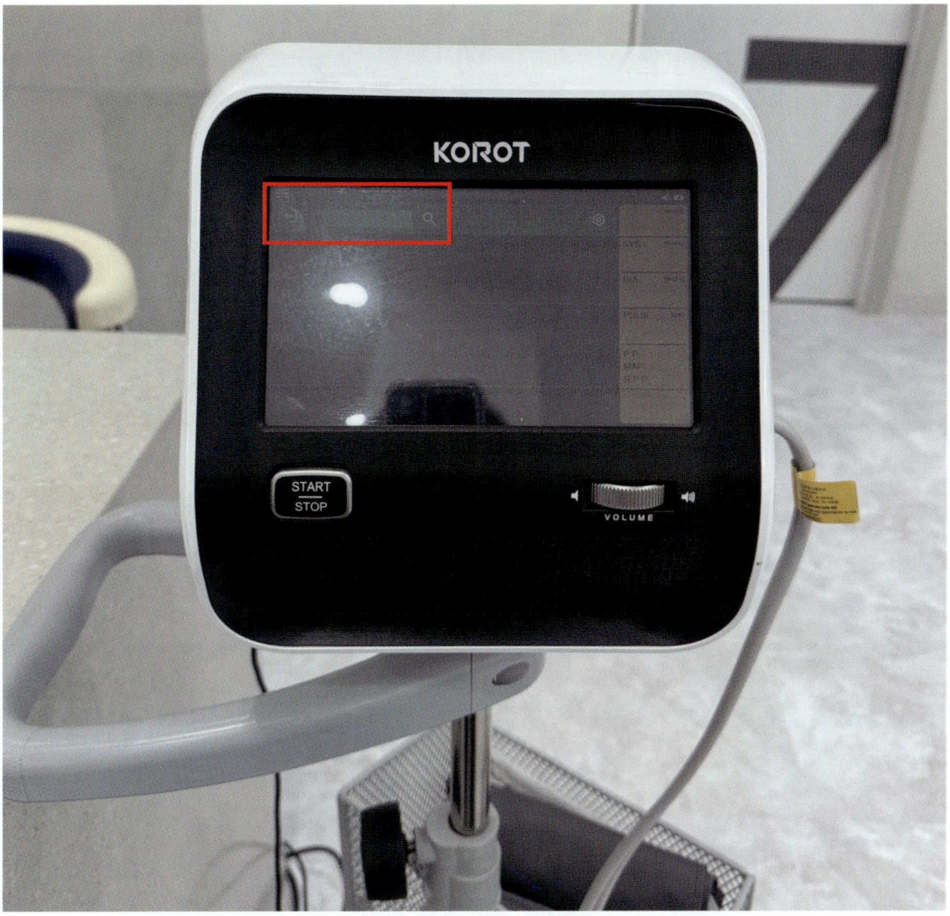

12. 혈당 측정 방법: 혈당측정기, 란셋펜, 채혈침(Lancet), 시험지(Strip), 알코올 솜을 준비한다.

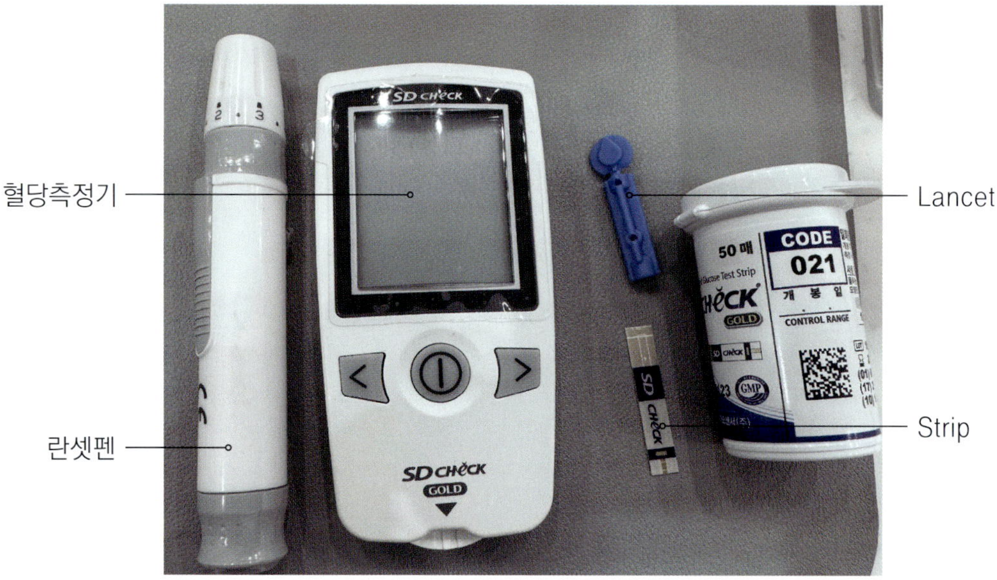

① 혈당측정기에 Strip을 꽂고 기기에 Lancet을 꽂아서 세팅한다.

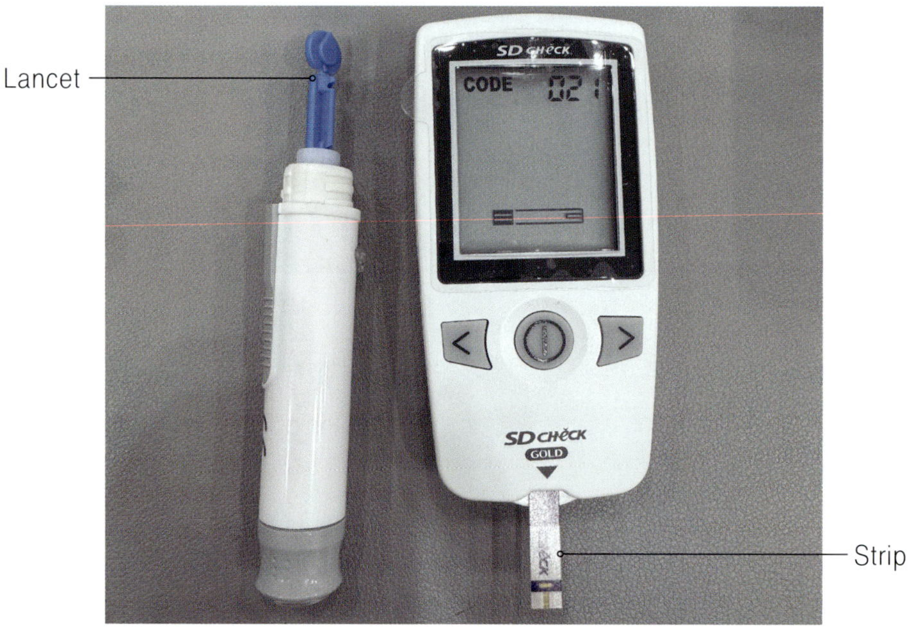

② 혈당측정기는 Lancet 깊이 조절이 되는데 보통 여자는 3, 남자는 4로 세팅한다. (체형이 마르거나 체격이 작은 분은 2로 잡기도한다)

③ 측정 전 손 소독을 한다.

④ 환자 손가락 끝쯤에 알코올 솜으로 소독을 해준 뒤 "환자분 조금 따끔합니다."라고 멘트한다.

⑤ 사진과 같이 기기 뒤를 빼고 버튼을 누르면 된다.
이때 손가락에 남아 있는 알코올을 최대한 건조하고 기기와 손가락 사이를 최대한 밀착시키는 것이 좋다.
→ 활력징후, 혈당, 환자 메모, 진료 전달 메시지 등 모든 기록은 정확한 환자 확인 후 기록하고 재확인한다.

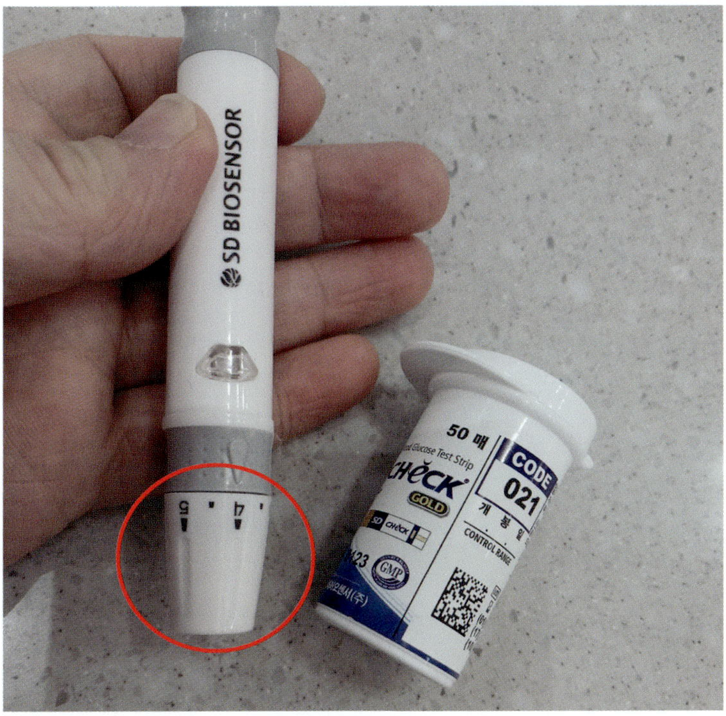

⑥ Strip에 혈액이 끝까지 도달하도록 한다.

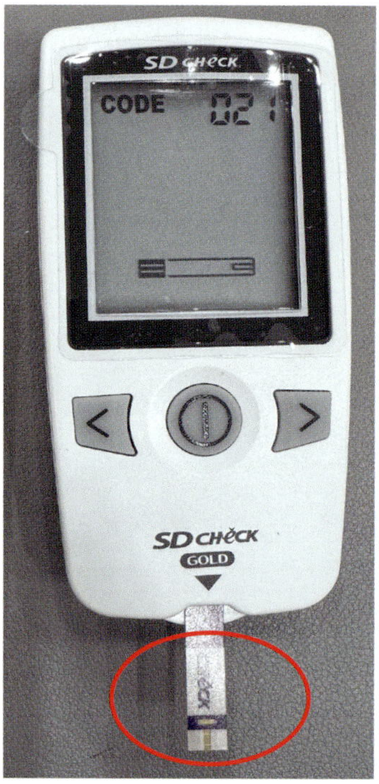

⑦ 접수대에 "○○님 수치 ---입니다."라고 전달한다.
(공복 시 126, 식후 200 이상이면 고혈당으로 당뇨 가능성 있음)

13. V/S 측정이 모두 끝난 후 초진 환자는 문진표 작성을 안내한다.
"환자분 저희 병원에 처음 오셔서 문진표 작성 부탁드립니다. 작성 후에는 진료실 들어가실 때 가지고 들어가시면 됩니다."라고 멘트한다.

14. 환자가 문진표 작성 중일 때 환자의 나머지 기본정보를 작성한다.
(주소, 연락처, 환자메모: 기본 병력이나 환자 중요 전달 내용 등)

안내과 의원

날짜: ㅇ/ㅇ
환자번호: ○○

<table>
<tr><td rowspan="2">처음진료
문진표</td><td>성　명</td><td></td></tr>
<tr><td>생년월일</td><td></td></tr>
<tr><td colspan="3">내원 이유 및 증상을 알려주세요</td></tr>
<tr><td colspan="3">고혈압, 당뇨, 간염, 결핵 등으로 복용중인 약이 있거나 치료 중인 내용을 알려주세요</td></tr>
<tr><td colspan="3">과거에 수술을 받으신 이력이 있으면 알려주세요.</td></tr>
<tr><td colspan="3">음식이나 약물 알러지가 있는 경우 알려주세요.</td></tr>
<tr><td colspan="3">술 / 담배를 하시면 얼마나 자주, 많이 하시는지 알려주세요.
술 -
담배 -</td></tr>
<tr><td colspan="3">내시경 검사를 이전에 시행하신 적이 있는지 알려주세요.
위내시경 -
대장 내시경 -</td></tr>
<tr><td colspan="3">(여성의 경우)
1. 현재 임신 중이거나 수유 중인 경우 알려주세요.
2. 임신 가능성이 있으면 알려주세요.</td></tr>
</table>

- 환자가 진단받은 이력이나 수술 이력 등이 있으면 “환자분 해당 병명 진단받은 날짜가 언제일까요? 또는 현재 드시는 약이 있으실까요?”라고 추가 질문을 한다.
- **환자 문진표의 암 진단, 수술 이력, 특정 진단 이력 등 또는 접수 중 중증 환자 특례 관리라는 창이 뜨면 확인 후 진료 전달 메시지난에 진단받은 날짜, 수술 날짜 등 해당 내용을 기재한다.**
  (관련 진단으로 인해 약 처방이나 진료, 진료비 등이 변경될 수 있다)

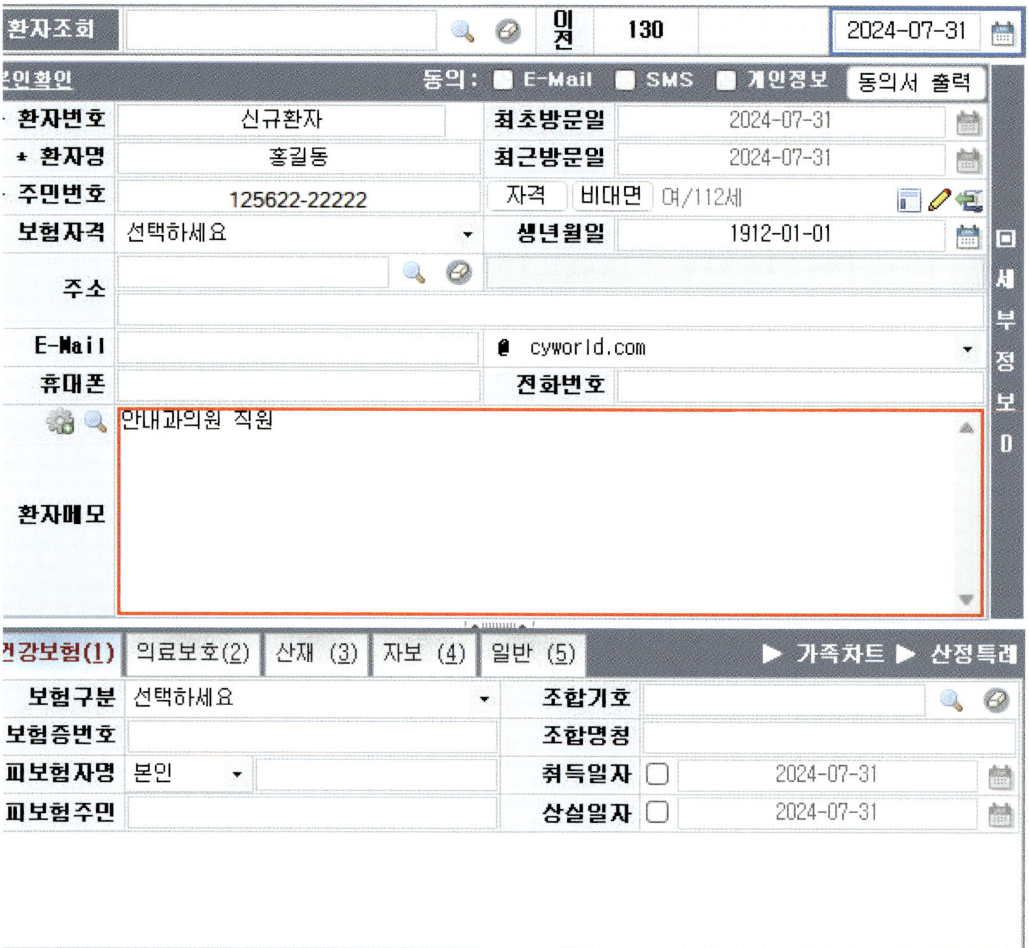

모든 작성이 끝난 후에는 [▶환자저장]을 클릭한다.

- 환자메모(반영구) → [▶환자저장]
- 진료의 메시지(일시적) → [▶접수] or [F7]

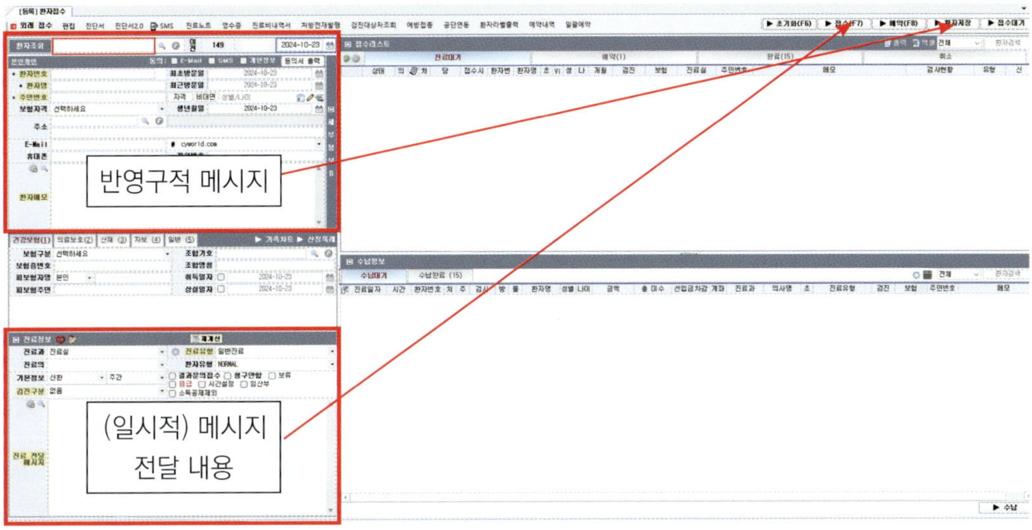

권정현 댓글

●반영구적 메세지
: 중요 전달 사항, 공유내용, 지속적 전달 내용 등을 1회 입력으로 매접수 시 화면에 기록 (필요시나 해결건에 대해 삭제를 해야 화면에 나타나지 않음)

●일시적(일회성) 메세지
: 당일 필요한 내용 전달을 위한 일회성.
(다음 접수시 자동 삭제됨)

3

재진 접수

1. “안녕하세요. 오신 적 있으세요?”라고 인사 멘트를 한다.
2. “성함이 어떻게 되실까요?”라고 멘트하며 환자 조회에서 환자 성함을 검색한다.

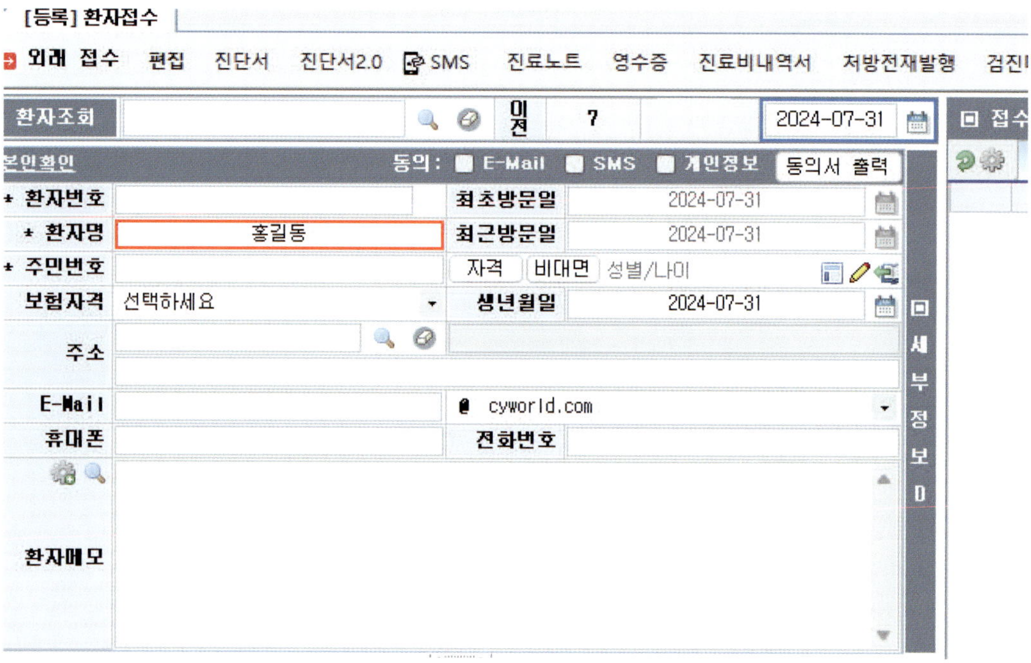

3. 환자 조회 후 최근 방문일을 확인하고 신분증 확인이 안 되어 있으면 “○○님, 저희가 5월 20일부터 법이 바뀌어서 신분증 확인을 하고 있습니다. 마지막 방문이 ○○이어서 추가 신분증 확인이 필요하신데 혹시 신분증 있으신가요? 없으시면 모바일 신분증으로 확인 부탁드립니다.”라고 멘트 후 신분증을 확인한다.
   (**첫 확인 후 6개월간 유효**)

- 모바일 신분증 확인 방법: 앱 다운로드 검색창에서 모바일 건강보험증 다운로드 → 본인인증 진행

4. 신분증 종류를 알맞게 선택한다.

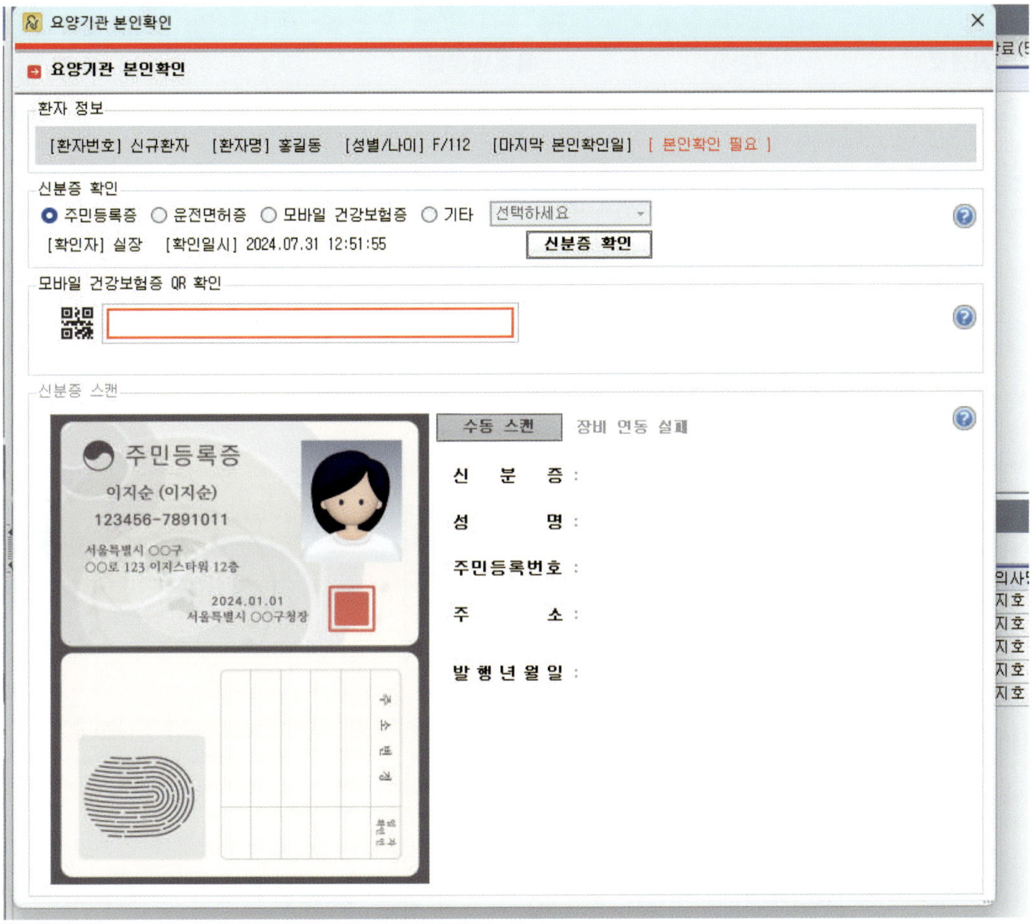

5. 만약 개인정보 동의서에 서명이 안 되어 있는 분이라면 이 부분도 추가로 서명을 받고 진행한다.
   "○○님 개인정보 조회 및 이용을 위해 개인정보 동의서에 서명을 받고 있습니다. 앞쪽에 서명 부탁드립니다."라고 간략히 개인정보 동의서에 대한 내용을 설명 후 개인정보 동의서 서명을 받는다.

동의서 받는 방법

① [동의서 출력] 부분을 클릭한다.- 재진은 날짜 경과나 필요시.

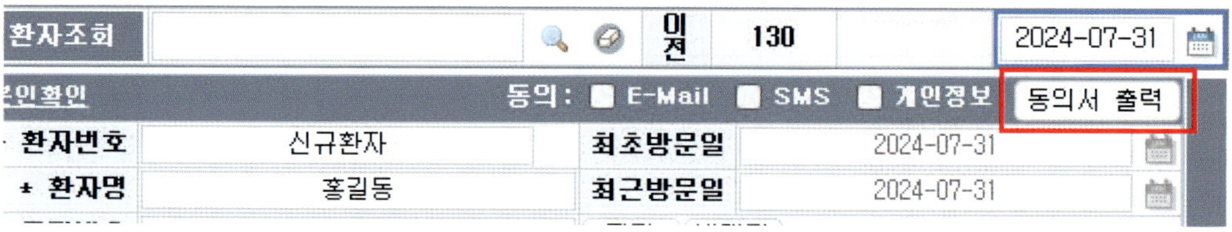

② 다음과 같은 창이 뜨면 [서명]을 클릭 → 앞쪽 단말기에서 서명을 받고 X를 누르고 창을 닫는다.

- 미성년자가 왔을 경우 법정대리인 성명과 연락처에 보호자 정보를 입력한 뒤 관계를 구분해서 체크한다.

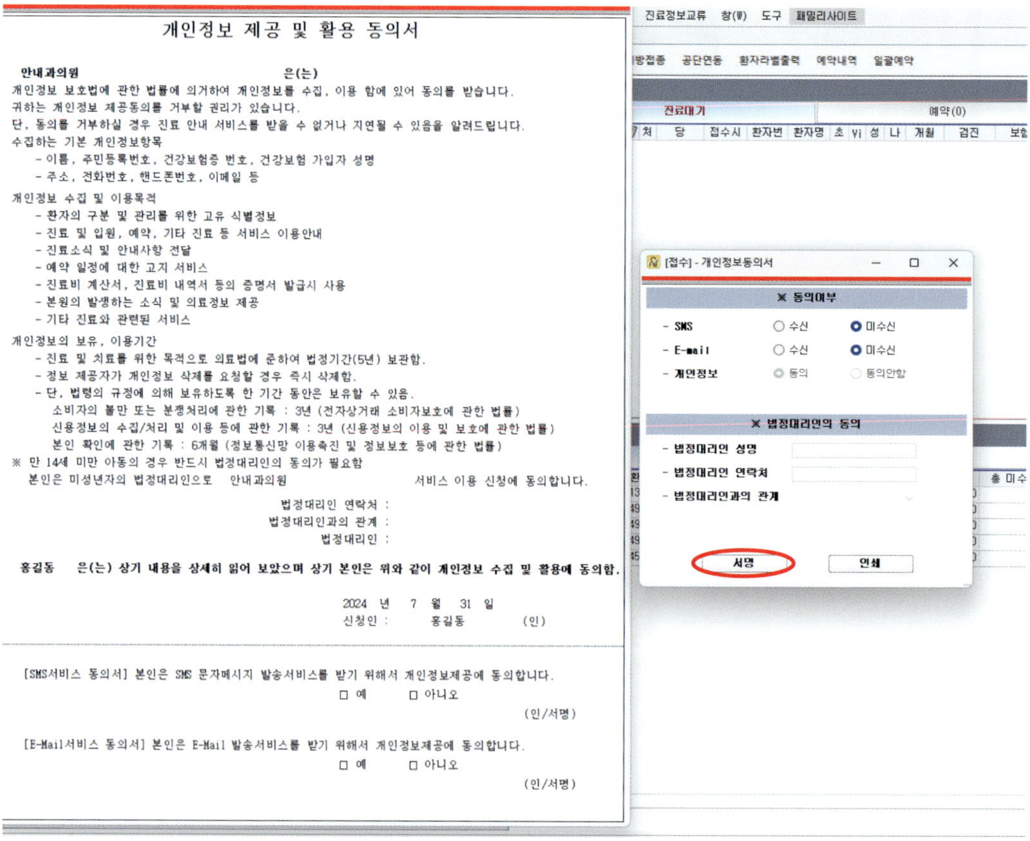

6. "환자분 오늘 어디가 불편하셔서 오셨을까요?"라고 증상을 묻고 진료 전달 메시지에 증상 및 전달 내용 입력 후 **진료유형, 검진 시 검진 구분을 확인** 후 [▶접수] or [F7]을 클릭한다.

• 진료 유형: 일반진료, 예방접종, 예약(예: 검사, 초음파 등) 등을 구분해서 체크한다

* 환자 상태가 위급하거나 고열, 혈압상승 등 우선 진료 필요시 "응급"으로 진료 유형선택 후 먼저 진료 볼 수 있게 한다. 또는 시간설정을 변경한다.

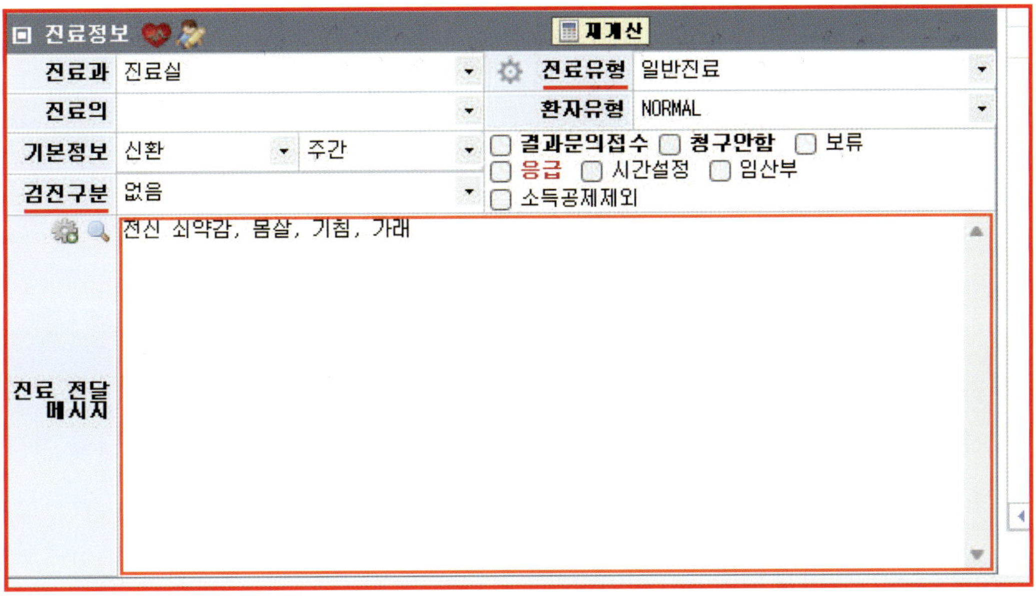

검진구분: 검진 시 어떤 검진을 원하는지 확인한다.
(국가검진, 채용 검진, 종합검진 등)

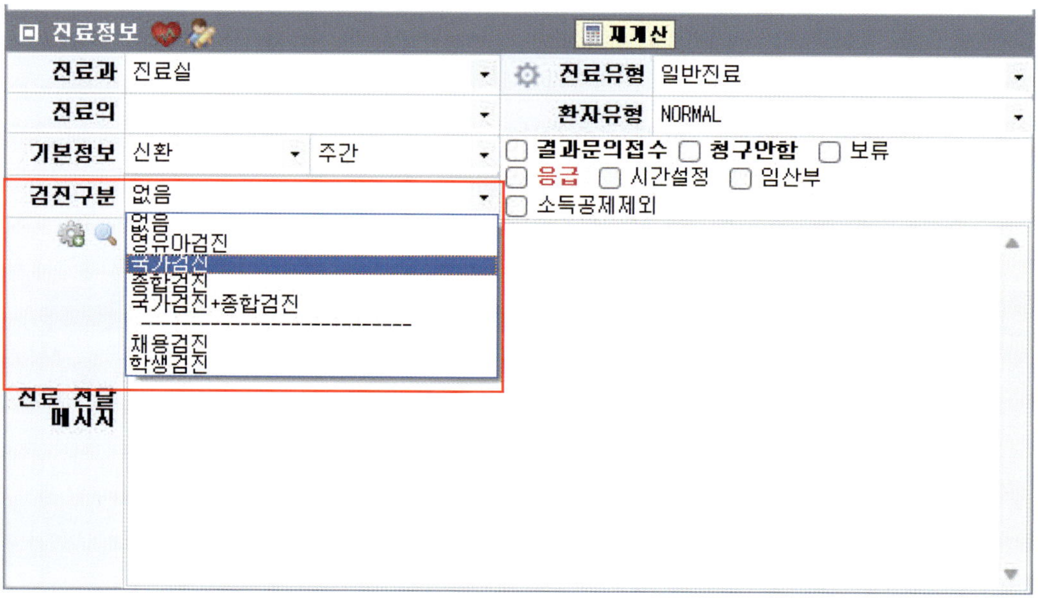

7. 보통 예약 시 검진 내용을 확인하지만, 검사 당일 한번 확인 후 체크한다(당일 변경될 가능성 고려)

8. 진료 접수가 알맞게 되었는지 확인한다.
   - 환자 번호 생성되었는지 확인
   - 진료 전달 메시지가 입력되어 있는지 확인
   - 진료 유형, 검진 구분 확인

9. "○○님, 당뇨는 없으신가요?"라고 당뇨 확인을 한다.
   당뇨가 있으시다면 추가 BST검사를 한다.

10. Vital Sign 입력방법

사진과 같이 표시된 곳을 클릭하여 V/S(활력징후)를 입력한다.

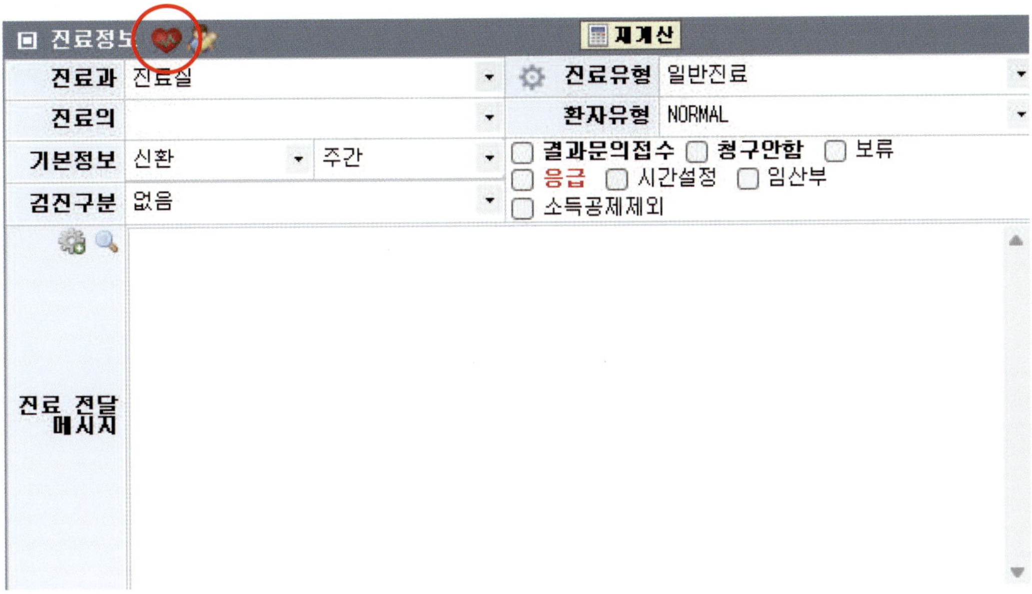

다음과 같은 창이 뜨면 시간을 확인 후 입력하면 된다.

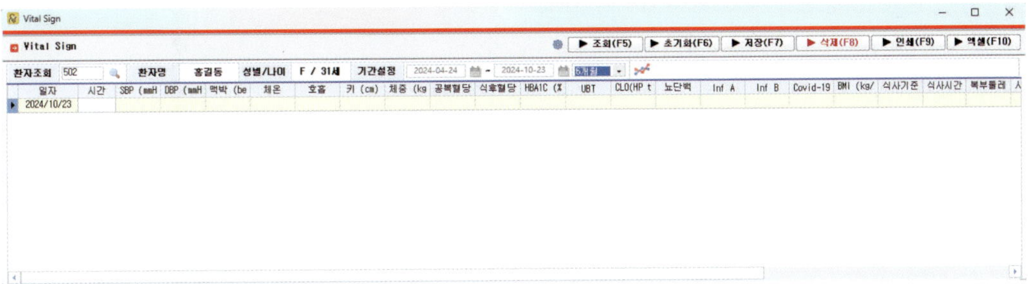

11. "○○님, 이쪽에서 혈압과 체온 측정하겠습니다."라고 멘트한다.

환자를 혈압계 앞으로 안내 후 환자 활력징후(혈압, 맥박, 체온, 당뇨 있을 시 혈당)을 측정한다.

① "체온 측정하겠습니다."라고 멘트한다.
체온 측정 후 접수대에 "○○℃ 입니다."라고 전달한다.

* 고열이 있으면 환자를 진료실로 들이지 않고 진료의에게 먼저 알린다.
(미열: 37.5-37.9℃ , 고열: 38℃ 이상)

② 활력징후 측정: 신규환자 혈압 측정 과정 동일(참조할 것)

12. 당뇨 유무 확인 및 필요시 혈당 측정
(혈당 측정시 공복, 식후 확인할 것)
- 이후 과정은 신규 환자 혈당 측정 과정 참조

4

예약

1. 예약하는 방법

① 환자 전화가 오면 성함, 생년월일, 연락처, 원하는 날짜 · 시간, 방문 목적 등 기본 정보를 받는다. 신환일 경우 신분증 지참을 알리고 재진이어도 신분증 확인이 필요한 경우는 환자에게 "○○님 마지막 방문일이 ○○인데 5월 20일부터 신분증 확인 필수로 변경되어 신분증 확인이 필요합니다. 신분증 지참 부탁드립니다."라고 멘트를 한다.

② 신규환자일 경우 환자에 대한 기록이 없으므로 주민등록번호 뒷자리를 남자는 1, 여자는 2, 2000년생 이후 남자 3, 여자 4로 해서 임의로 입력해 둔다(추후 꼭 수정)

환자 성함, 주민등록번호, 연락처를 입력 후 [환자저장]을 클릭하면 환자 번호가 생성된다.

- 환자 메모란에 신환 시, 신분증, 개인정보 동의서 확인(-)이라고 적는다. 재진일 경우에도 신분증 확인이 안 되어 있는 경우 신분증(-)을 입력해 놓는다.
- 환자가 미성년자일 경우 보호자가 동반이 필요함을 알린다. 보호자 동반 시 보호자와 환자와의 가족관계증명서 등 대리인관계 증명서와 보호자의 신분증을 함께 지참해달라고 알린다.

③ 접수상단에 [▶예약] 또는 [F8]을 누르고 예약을 한다.

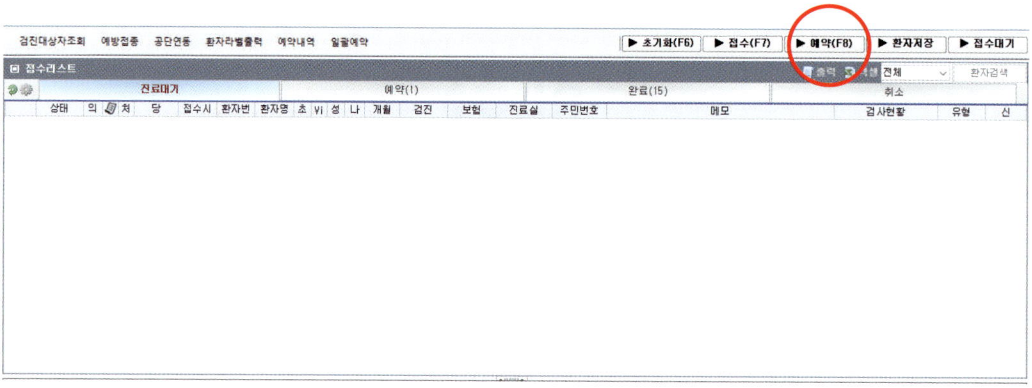

④ 환자번호, 주민등록번호, 휴대폰 번호가 맞게 기재되어 있는지 확인하고 예약메모에 방문 목적을 적는다. 환자가 원하는 날짜에 예약을 한다.

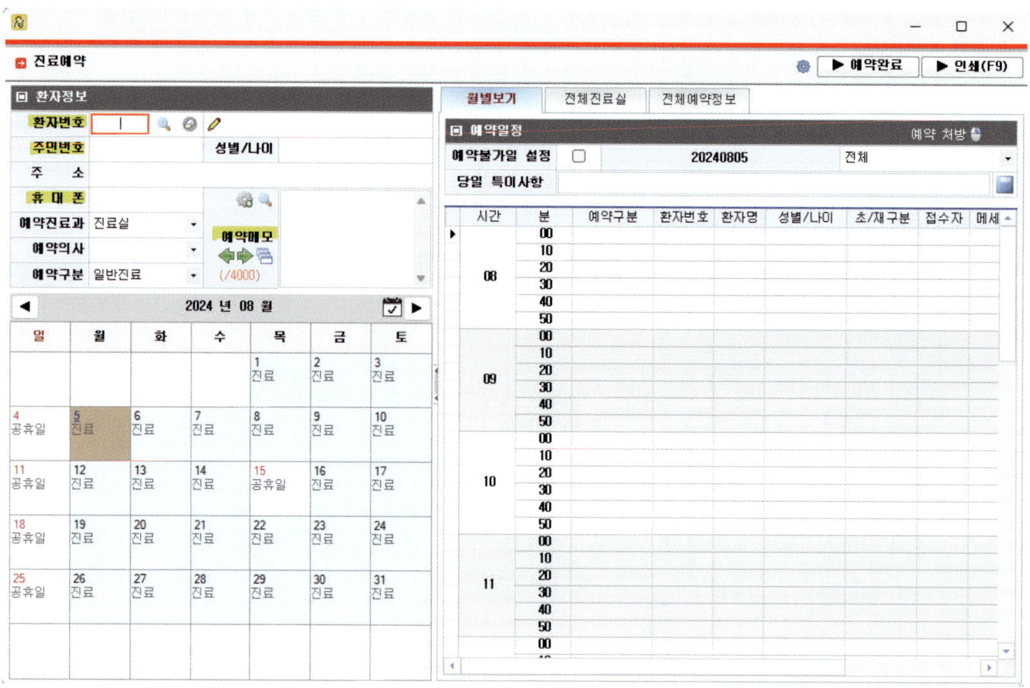

⑤ 예약이 완료되면 [SMS]탭에서 [SMS전송]을 누르고 예약 메시지를 보낸다.

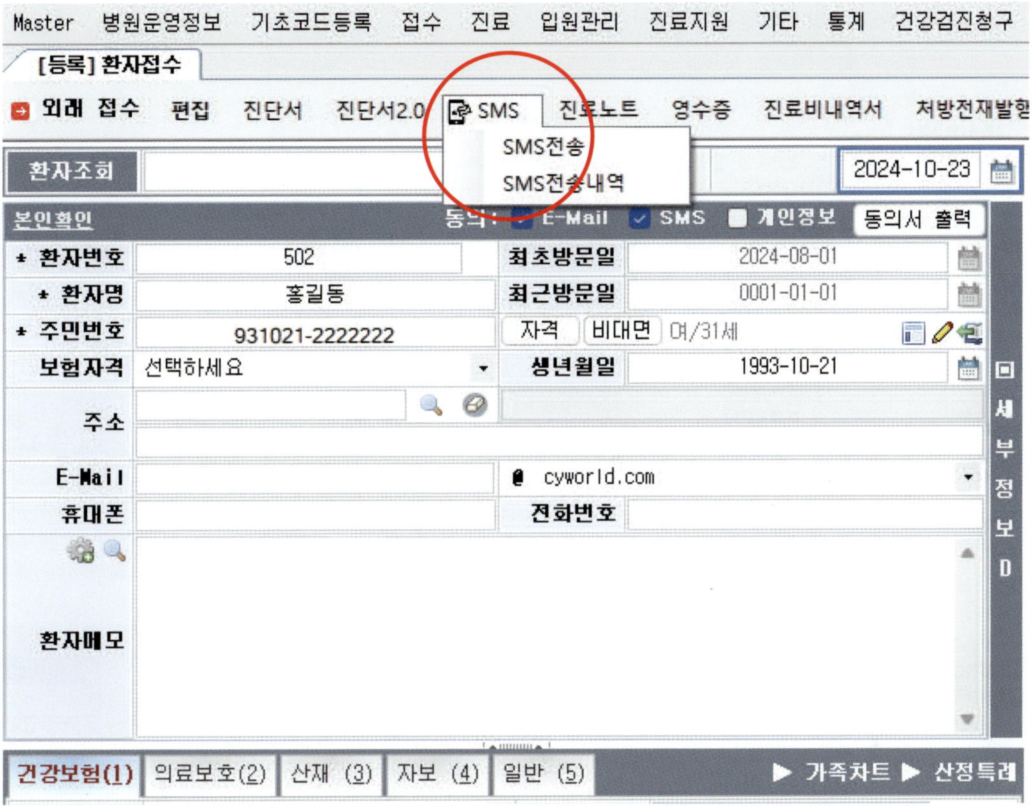

예약메시지 보내기 - 진료 시

: 상단에 SMS전송 버튼 클릭한다.

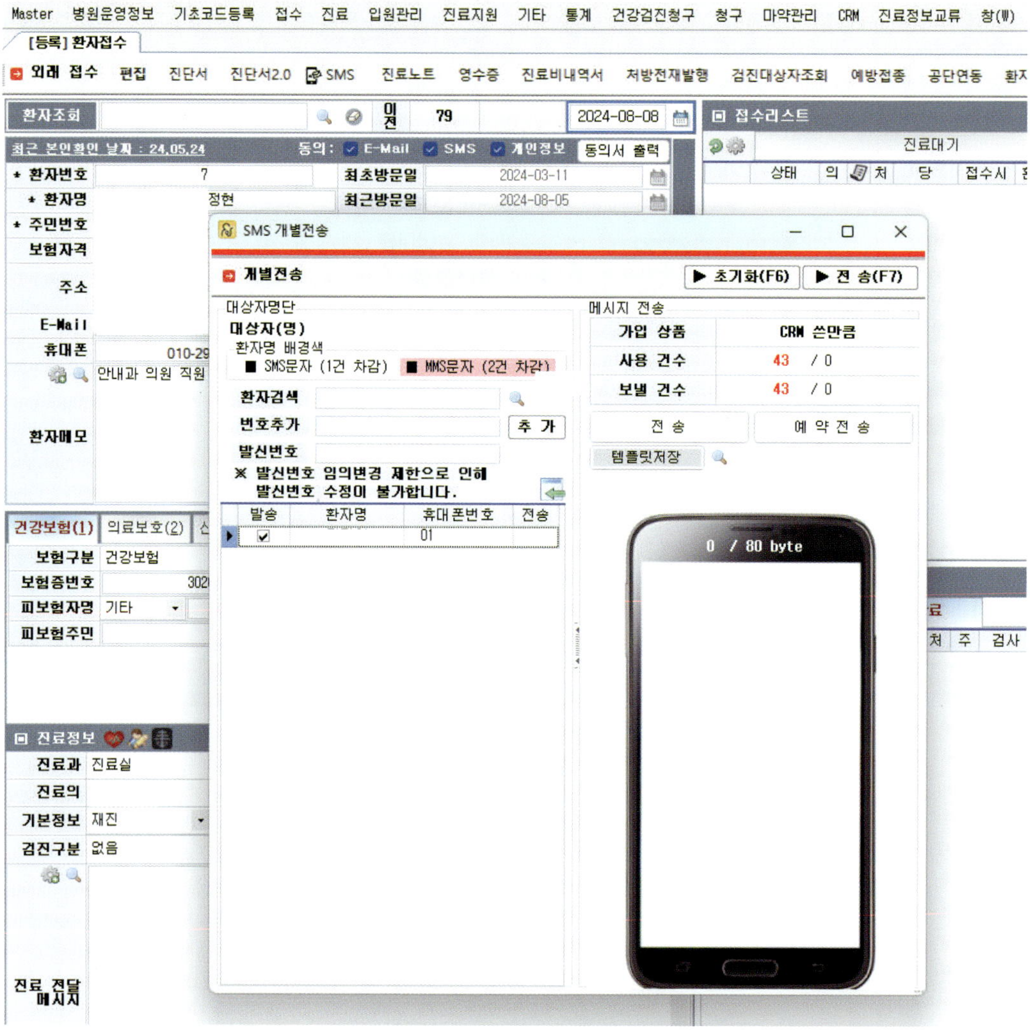

1) SMS전송창이 뜨면 환자명이나 환자번호를 검색해서 대상자를 확인한다.
  : 동명이인일 때는 주민번호 꼭 확인하고 정확한 환자 선택

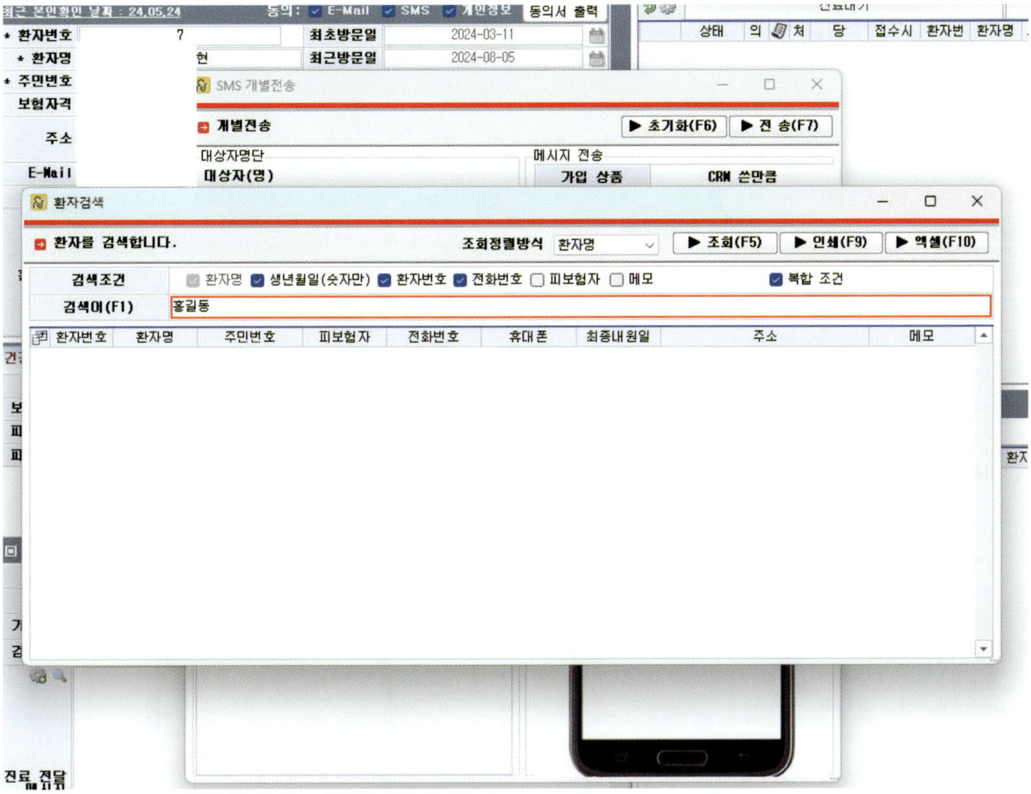

01 접수 업무
02 임상 검사
03 영상 매뉴얼
04 위·대장내시경
05 기타

2) 템플릿 저장 옆에 [돋보기]를 클릭해서 필요한 템플릿을 가져온다. ○○님 00월 00일 00:00에 예약완료되었습니다(+ 필요사항 추가 입력).
3) 신분증 지참이 필요하면 같이 보낸다.
4) 다음 방문일이 있다면 함께 보낸다(주로 예방접종 시에 필요).

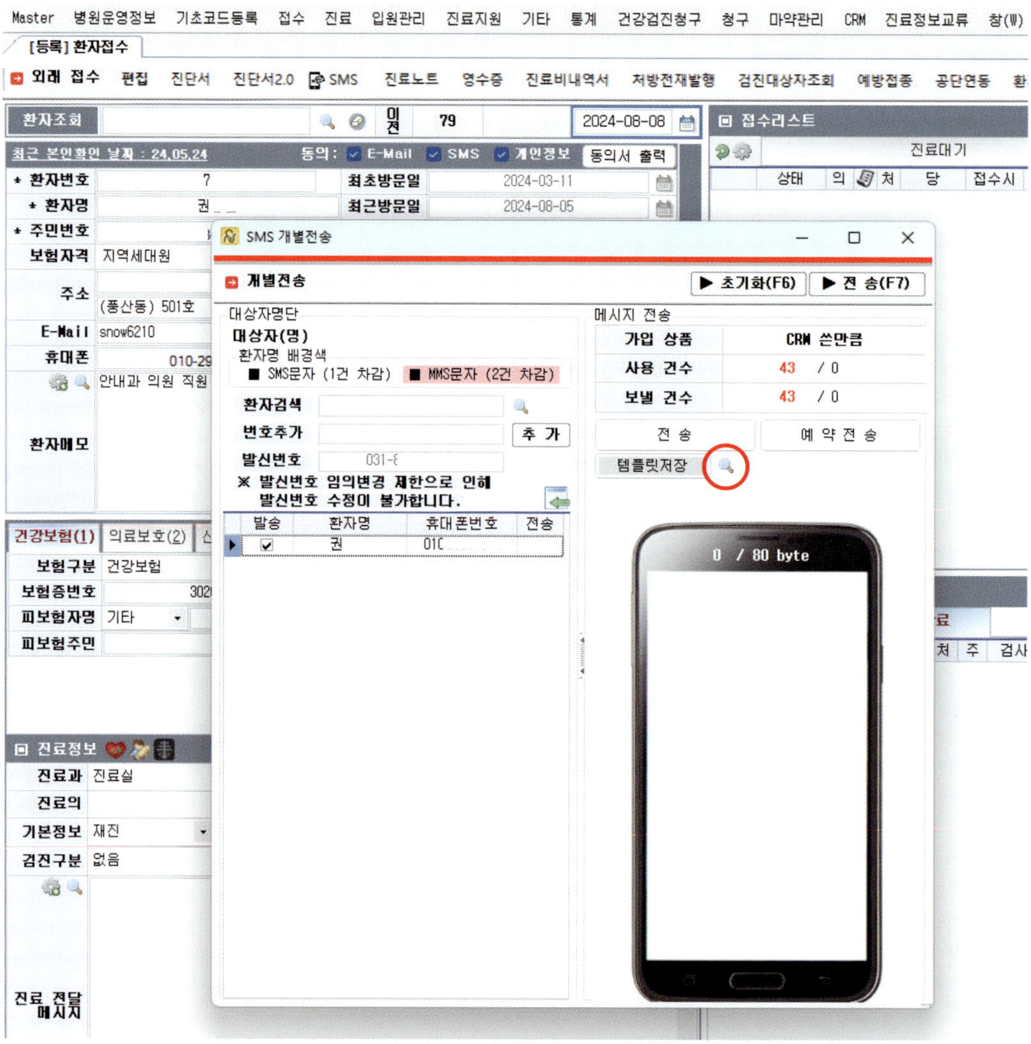

5) 주차안내를 함께 보낸다.

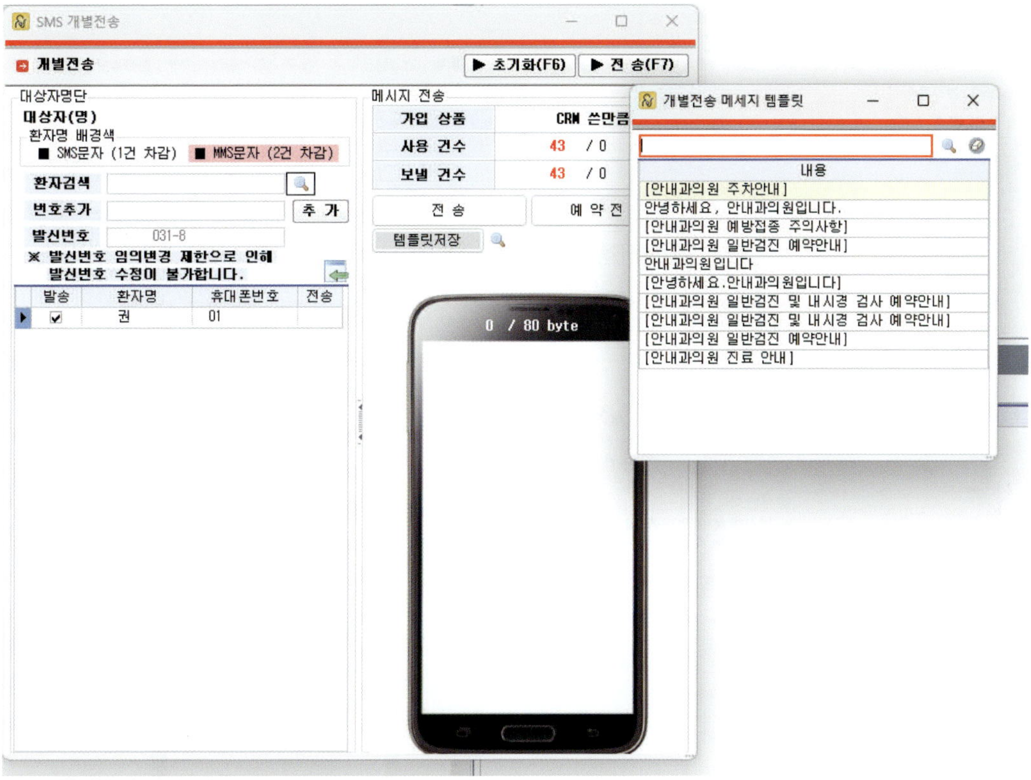

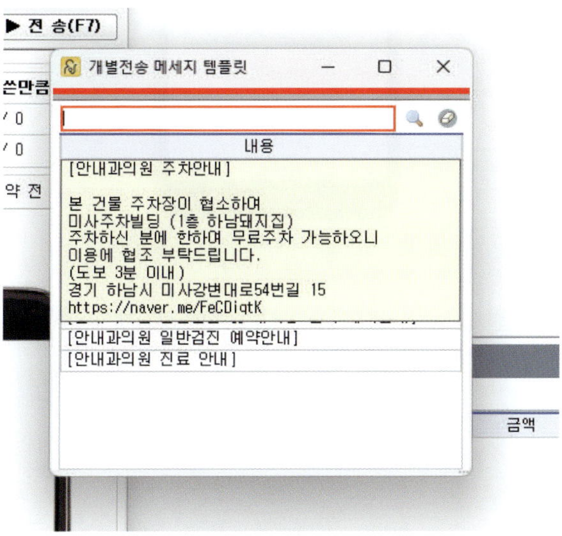

예약메시지 보내기 - 국가검진, 또는 검사 시

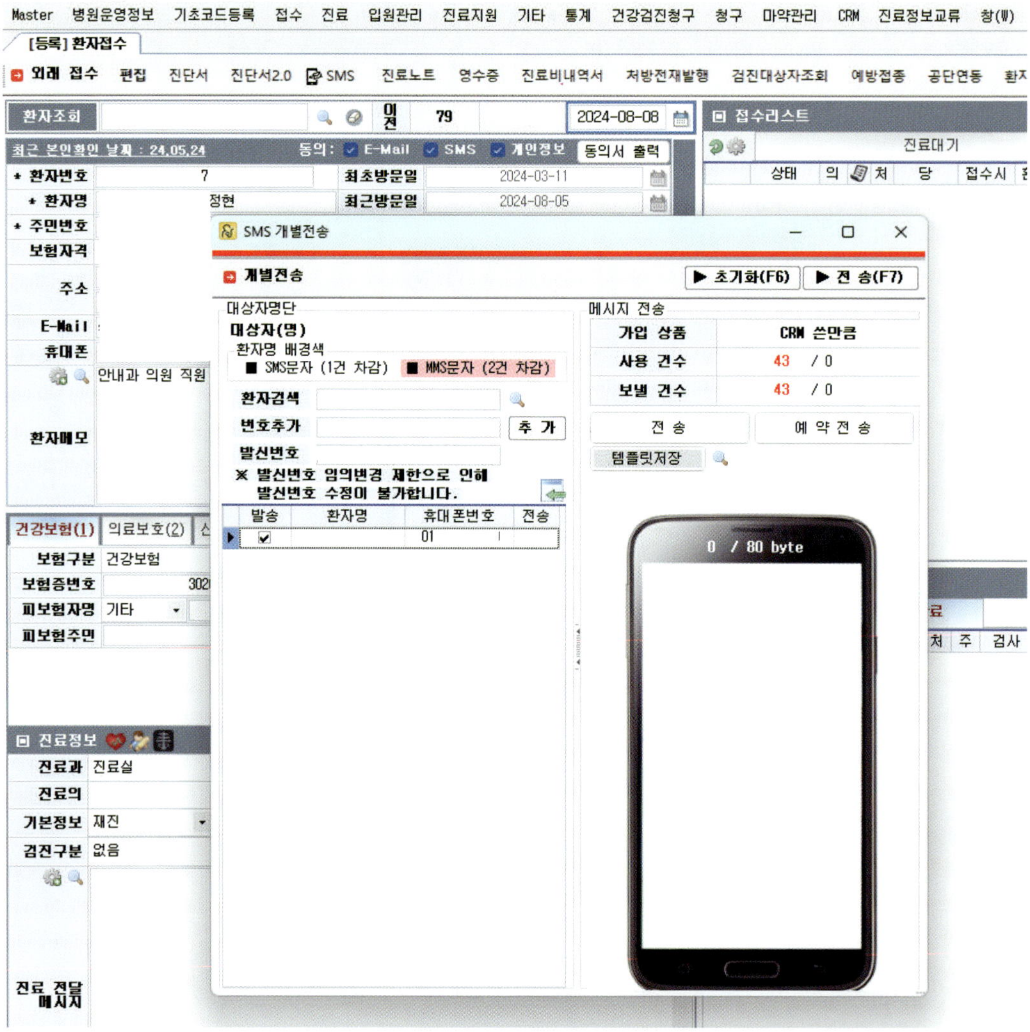

1) SMS전송창이 뜨면 환자명이나 환자번호를 검색해서 대상자를 확인한다.

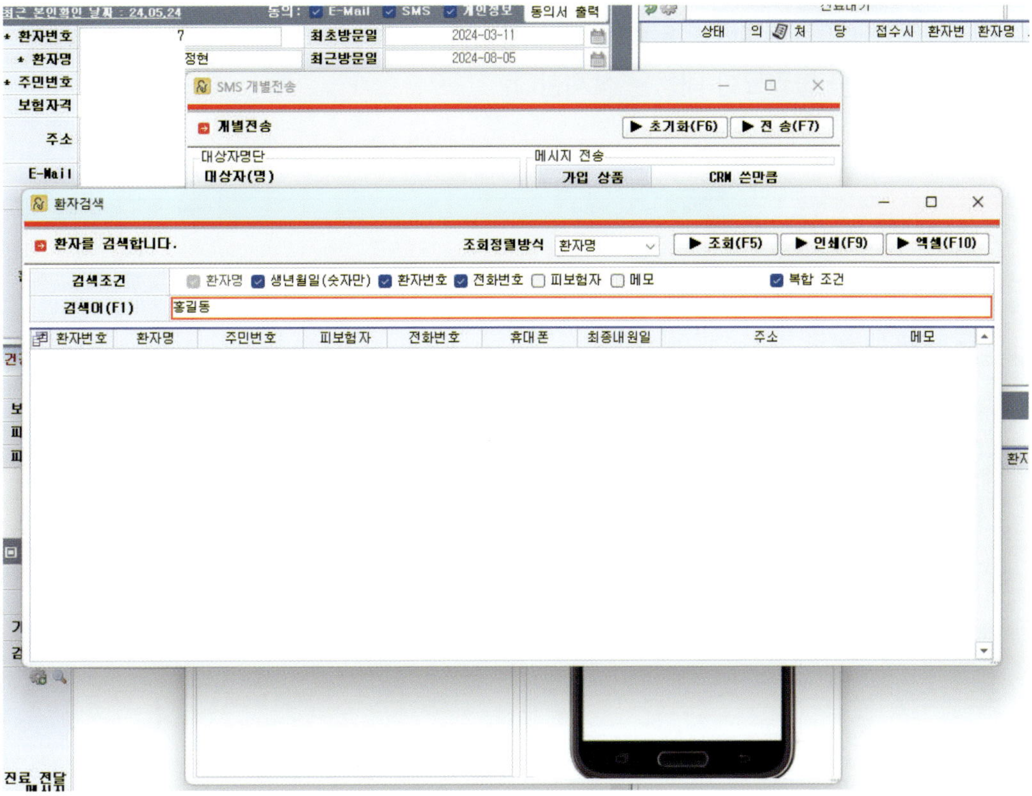

2) 템플릿 저장 옆에 [돋보기]를 클릭해서 필요한 템플릿을 가져온다. ○○님 00월 00일 00:00에 예약완료 되었습니다(+ 필요사항 추가 입력).

3) 신분증 지참이 필요하면 같이 보낸다.

- 해당 내용 중 불필요한 내용은 삭제한다.

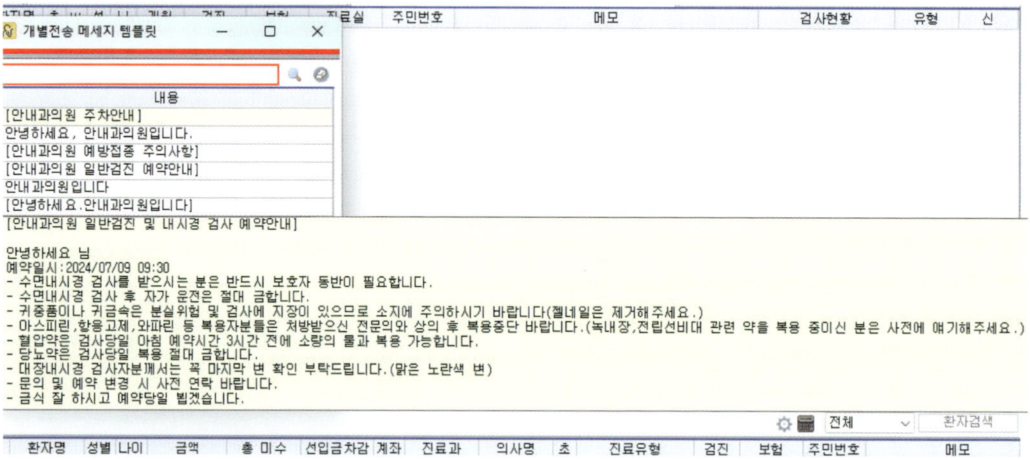

메시지 내용 확대 예시

[🔍 안내과의원 **일반검진 및 내시경 검사 예약안내]**

안녕하세요 ○○님

예약일시: 2024년 00월 00일 00:00

- 수면내시경 검사를 받으시는 분은 반드시 보호자 동반이 필요합니다.
- 수면내시경 검사 후 자가운전은 절대 금합니다.
- 귀중품이나 귀금속은 분실위험 및 검사에 지장이 있으므로 소지에 주의하시기 바랍니다(젤네일은 제거해주세요).
- 아스피린, 항응고제, 와파린 등 복용자 분들은 처방해주신 전문의와 상의 후 복용 중단 바랍니다(녹내장, 전립선비대 관련 약을 복용 중이신 분은 사전에 얘기해주세요).
- 혈압약은 검사당일 아침 예약시간 3시간 전에 소량의 물과 복용 가능합니다.
- 당뇨약은 검사당일 복용 절대 금합니다.
- 대장내시경 검사자분들께서는 꼭 마지막 변 확인 부탁드립니다.
  (맑은 노란색 변)
- 문의 및 예약 변경 시 사전 연락 바랍니다.
- 금식 잘하시고 예약당일 뵙겠습니다.

4) 주차안내를 함께 보낸다.

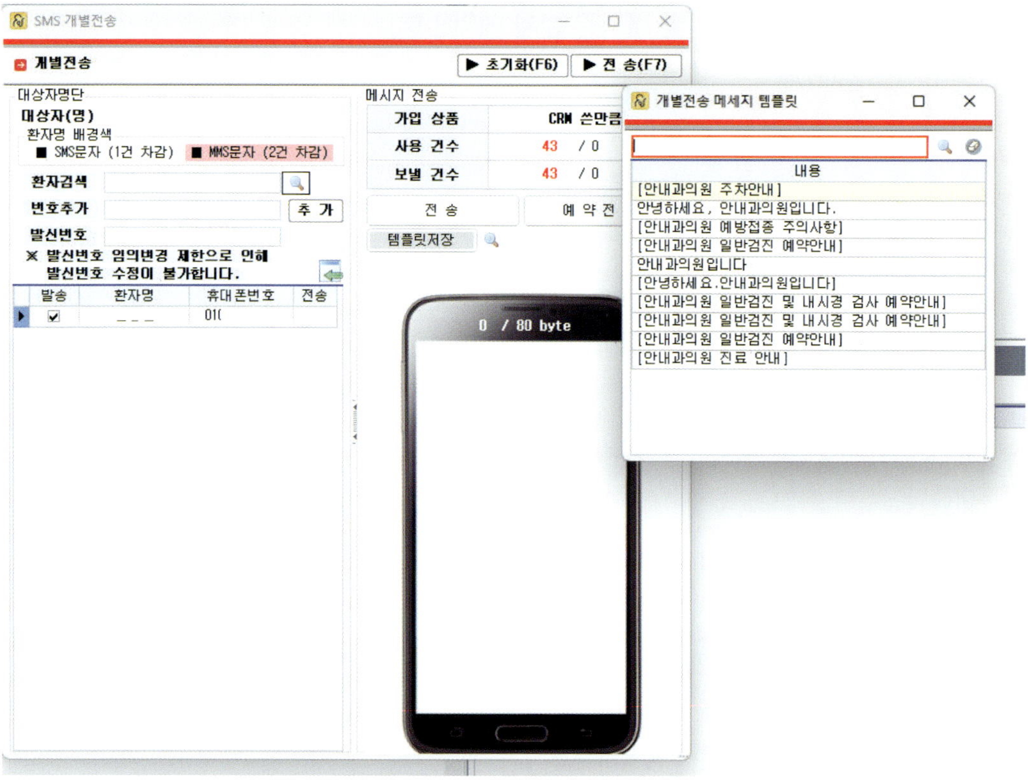

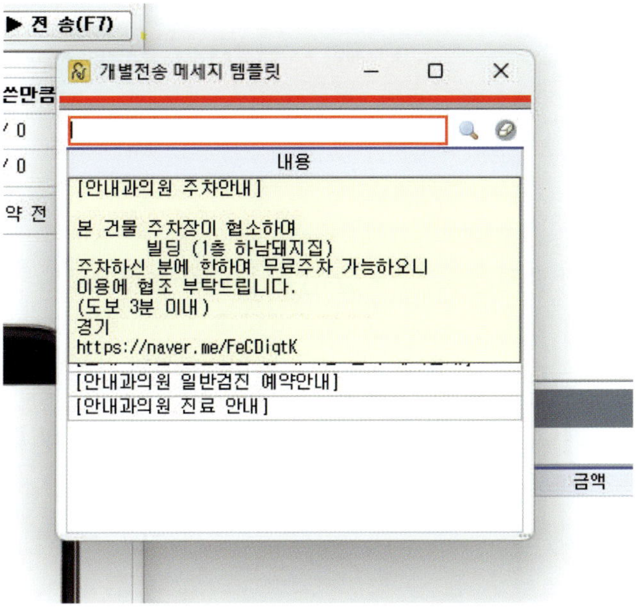

* 메시지 보낼 때 ○○님 성함 꼭 확인!!
(이름없이) "님"으로 보내지 않도록 주의.

● 메시지 발송 시: 환자 이름, 예약 날짜, 내용 꼭 재확인할 것.

2. 예약 → 접수로 변경하는 방법

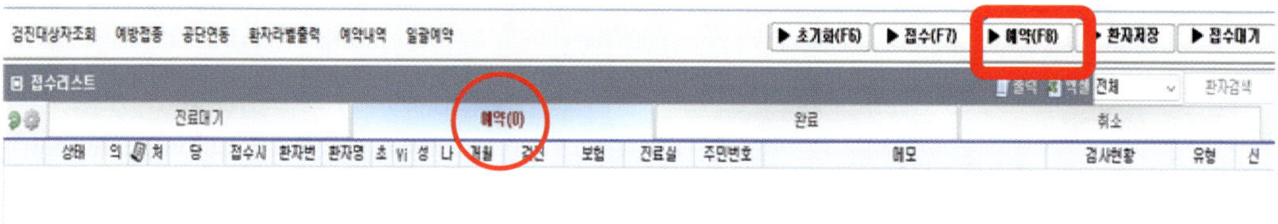

① 상단에 [예약] 탭을 들어가서 예약 환자가 오면 [▶접수] or [F7]을 눌러서 접수한다.

② "○○님 예약하신 진료(또는 검사)에 변동사항이 있으신가요?"라고 변동사항이 있는지 한번 더 물어보고 추가 메모사항이 있으면 진료 전달 메시지난에 기재 후 [▶접수] or [F7]를 누른다.

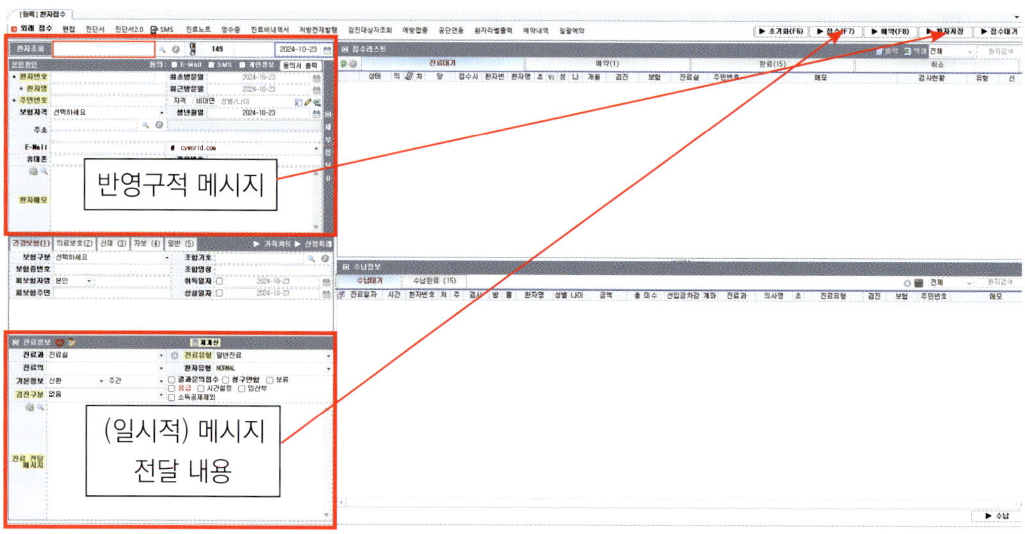

③ 환자의 Vital Sign 입력한다(방법은 위 신환 or 재진 접수 방법 참고).

5

서류 발급

진료확인서 및 통원 확인서, 진단서, 의뢰서 등이 필요하다고 하는 경우 "해당 서류는 진료의의 작성이 필요하므로 잠시만 기다려주세요."라고 한 뒤 "필요한 추가 서류는 없을까요?"라고 한번 더 필요한 서류를 확인 후 진료의에게 전달한다.

- 영수증: 도장(X)
- 세부내역서: 도장(X)
- 진단서/의뢰서: 도장(O)

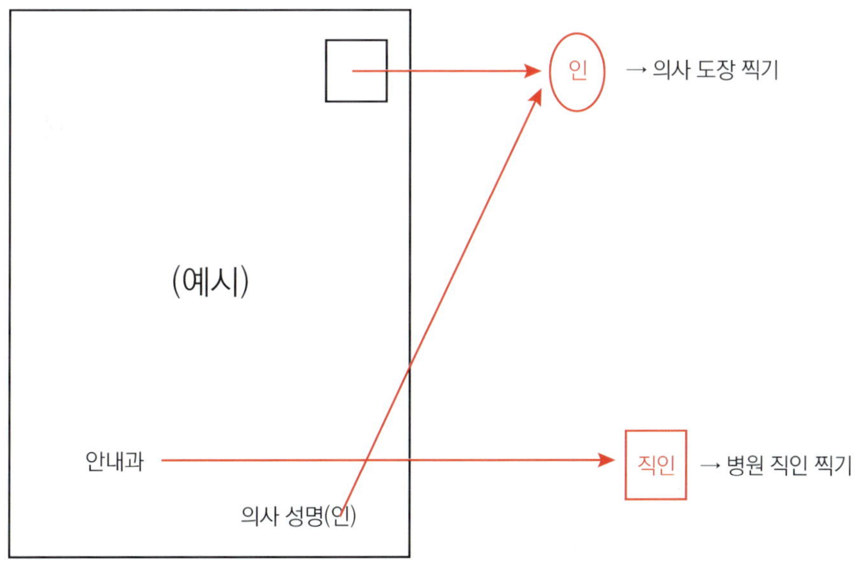

예시

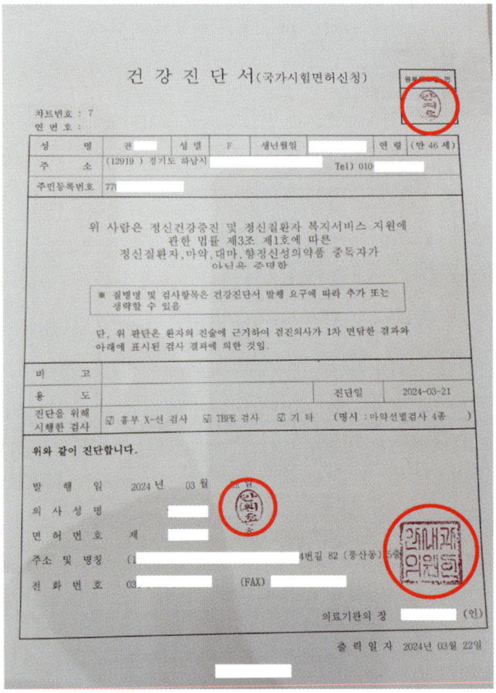

건 강 진 단 서(국가시험면허신청)

차트번호 : 7
연 번 호 :

성 명	권	성 별	F	생년월일		연 령	(만 46 세)
주 소	(12919) 경기도 하남시				Tel) 010		
주민등록번호	77						

위 사람은 정신건강증진 및 정신질환자 복지서비스 지원에 관한 법률 제3조 제1호에 따른 정신질환자,마약,대마,향정신성의약품 중독자가 아님을 증명함

※ 질병명 및 검사항목은 건강진단서 발행 요구에 따라 추가 또는 생략할 수 있음

단, 위 판단은 환자의 진술에 근거하여 검진의사가 1차 면담한 결과와 아래에 표시된 검사 결과에 의한 것임.

비 고			
용 도		진단일	2024-03-21
진단을 위해 시행한 검사	☑ 흉부 X-선 검사 ☑ TBPE 검사 ☑ 기 타 (명시 :마약선별검사 4종)		

위와 같이 진단합니다.

발 행 일 2024 년 03 월
의 사 성 명
면 허 번 호 제
주소 및 명칭 (1 4번길 82 (풍산동) 5층
전 화 번 호 03 (FAX)

의료기관의 장 (인)

출 력 일 자 2024년 03월 22일

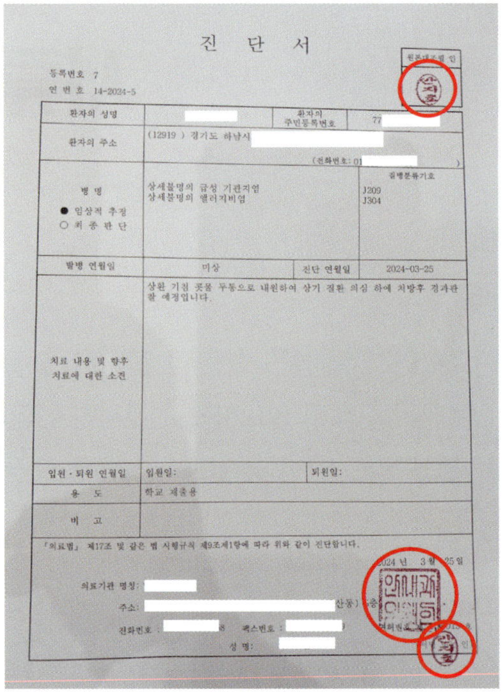

진 단 서

등록번호 7
연 번 호 14-2024-5

환자의 성명		환자의 주민등록번호	77
환자의 주소	(12919) 경기도 하남시 (전화번호: 01)		
병 명 ● 임상적 추정 ○ 최 종 판 단	상세불명의 급성 기관지염 상세불명의 알러지비염	질병분류기호	J209 J304
발병 연월일	미상	진단 연월일	2024-03-25
치료 내용 및 향후 치료에 대한 소견	상환 기침 콧물 두통으로 내원하여 상기 질환 의심 하에 처방후 경과관찰 예정입니다.		
입원·퇴원 연월일	입원일:	퇴원일:	
용 도	학교 제출용		
비 고			

「의료법」 제17조 및 같은 법 시행규칙 제9조제1항에 따라 위와 같이 진단합니다.

2024 년 3 월 25 일

의료기관 명칭:
주소: 산동) 5층
전화번호 : 8 팩스번호 :
성 명:

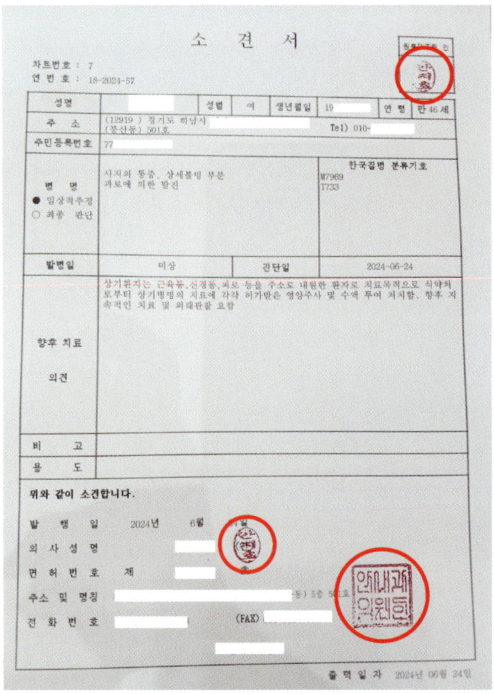

소 견 서

차트번호 : 7
연 번 호 : 18-2024-57

성명		성별	여	생년월일	19	연 령	만 46 세
주 소	(12919) 경기도 하남시 (풍산동) 501호				Tel) 010-		
주민등록번호	77						
병 명 ● 임상적추정 ○ 최종 판단	사지의 통증, 상세불명 부분 과로에 의한 탈진				한국질병 분류기호 M7969 T733		
발병일	미상		진단일		2024-06-24		
향후 치료 의견	상기환자는 근육통,신경통,피로 등을 주소로 내원한 환자로 치료목적으로 식약처로부터 상기병명의 치료에 각각 허가받은 영양주사 및 수액 투여 처치함. 향후 지속적인 치료 및 외래관찰 요함						
비 고							
용 도							

위와 같이 소견합니다.

발 행 일 2024년 6월
의 사 성 명
면 허 번 호 제
주소 및 명칭 동) 5층 501호
전 화 번 호 (FAX)

출 력 일 자 2024년 06월 24일

6

수납

1. 환자 진료가 끝난 뒤 수납대기에 환자명이 올라오고 처방전이 나오면 처방내역과 처방전의 용량일수가 일치하는지 확인한다.

2. 처방전의 환자명을 확인한 뒤에 "○○님, 수납해 드리겠습니다."라고 환자를 부른다.

3. 수납대기창에 환자명을 더블클릭한 뒤 수납을 클릭한다.

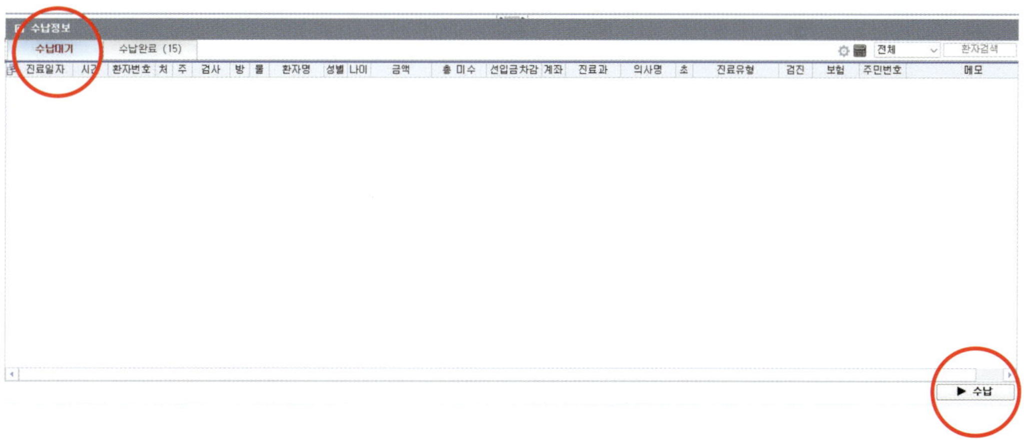

4. 다음과 같은 창이 뜨면 "결제는 현금과 카드 중에 어느 것으로 하세요?"라고 물어본 뒤 해당 부분으로 결제한다.

▶ 현금 결제 시

현금 부분에 금액이 잘 입력되어 있는지 확인하고 [수납] or [F4]를 누른다.

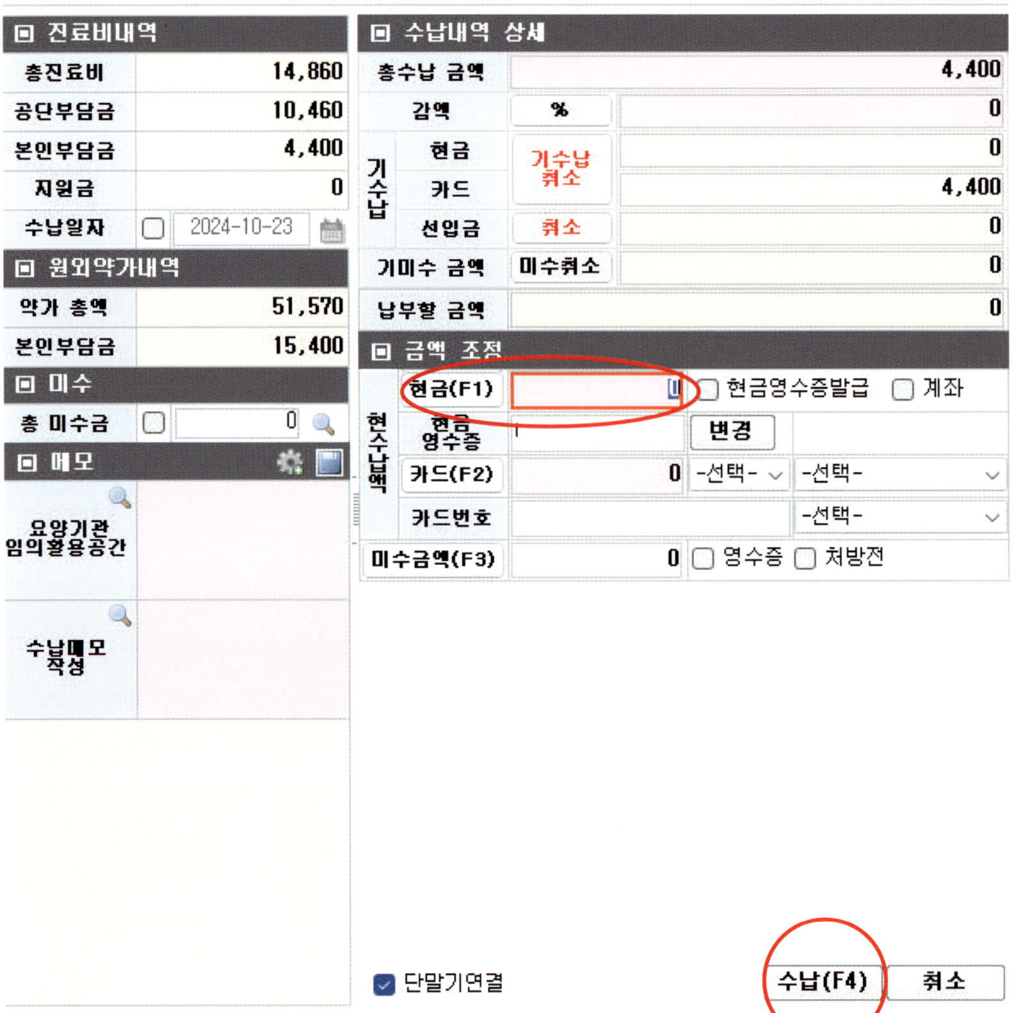

▶ 카드 결제 시

현금을 0으로 하고 [enter]를 치면 카드 부분에 금액이 입력된다. 금액이 잘 입력되어 있는지 확인하고 [수납] or [F4]를 누른다.

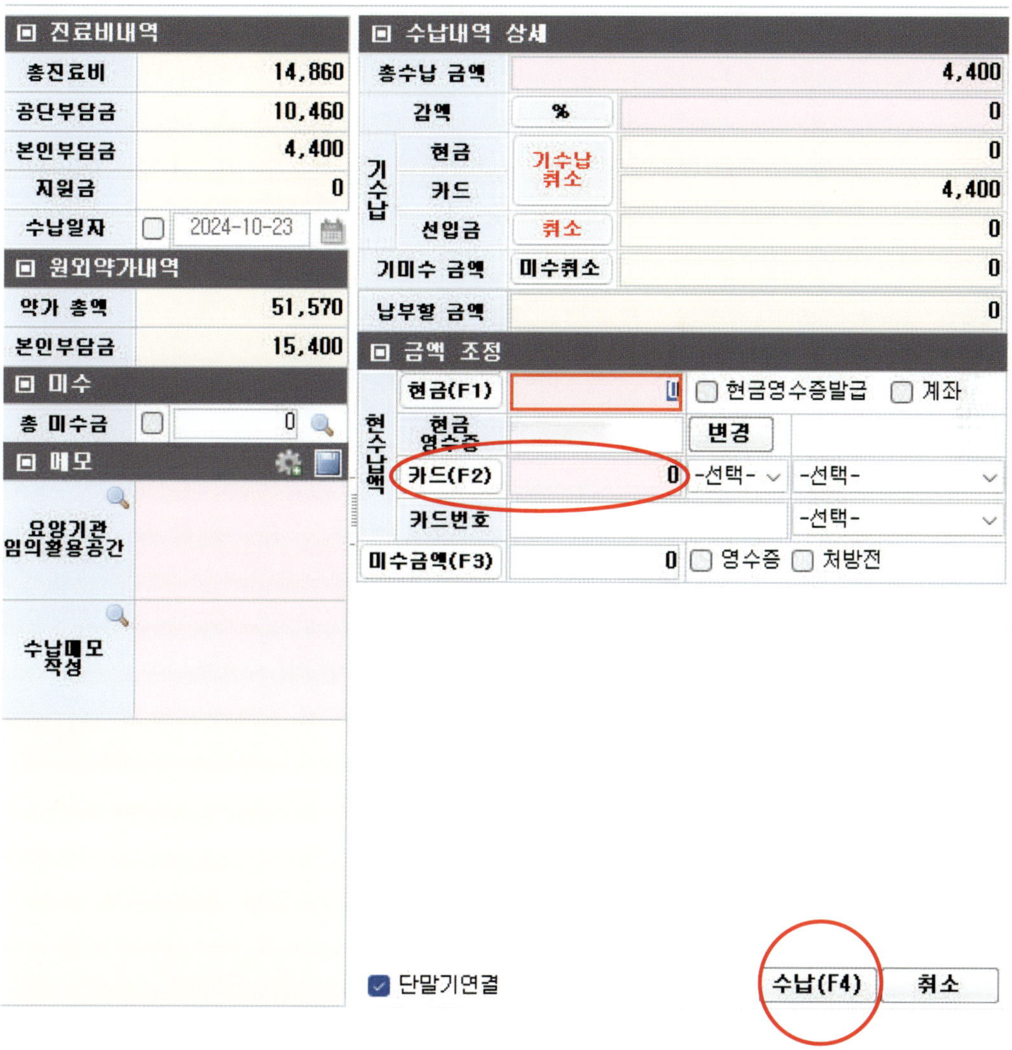

카드 결제 시 단말기가 연결되어 있으므로 환자에게 "앞쪽 단말기에 카드를 삽입하여 주십시오"라고 한 뒤 카드 결제를 한다.

02

임상 검사

1. 혈액 및 기타 검사
2. 당화혈색소(HbA1c) 검사
3. CRP (C-Reactive Protein) 검사
4. 결핵균 특이항원자극 IFN-γ
5. 심전도 검사
6. 골밀도 검사
7. 폐활량 검사
8. UBT (Urea Breath Test) 검사

1

혈액 및 기타 검사

* 필수 사항 *

(1, 2번은 모든 시술이나 검사 시 필수)

1. 손 소독(감염 예방 위해 비누 또는 손소독제 사용)을 한다.
2. 혈액 검사 전 반드시 정확한 환자 확인을 한다.
   (개방형 질문으로 이름 확인. 동명이인은 생년월일을 반드시 확인한다)
3. 처방확인 후 검체의 종류 및 용기 준비한다.
4. 검체 용기의 시약 상태 및 유통기한 확인한다.
5. 환자와 검체용기 기재된 이름이 일치하는지 확인을 한다.
6. 정확한 환자 확인 후 채혈한다.
7. 혈액채취 후 검체 용기(진공상태) 압력으로부터 혈액 소실 막기 위해 피스톤을 뒤로 살짝 당기면서 용기에 담는다.
8. Syringe는 처방 혈액종류에 따라 3 cc, 5 cc, 10 cc 등 선택하되 Needle gauge는 21 gauge 이상으로 채혈한다.

권정현 댓글

: 검체의 용혈 예방 및 이상 결과 방지 위해.

9. 혈액 Bottle별 채집 순서

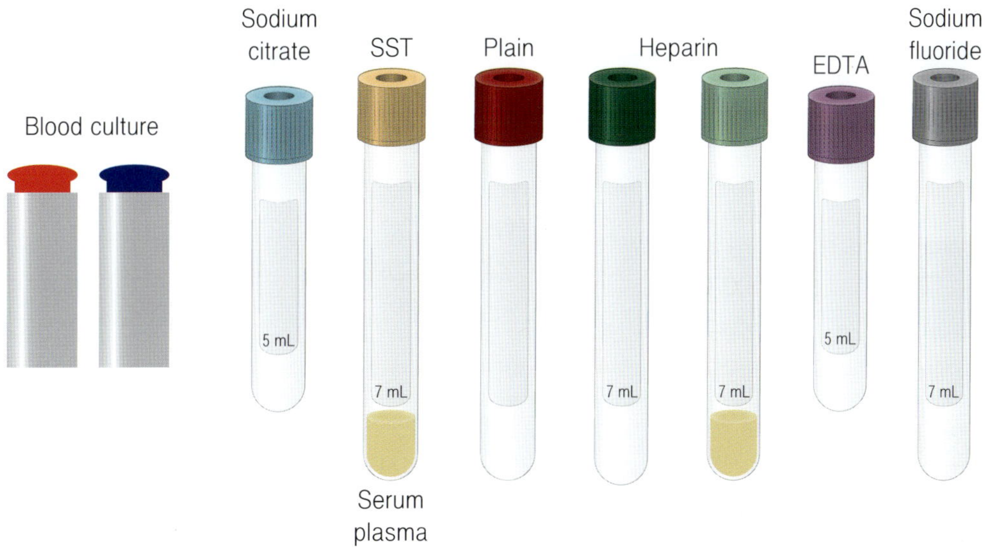

순서	검사 내용	검사 종목	채혈량	혼합 횟수
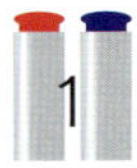 Blood Culture	Contamination(오염) 방지 위해 1순위로 뽑음 ① c ⇨ ② 호기성	세균배양	성인 5 mL(2set) 소아 2 mL(1set)	8-10
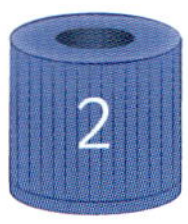 Citrate	혈액응고 검사가 목적이므로 응고되기 전에 먼저 담는다. *검체부족 or 과다 시 검사 불가	혈액응고 검사 (PT/aPTT, FDP), D-dimer, EPI, ADP	3 mL	3-4
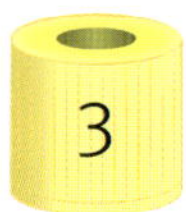 SST	Tube 하단에 응고촉진제 함유 ⇨ 충분히 흔들어 혼합되도록	FBS/PP2, 각종 혈청 검사 (Na, K, Cl, BUN/Cr, LFT)	5 mL	5
 Plain	silica 입자: 항응고제가 포함된 튜브에 혼입되더라도 영향 없음	TDM 약물 검사, ABO/Rh 검사 등	6 mL	×
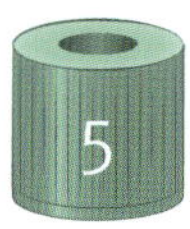 Heparin	PST에 들어 있는 heparin은 다른 tube에 혼입되더라도 혈액 응고 검사 외에는 큰 영향을 안 줌	CK-MB, Troponin I, HLA Serotyping Hg, Vitamin B1, B2	3 mL	8-10
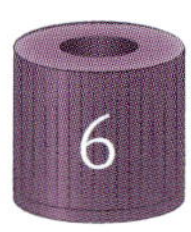 EDTA	EDTA는 다른 Tube에 혼입 시 검사결과에 큰 영향을 줌 특히, Na, K 증가시키고 callcium, iron 감소시키며 PT, aPTT 증가시킴	CBC, ESR, DIFF, Plasma Hb, HbA1c, Ammonia	3 mL	8-10
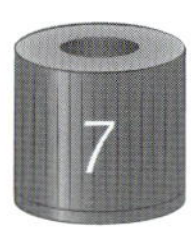 Sodium Fluoride	혈관 보존 위해 들어 있는 sodium fluoride(NaF) 첨가되어 있음	Lactic acid Glucose검사	3 mL	8-10

혈액 검사 및 기타 검사

1. 혈액검사 시 진료의 order 확인한다.
   (중복여부, 애매하거나 모르는 것 재확인)
   1) 정확한 환자 확인을 위해 개방형 질문으로 이름 확인한다.
      (동명이인일 경우는 환자 등록번호나 생년월일로 재확인한다)
      안내과의원: 정확한 환자의 검사나 진료 위해 차트에 따로 표기, 주의 메시지 남기고 생년월일 꼭 확인 후 모든 처치나 검사 등 시행한다.
   2) Order 확인 후 채혈량 및 적합한 검체 용기 정한다.

– 참고 그림 1 (처방 화면)

검사	C3791-1	전해질(Sodium,Na)
	C3792-1	전해질(Potassium,K)
	C3793-1	전해질(Chloride)
	B2611-1	Amylase
	B2621-1	Lipase
	C3780-1	Uric acid(요산)
	B2630-1	CPK
	C3290	트리요도타이로닌
	C3340	유리싸이록신
	C3360	갑상선자극호르몬
	A1C-1	HbA1C
	C3795	전해질(총칼슘)
	C3797	전해질(마그네슘)
	C3794	전해질(인)
	C4802	B형간염표면항원정성검사(정밀)
	C4812	B형간염표면항체(정밀)
	C4872	C형간염항체(정밀)
	D2252	요 일반검사[화학반응-육안검사/화학반응-장비측정]-7종까지

– 참고 그림 2(처방 화면)

진료기록

▼	코드 ▼	코드명
	B1010-9	Hb
	C3711-9	Glucose(정량)
	B2570-9	AST[SGOT]
	B2580-9	ALT[SGPT]
검진	B2710-9	γ-GTP
	C3750-9	Creatinine
	B0010	뇨단백
	HCAA02	암검진상담료
	E7611	상부소화관내시경검사
	N0041005	생검용 FORCEP
	C5602-9	조직병리검사 [1장기당] -(Level B)
	EGFR_1	신사구체여과율(eGFR)_1
	B1020-1	Hct
	B1040-1	RBC
	MCV-1	MCV
	MCH-1	MCH
	MCHC-1	MCHC
	B1050-1	WBC
	B1091-1	WBC Diff
	B1060-1	Platelet
	C2200-1	Total Protein
	C2210-1	Albumin
	C3720-1	Total Bilirubin
	B2602-1	ALP
	B2590-1	LDH
	C2411-1	Total Cholesterol
	C2443-1	Triglyceride
	C2420-1	HDL-Cholesterol
	LDL-C-1	LDL-Cholesterol
	C3730-1	BUN
	GFR	신사구체여과율
검사	C3791-1	전해질(Sodium,Na)
	C3792-1	전해질(Potassium,K)
	C3793-1	전해질(Chloride)
	B2611-1	Amylase
	B2621-1	Lipase
	C3780-1	Uric acid(요산)
	B2630-1	CPK
	C3290	트리요도타이로닌
	C3340	유리싸이록신
	C3360	갑상선자극호르몬
	A1C-1	HbA1C
	C3795	전해질(총칼슘)

– 참고 그림 3(검체 종류)

	처방코드	처방명칭	검체명칭	상태	수탁기관
☐	B1010-9	Hb	WB(EDTA)	결과	녹십자의료재단
☐	C3711-9	Glucose(정량)	Serum	결과	녹십자의료재단
☐	B2570-9	AST[SGOT]	Serum	결과	녹십자의료재단
☐	B2580-9	ALT[SGPT]	Serum	결과	녹십자의료재단
☐	B2710-9	γ-GTP	Serum	결과	녹십자의료재단
☐	C3750-9	Creatinine	Serum	결과	녹십자의료재단
☐	EGFR_1	신사구체여과율(eG…	Serum	결과	녹십자의료재단
☐	B0010	뇨단백	Urine(random) ④	결과	
☐	C5602-9	조직병리검사 [1장…	Tissue(FNA) ③	결과	녹십자의료재단
☐	B1020-1	Hct	WB(EDTA)	결과	녹십자의료재단
☐	B1040-1	RBC	WB(EDTA)	결과	녹십자의료재단
☐	MCV-1	MCV	WB(EDTA)	결과	녹십자의료재단
☐	MCH-1	MCH	WB(EDTA)	결과	녹십자의료재단
☐	MCHC-1	MCHC	WB(EDTA) ①	결과	녹십자의료재단
☐	B1050-1	WBC	WB(EDTA)	결과	녹십자의료재단
☐	B1091-1	WBC Diff	WB(EDTA)	결과	녹십자의료재단
☐	B1060-1	Platelet	WB(EDTA)	결과	녹십자의료재단
☐	C2200-1	Total Protein	Serum	결과	녹십자의료재단
☐	C2210-1	Albumin	Serum	결과	녹십자의료재단
☐	C3720-1	Total Bilirubin	Serum	결과	녹십자의료재단
☐	B2602-1	ALP	Serum	결과	녹십자의료재단
☐	B2590-1	LDH	Serum	결과	녹십자의료재단
☐	C2411-1	Total Cholesterol	Serum	결과	녹십자의료재단
☐	C2443-1	Triglyceride	Serum	결과	녹십자의료재단
☐	C2420-1	HDL-Cholesterol	Serum	결과	녹십자의료재단
☐	LDL-C-1	LDL-Cholesterol	Serum	결과	녹십자의료재단
☐	C3730-1	BUN	Serum	결과	녹십자의료재단
☐	GFR	신사구체여과율	Serum ②	결과	녹십자의료재단
☐	C3791-1	전해질(Sodium,Na)	Serum	결과	녹십자의료재단
☐	C3792-1	전해질(Potassium,K)	Serum	결과	녹십자의료재단
☐	C3793-1	전해질(Chloride)	Serum	결과	녹십자의료재단
☐	B2611-1	Amylase	Serum	결과	녹십자의료재단
☐	B2621-1	Lipase	Serum	결과	녹십자의료재단
☐	C3780-1	Uric acid(요산)	Serum	결과	녹십자의료재단
☐	B2630-1	CPK	Serum	결과	녹십자의료재단
☐	C3290	트리요도타이로닌	Serum	결과	녹십자의료재단
☐	C3340	유리싸이록신	Serum	결과	녹십자의료재단
☐	C3360	갑상선자극호르몬	Serum	결과	녹십자의료재단
☐	A1C-1	HbA1C	WB(EDTA)	결과	녹십자의료재단

3) **Sample bottle & syringe, tourniquet,** 검체 라벨 준비
4) 환자에게 설명 후 채혈 진행한다.
5) 채혈 후 지혈 확인한다.
6) EDTA: 응고되지 않게 여러 번 부드럽게 mix하되 거품 생기지 않게 하고 Roller mixer 바로 작동시킨다.

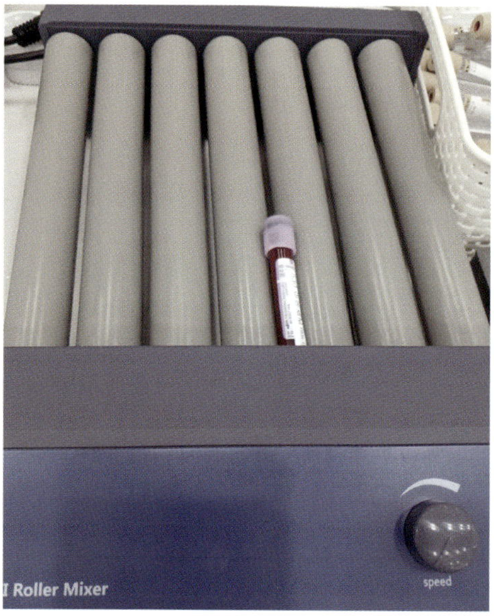

권정현 댓글

혈액응고 방지제가 들어 있어 채혈 후 바로 용혈되지 않도록 충분히 섞되 Cell 손상되지 않도록 유연하게 사람이 직접 또는 기계-rolling mixer 사용.

<u>SST: 검체통 안의 시약과 잘 섞이게 하여 30분간 실온에 비치 후 원심 분리기 돌린 후 냉장보관(1-6도)</u>

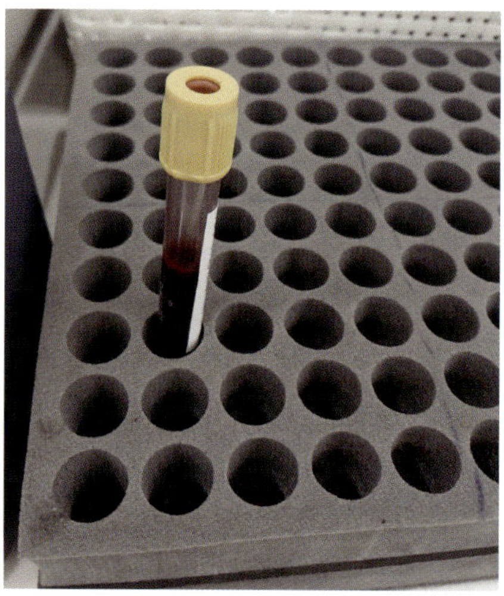

권정현 댓글

혈액응고 촉진제 들어 있어 30분가량 충분히 실온에 둔 후 혈청 분리가 잘 되도록 한다.

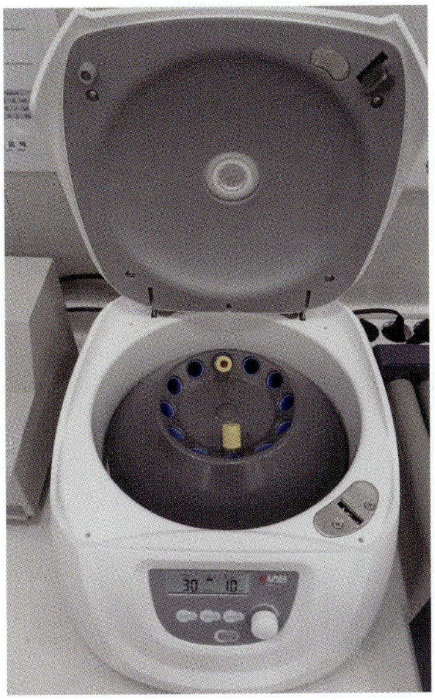

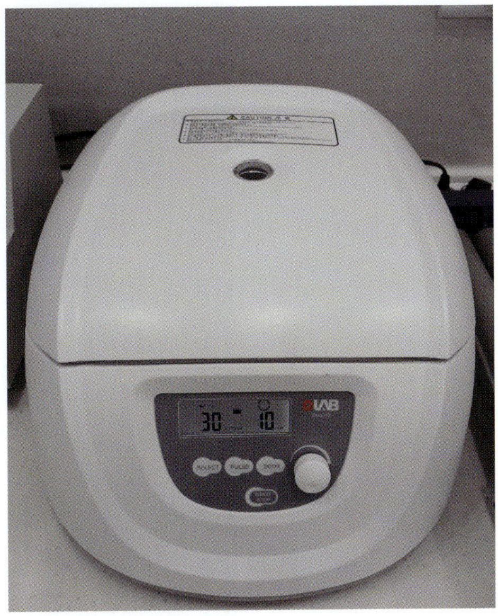

7) 처방별 sample bottle 확인(아래 참고)

① Plasma: Sobium citrate bottle

② Serum: SST bottle

③ WB (whole blood): EDTA bottle

④ Tissue: 포르말린 용기 또는 기타 용기

⑤ Urine: 소변 용기

⑥ 대변 검사(잠혈반응 검사): 대변 스틱용 검사지

⑦ AFB culture/stain, MTB PCR, Cuture, sensitivity(조직 포함)

⑧ Bio Helicobacter

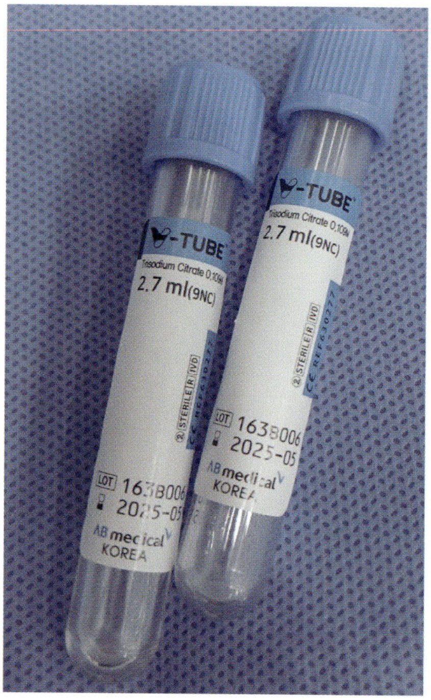

Sodium Citrate

- 하늘색 bottle로 처방 시 가장 먼저 담아야 함
- Sodium citrate(항응고제) 첨가되어 있음
- 검사 항목: PT/PTT(혈액응고기능)
- PT(프로트롬빈시간): 혈액응고인자 프로트롬빈 형성될 때까지 시간
- PTT(부분 트롬보플라스틴시간): 응괴가 형성되는 시간 측정
- 용량 부족 시 검사 불가
- 3-4회 뒤집으면서 섞어줌

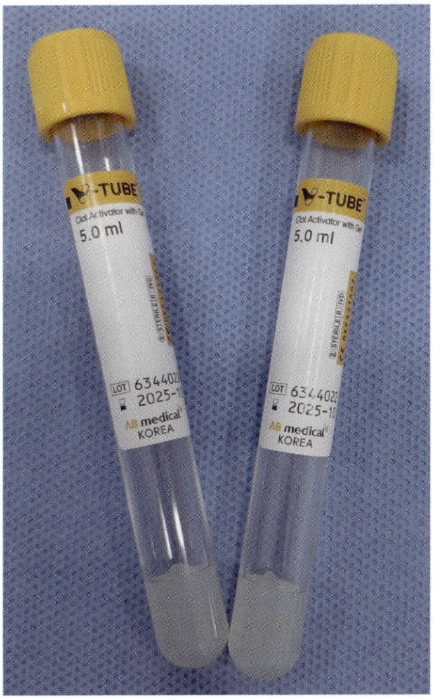

SST tube

- 노란색 bottle
- Bottle 벽에는 응고 촉진제가 발라져 있고 밑에는 혈구 혈청 분리젤이 있음
- 30분 정도 실온에 두고 완전히 응고된 것을 확인한 후 원심분리기에 돌리기

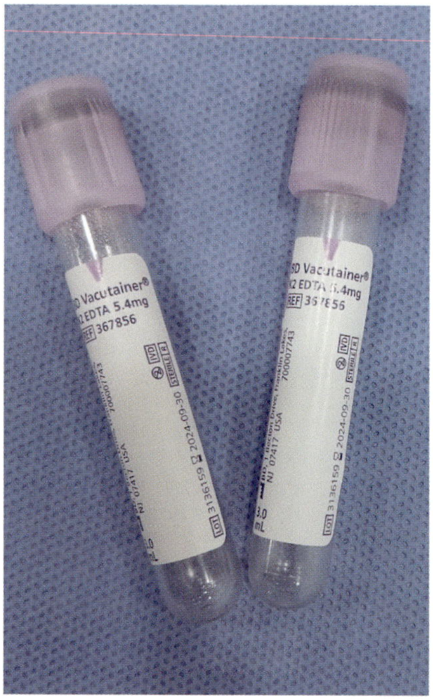

EDTA bottle (CBC bottle)

- 보라색 bottle
- ETCA = CBC bottle
- Bottle 벽면에 항응고제가 발라져 있음
- 검체 채취 후 bottle 부드럽게 흔들어줌
- 검사 항목: Hemoglobin, Hematocrit, RBC, MCV, MCH, MCHC, RDW, WBC, Platelet, MPV, ESR, HbA1c, ABO, Rh type

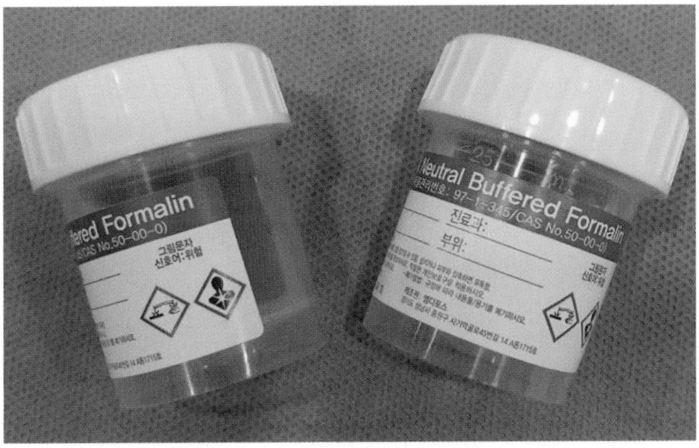

Tissue: 포르말린 용기 또는 기타 용기

- 조직 검사
- 검체 채집 후 실온 보관

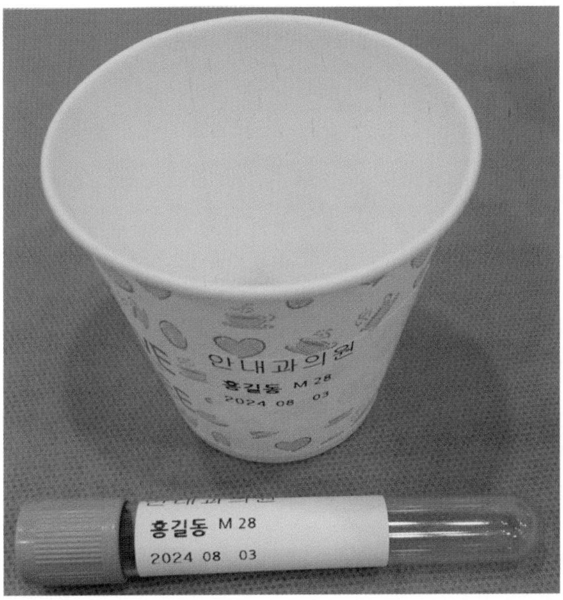

Urine: 소변 용기

- 중간 소변 받기

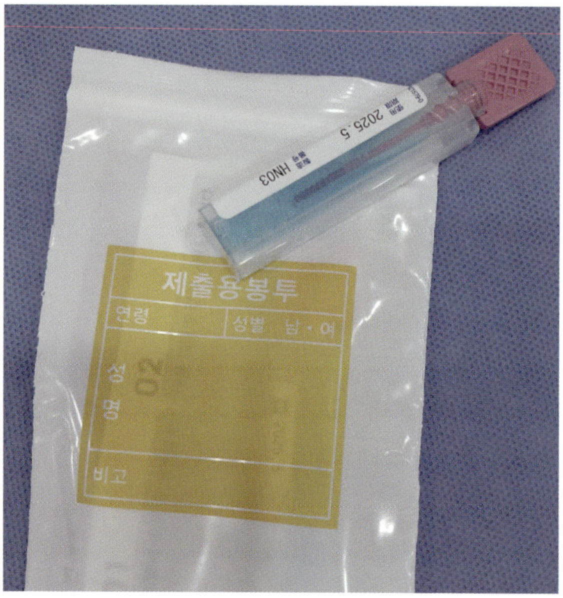

대변 검사(잠혈반응 검사)

- 스틱형 대변 검사지

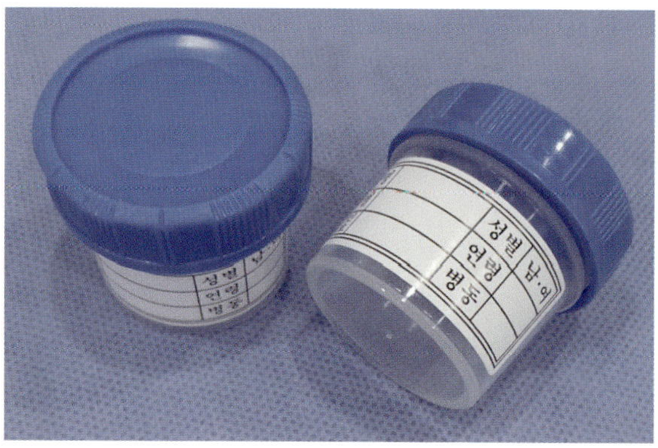

AFB culture/stain, MTB PCR, Cuture, sensitivity(조직 포함)

- 결핵 검사: 객담이나 내시경 시 조직 포함 등
- Mycoplasma 등의 폐렴원인균 검사, 균배양 검사

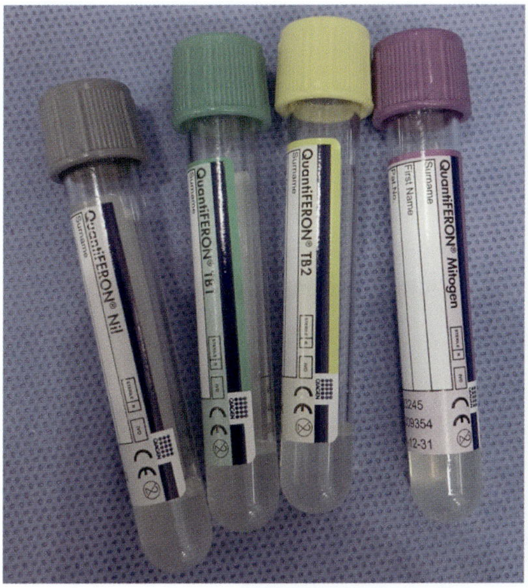

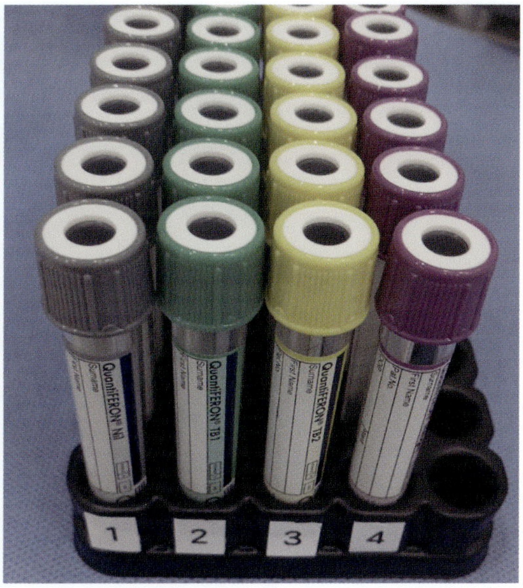

인터페론감마 분비검사(IGRA-interferon-gamma releasing assay)

잠복 결핵 검사(검체 담는 순서 중요, 뒤쪽 따로 설명 있음)

- Nil: 음성 대조군(회색)
- TB-1: 주로 CD4+ T-Cell 반응 검출
- TB-2: CD4+ and CD8+ T-Cell 반응 검출 최적화
- Mitogen 양성 대조군

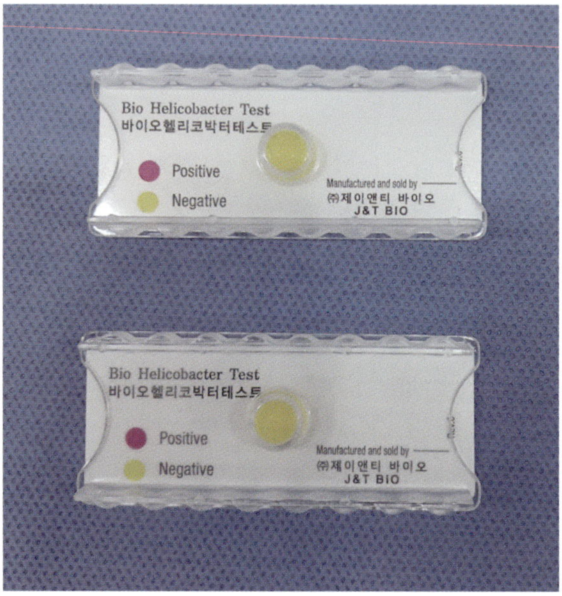

Bio Helicobacter
- 헬리코박터 검사

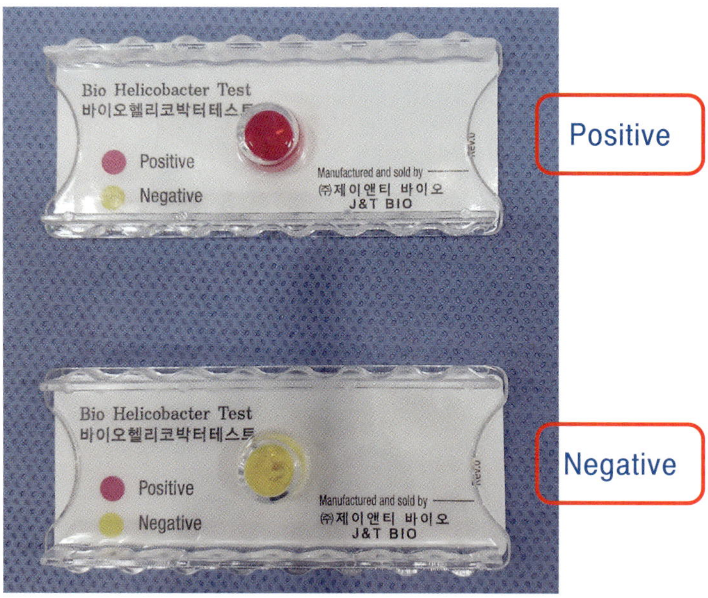

검사 종류별 검체 용기

검사종류	검체용기
WBC, RBC, Hb, Hct, WBC Diff , MCV, MCH, MCHC, Platelet, HbA1c(당화혈색소) A,B,O 혈액형검사, Rho(D)혈액형검사,	EDTA bottle (whole blood)
PT, aPTT	Sodium citrate(plasma)
Total Protein, Albumin, Glucose, Total Billirubin, AST, ALT, ALP, LDH, r-GTP, Total Cholesterol, HDL-Cholesterol, LDL-Cholesterol, BUN, Creatinine, 신사구체여과율, 전해질6종(Na, K, Cl, Total Ca, Mg, P), Amylase, Lipase, Uric acid, CPK, 트리요도타이로닌, 유리싸이록신, 갑상선자극호르몬, B형간염표면항원정성검사(정밀), B형간염표면항체(정밀), C형간염항체(정밀), A형간염항체(IgG), 철, 철결합능, 훼리틴, 엽산, 비타민B12 AFP(정밀), CA-19-9, 태아성암항원CEA, CA-125(여성), PSA(남성),Cyfra 21-1, 정밀면역검사-HIV 항원/항체 동시검사, 매독반응검사, RA factor, 25-OH Vitamin D, 성선호르몬, 심장표지자, 마약선별검사 4종, 성병 질환 12종	SST bottle (Serum)
뇨단백, 뇨침사검사	Urine bottle
조직검사(Tissue)	포르말린 검체통

■ Urine Test

- 정의: 신체의 건강 상태를 평가하고 진단을 내리는 데 도움을 주기 위해 소변 샘플을 분석하는 의학적 검사이다. 일반적으로 비침습적이며, 비교적 간단하고 빠르게 수행할 수 있다. 검사 결과는 환자의 건강 상태를 파악하고 필요한 추가 검사나 치료 계획을 세우는 데 중요한 정보를 제공한다. 일반적으로 두 가지 주요 범주로 나눌 수 있다.

1. **요화학 검사:** 소변의 화학적 성분을 측정하여 건강 상태를 평가한다.
   - **pH**: 소변의 산도나 알칼리도를 측정
   - **단백질:** 소변 내 단백질 농도를 측정하여 신장 기능을 평가
   - **포도당:** 소변에서 포도당을 검출하여 당뇨병 여부를 판단
   - **케톤:** 소변에 케톤이 포함되어 있는지 측정하여 당뇨병 및 대사 상태를 평가
   - **빌리루빈 및 유로빌리노겐:** 간 및 담도 기능을 평가

2. **요침사 검사:** 소변을 원심분리하여 침전물(세포, 결정체 등)을 분석한다.
   - **적혈구**: 신장-요로계 염증, 감염, 결석, 종양 등(0~3 HPF)
   - **백혈구**: 신우신염, 방광염, 요도염, 신결핵 등(0~3 HPF)
   - **상피세포**: 이행상피세포가 많고 핵의 불균형이 있으면 이러한 부위의 종양 의심(0~3 HPF)

D225200HZ	**Urine Routine**	【PA0G】
D225200HZ	pH(RU)	【U103】
D225200HZ	Blood(RU)	【U109】
D225200HZ	Glucose(RU)	【U105】
D225200HZ	Protein(RU)	【U104】
D225200HZ	Ketone(RU)	【U106】
D225200HZ	Urobilinogen(RU)	【U107】
D225200HZ	Bilirubin(RU)	【U108】
D220101HZ	요침사(Flow cytometry)	【U111】

【본원 Urine 화학 · 침사 항목】

4.8 ~ 7.8
Negative
Negative
Negative
Negative
Negative
Negative
WBC: 0~3 RBC: 0~3 E.P Cell: 0~3 Others: None

* HPF (High Power Field)

【결과 참고치】

3. 요단백 검사: 소변에서 단백질의 양을 측정하는 검사이다. 주로 신장 기능을 평가하고 신장 질환이나 다른 건강 문제를 진단하는 데 사용된다. 정상적으로 소변에는 단백질이 거의 없어야 하며, 소량의 단백질은 발견될 수 있다. 단백질 농도가 비정상적으로 높아지면 신장에 문제가 있을 수 있음을 시사한다. 본원에서는 원내 검사로 진행하고, 채취 후 2시간 이내에 검사 진행

결과 입력은 (positive/negative) 선택하여 입력하고 저장

B0010	뇨단백			
B0010-3	Protein		negative	Negative-trace

【본원 요단백 검사 항목】

4. 마약 선별 검사 4종: 소변에서 마약 또는 약물의 존재를 확인하는 검사이다. 이 검사는 약물 남용을 감지하고, 법적 문제를 해결하며, 치료나 관리로 이용된다.

D533120HZ	Methamphetamine	[C563]	Negative
	Cannabinoide(정성)	[Z928]	Negative
	Cocaine	[C561]	Negative
	Morphine	[D421]	Negative

Methamphetamine	암페타민 유도체, 강력한 교감신경 흥분제
Cannabinoide(정성)	대마초(마리화나)흡입 후, 소변에서 약물 발견 가능
Cocaine	코카인, 강력한 중추신경 흥분, 국소 마취 작용
Morphine	모르핀은 강력한 아편계 진통제, 중추신경계에 직접 작용

【본원 마약 선별 검사 4종 항목】

5. 성병질환 12종: 소변을 채취하고, 분석하여 감염 여부를 확인한다.

◆STD12종 결과보고

검사항목	검사결과
Treponema pallidum	음성
Mycoplasma genitalium	음성
Neisseria gonorrhoeae	음성
Ureaplasma parvum	음성
Mycoplasma hominis	음성
Ureaplasma urealyticum	음성
Gardnerella vaginalis	음성
Chlamydia trachomatis	음성
Trichomonas vaginalis	음성
Herpes simplex virus type 2	음성
Candida albicans	음성
Herpes simplex virus type 1	음성

* 양성 판정기준(Ct값) : ≤ 39

D680208KZ	STD 12종 [Multiplex real-time PCR] [L735]
D680208KZ	T. pallidum (STD 12종) [Multiplex real-time PCR] [L723]
D680208KZ	M. genitalium (STD 12종) [Multiplex real-time PCR] [L724]
D680208KZ	N. gonorrhoeae (STD 12종) [Multiplex real-time PCR] [L725]
D680208KZ	U. parvum (STD 12종) [Multiplex real-time PCR] [L726]
D680208KZ	M. hominis (STD 12종) [Multiplex real-time PCR] [L727]
D680208KZ	U. urealyticum (STD 12종) [Multiplex real-time PCR] [L728]
D680208KZ	G. vaginalis (STD 12종) [Multiplex real-time PCR] [L729]
D680208KZ	C. trachomatis (STD 12종) [Multiplex real-time PCR] [L730]
D680208KZ	T. vaginalis (STD 12종) [Multiplex real-time PCR] [L731]
D680208KZ	HSV type 2 (STD 12종) [Multiplex real-time PCR] [L732]
D680208KZ	C. albicans (STD 12종) [Multiplex real-time PCR] [L733]
D680208KZ	HSV type 1 (STD 12종) [Multiplex real-time PCR] [L734]

결과
음성 / 양성

【본원 성병질환 12종】

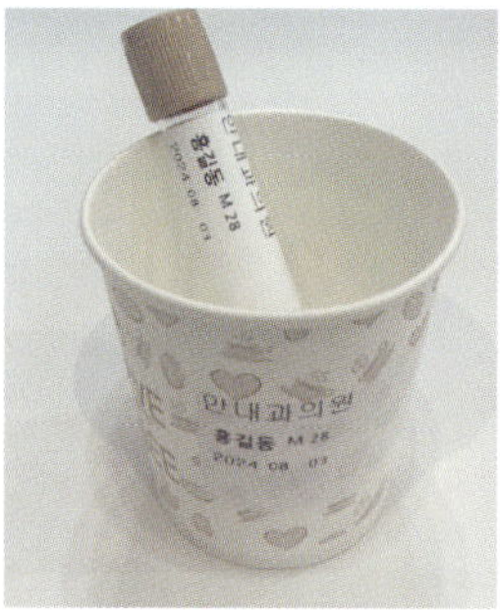

【소변 채취】
중간뇨 채취

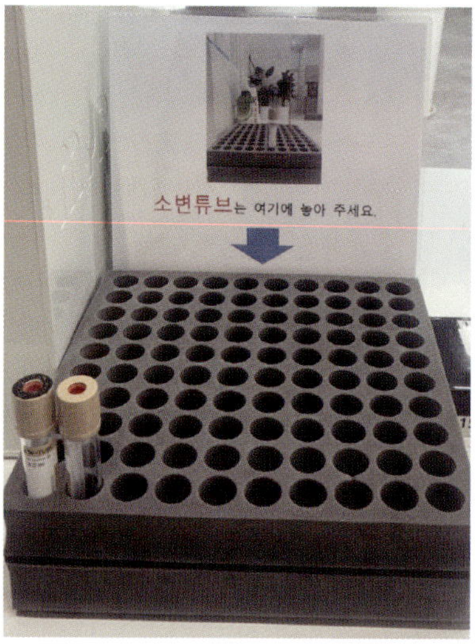

【소변 보관】
요단백 2시간 이내 검사

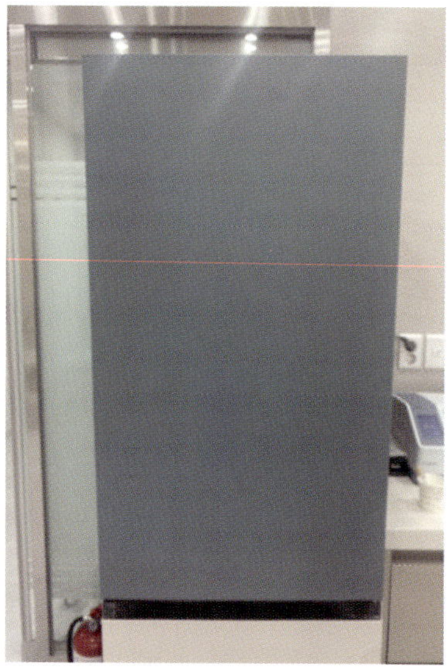

【소변 냉장보관】
요수탁검사 냉장보관

◈ **소변 채취 및 보관:** 소변은 실온에서 2시간 이내 검사 장시간 보관이 필요할 경우 냉장 보관

2

당화혈색소(HbA1c) 검사

아피니온 AFINION HbA1c 검사 절차

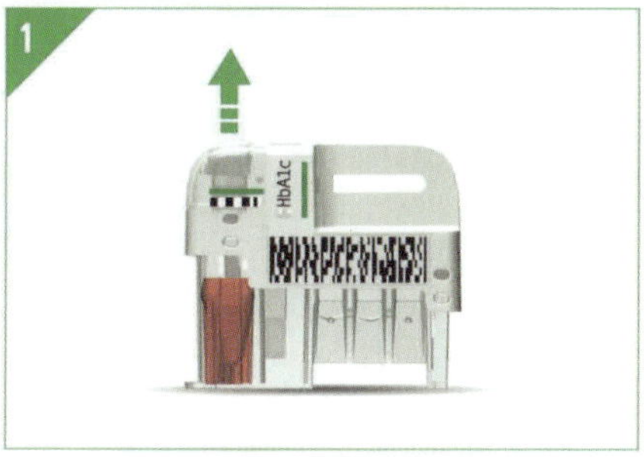

검사용 카트리지에서 샘플링 디바이스를 위로 잡아당깁니다.

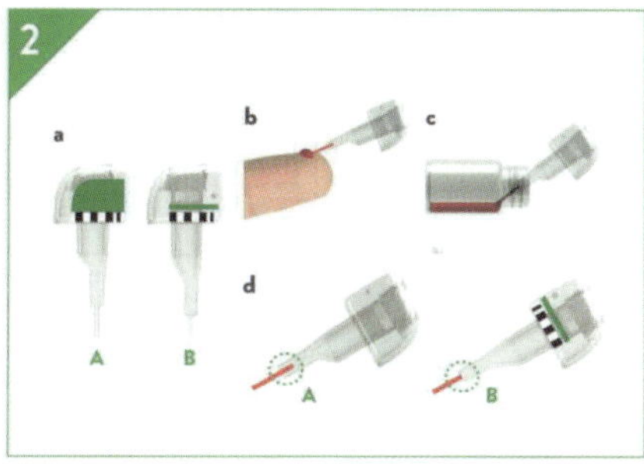

아피니온 AFINION HbA1c 검사용 카트리지에는 샘플링 디바이스의 두 모델 A 또는 B 중 하나가 장착되어 있습니다. 모세관의 검체량과 디바이스를 취급하는 방법은 동일합니다. 모세관에 환자의 검체(b) 또는 Control(c)으로 완전히 채웁니다(d).*

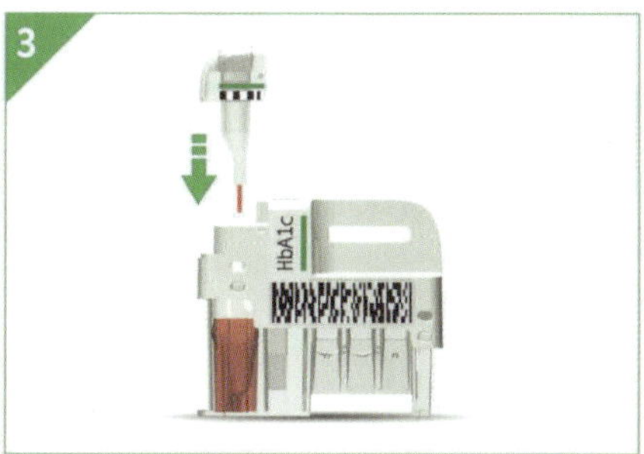

샘플링 디바이스를 검사용 카트리지에 재장착해 즉시 검사용 카트리지 분석을 시작하도록 합니다.

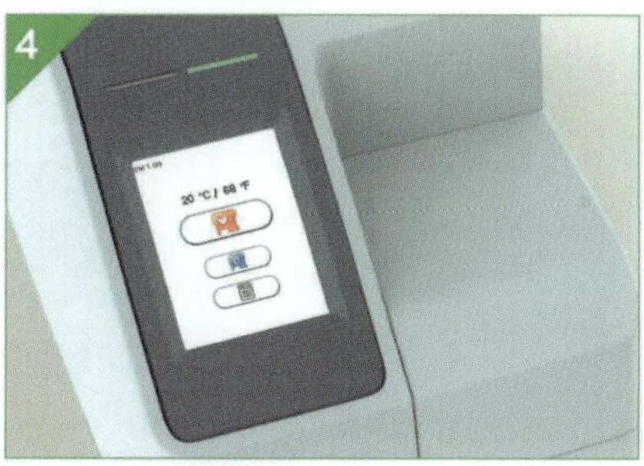

환자 검체 모드 선택 시에는 표시를 누르고, 컨트롤 모드 선택 시에는 표시를 누릅니다.

아피니온 AFINION HbA1c 검사 절차

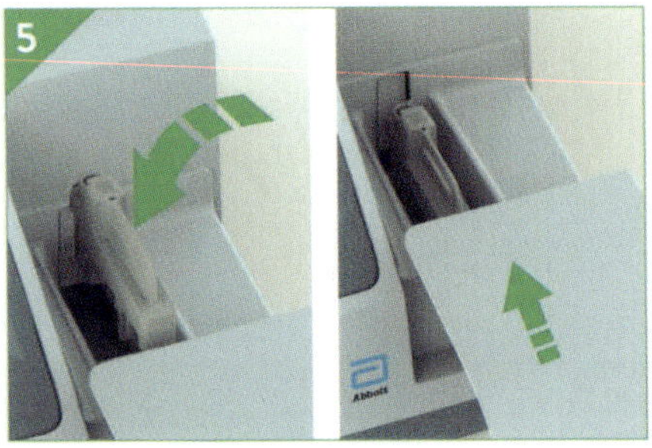

덮개가 자동으로 열리면, 바코드가 왼쪽으로 향하게 하여 검사용 카트리지를 삽입합니다. 덮개를 수동으로 닫으면, 분석이 자동으로 시작됩니다.

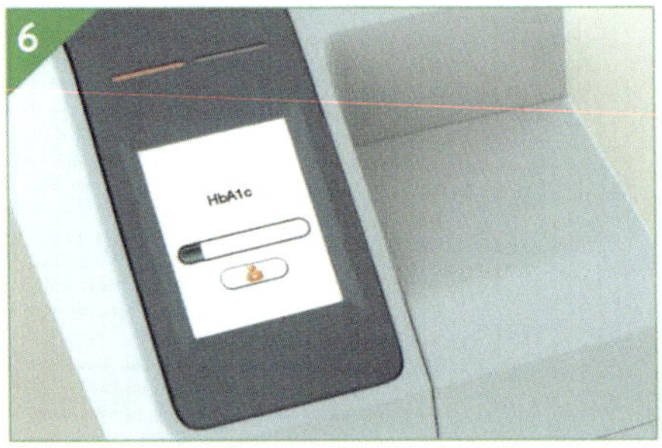

표시를 눌러 환자 ID를 입력합니다. 엔터 표시를 눌러 확인합니다

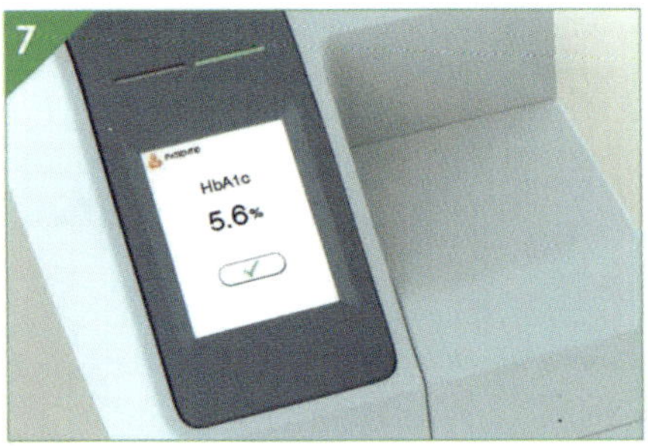

측정이 끝나면, 검사 결과가 화면에 표시됩니다. 결과값을 기록 후, 체크 표시를 눌러 종료합니다.

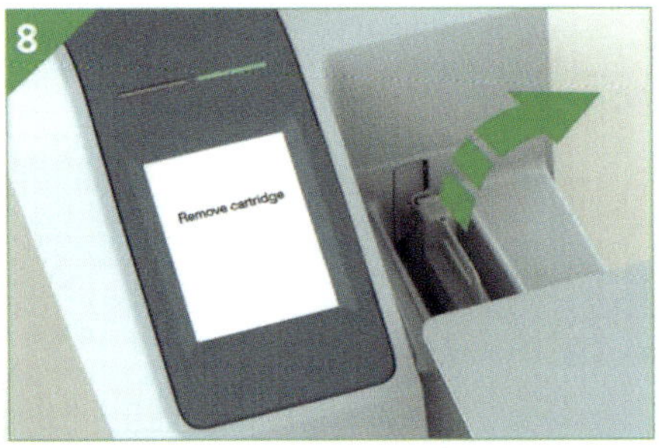

덮개가 자동으로 열리면, 사용한 검사용 카트리지를 빼내 즉시 폐기합니다. 분석기를 사용하지 않을 때 는 덮개를 수동으로 닫아둡니다.

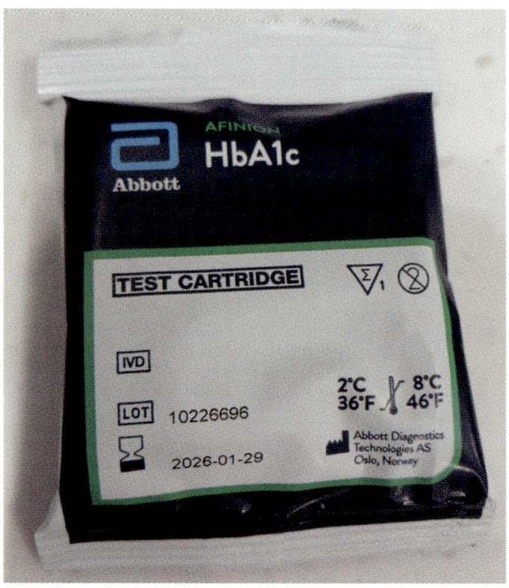

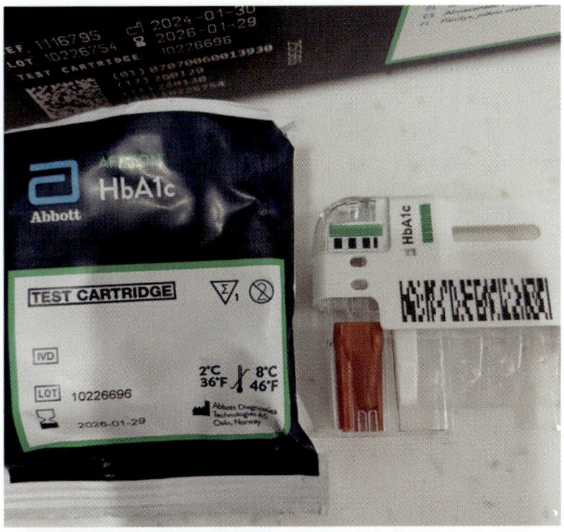
Abbott
HbA1c
TEST CARTRIDGE
IVD
LOT 10226696
2026-01-29
2°C 36°F
8°C 46°F

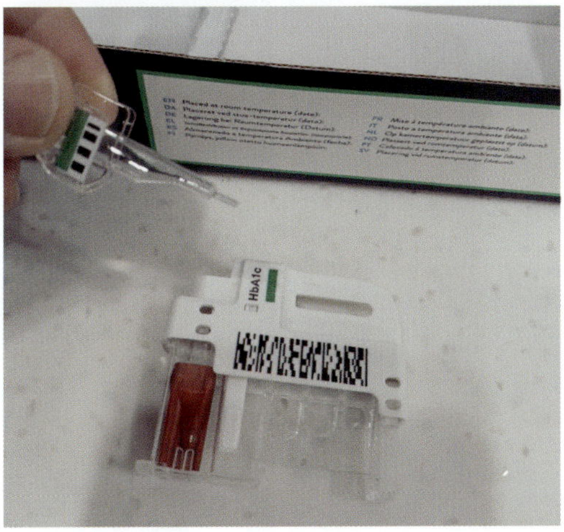
HbA1c

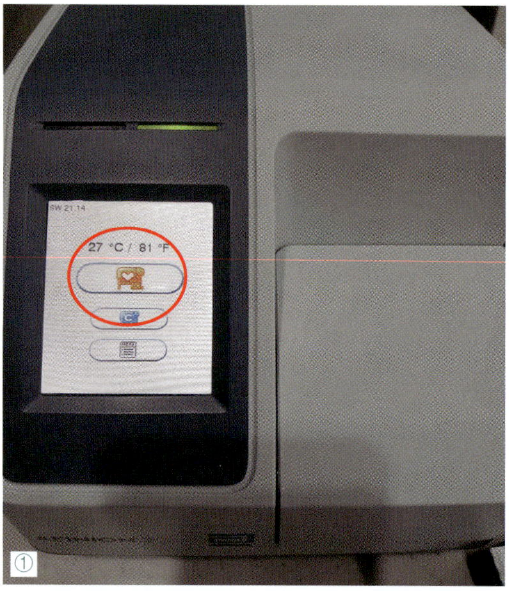
27 °C / 81 °F
①

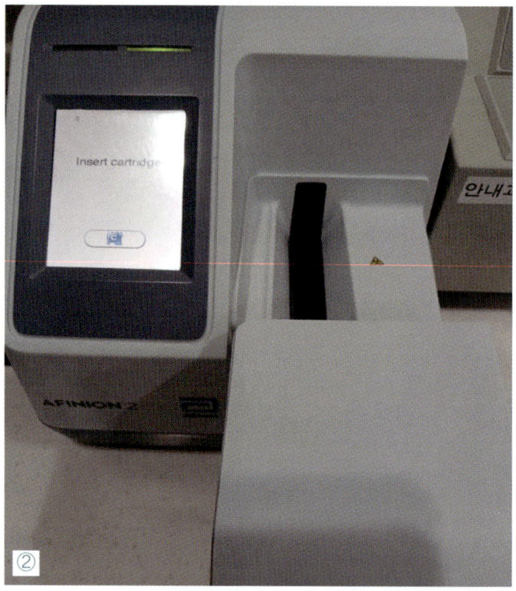
Insert cartridge
AFINION 2
②

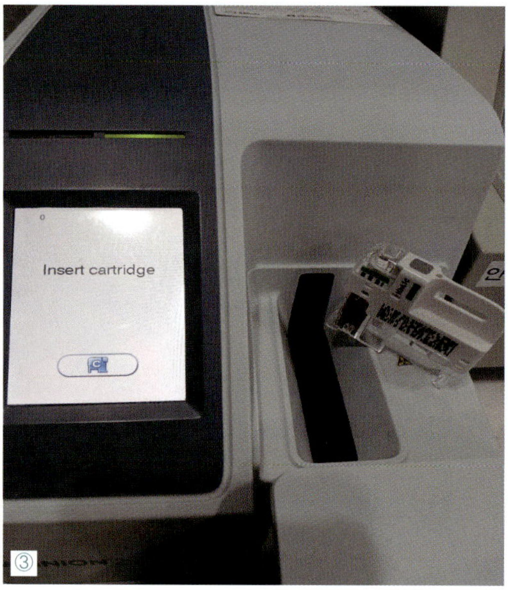
Insert cartridge
③

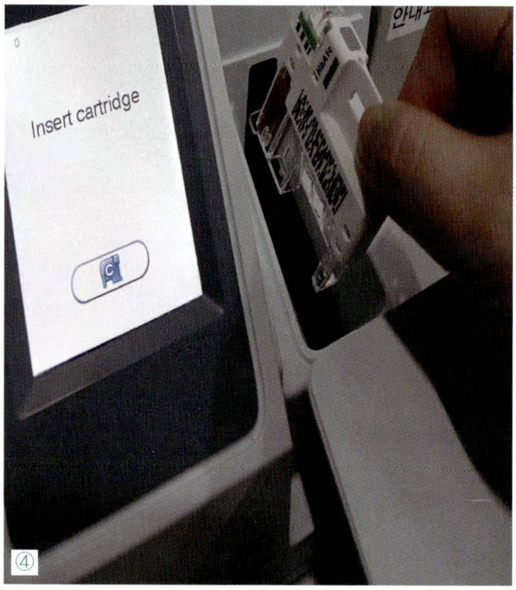
Insert cartridge
④

3

CRP (C-Reactive Protein) 검사

: C반응성 단백질은 감염, 염증 및 조직손상과 관련된 지표로 CRP는 간에서 생성되는 단백질로 혈액속의 염증 상태를 감지하고 응답하는 역할을 한다.

수치 상승 시 염증이 활성화되었음을 의미하며 일반적으로 세균감염, 감기, 심장질환 등이 있다.

- 정상: 3 mg/L 이하
- 가벼운 염증: 4-9 mg/L
- 중간 정도 염증: 10-20 mg/L
- 중간 이상 염증: 20-150 mg/L

아피니온 AFINION CRP 검사 절차

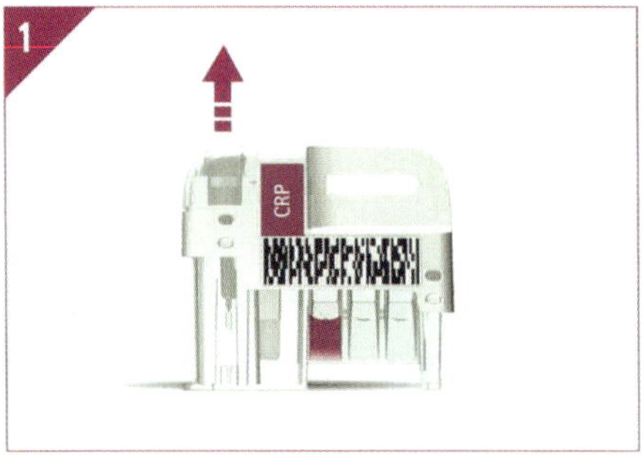

검사용 카트리지에서 샘플링 디바이스를 위로 잡아당깁니다.

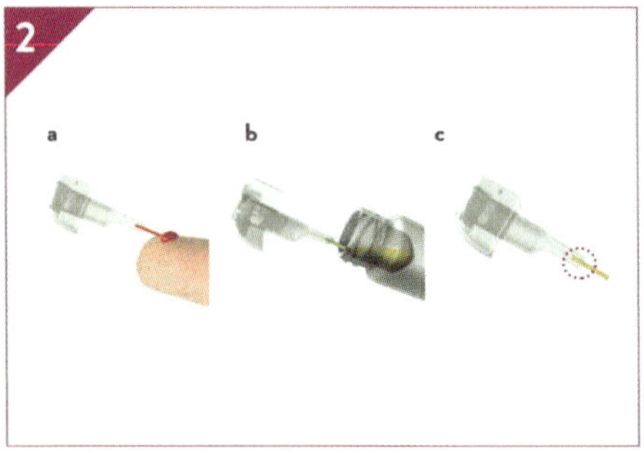

모세관에 환자의 검체(a) 또는 Control(b)으로 완전히 채웁니다(c). 모세관을 닦지 않도록 합니다.

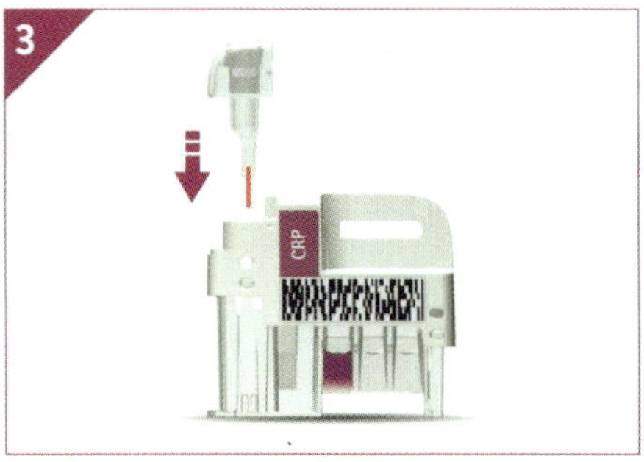

샘플링 디바이스를 검사용 카트리지에 즉시 재장착해 1분 이내에 검사용 카트리지 분석을 시작하도록 합니다.

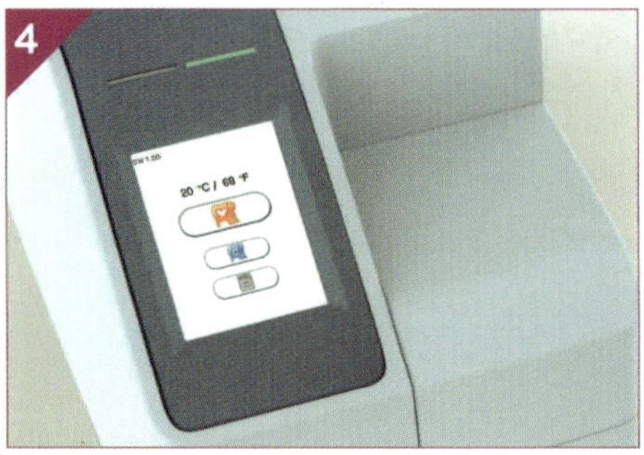

환자 검체 모드 선택 시에는 표시를 누르고, 컨트롤 모드 선택 시에는 표시를 누릅니다.

아피니온 AFINION CRP 검사 절차

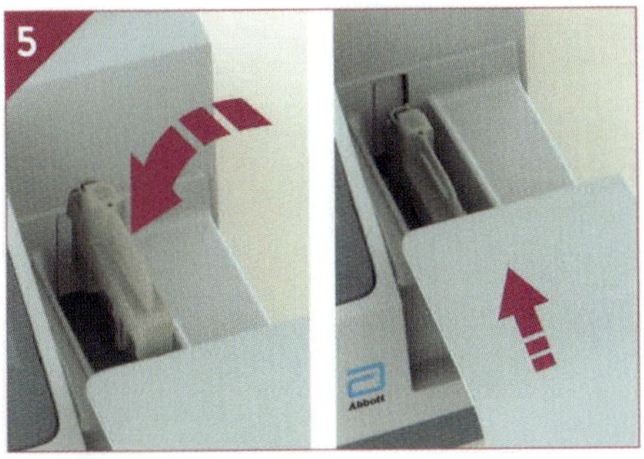

덮개가 자동으로 열리면, 바코드가 왼쪽으로 향하게 하여 검사용 카트리지를 삽입합니다. 덮개를 수동으로 닫으면, 분석이 자동으로 시작됩니다.

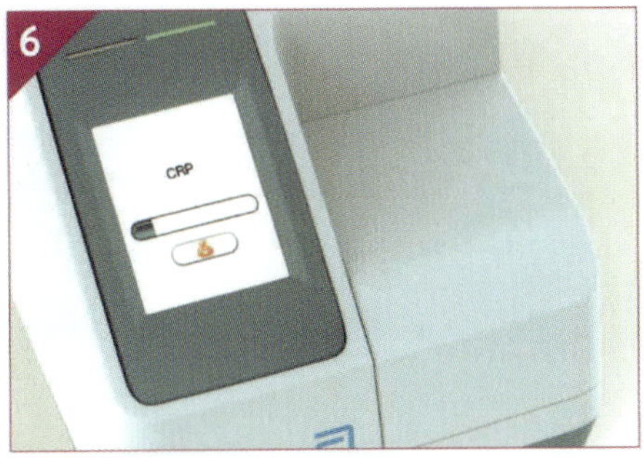

표시를 눌러 환자 ID를 입력하거나 표시를 눌러 컨트롤 ID를 입력합니다. 엔터 표시를 눌러 확인합니다.

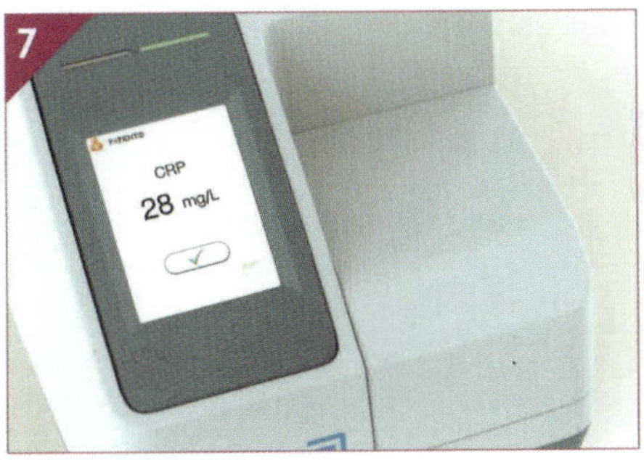

측정이 끝나면, 검사 결과가 화면에 표시됩니다. 결과값을 기록 후, 체크 표시를 눌러 종료합니다.

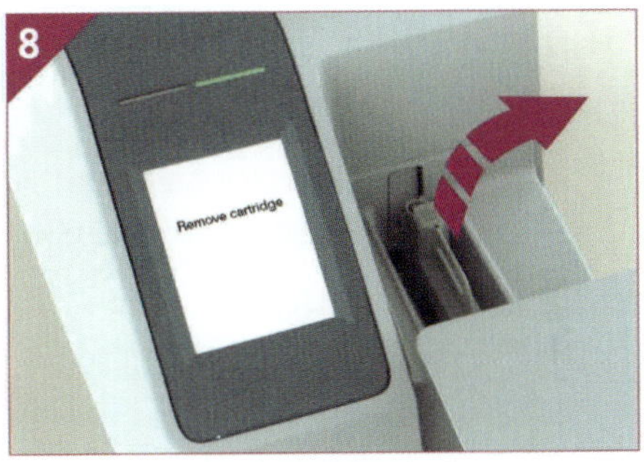

덮개가 자동으로 열리면, 사용한 검사용 카트리지를 빼내 즉시 폐기합니다. 분석기를 사용하지 않을 때는 덮개를 수동으로 닫아둡니다.

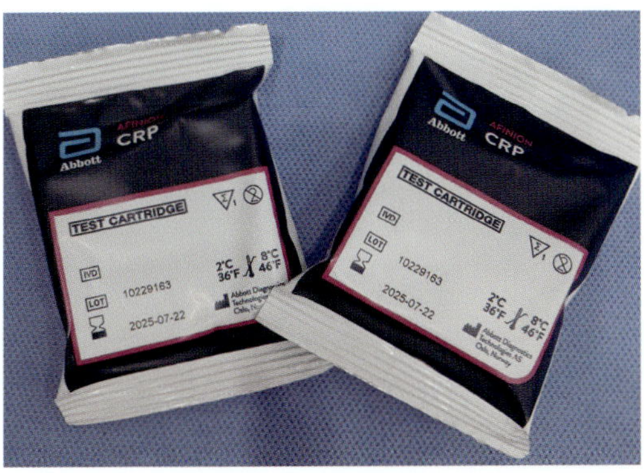

CRP검사용 카트리지

자주 발생되는 오류

[#]	오류
104	헤모글로빈 수치가 > 20 g/dL 이상이거나, 채혈과정에서 캐필러리 겉면에 혈액이 묻을 경우 발생합니다. ☑ **EDTA 튜브에서 검체를 채취할 경우, 혈액이 캐필러리 겉면에 묻는 경우가 빈번하니 주의해 주십시오**
201	검체량 부족, 검체에 버블이 발생 ☑ **검체 채취 과정에서 충분한 검체량을 확인하고, 버블이 유입되지 않도록 주의하여 주십시오.**
208	이미 사용한 시약을 재사용한 경우 발생. ☑ **검사가 완료된 시약은 바로 폐기하여 주십시오.**
209	검사 시약의 유효기간 초과. ☑ **시약을 개봉하기 전 유효기간 확인해주시고, 장비의 날짜 설정 확인 해주십시오.**
213, 214, 215	☑ **검체혈액에 용혈 또는 이물질이 포함되는 경우 발생할 수 있습니다. 채혈 및 검체 상태를 확인해 주시기바랍니다.** ☑ **올바른 손끝 채혈 절차와 실온에서 보관 시 적정 온도 (15-25도) 에서 시약을 보관해 주십시오.** **HbA1c 90일** / **ACR 3일** / **Lipid 14일** / **CRP 28일** ☑ **정맥 전혈로 검사할 경우 진공 ETDA 튜브 사용을 권장합니다.**

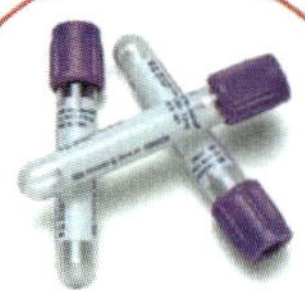

*다른 컬러의 튜브를 사용하면 검사가 불가능합니다.

정보 코드 및 문제해결: 샘플 또는 테스트 카트리지로 인한 정보 코드

[#]	원인	조치 방안
201	불충분한 검체 용량: - 빈모세관 - 모세관의 기포 - 모세관이 완전히 채워지지 않음	새로운 검체와 검사 카트리지로 검사를 반복하십시오. 모세관을 완전히 충전하고, 기포가 없도록 하십시오 (사용 중인 Afinion 검사에 대해서는 사용 설명서를 참조하십시오).
202	검체 채취 기기 외부의 과도한 검체	새로운 검체와 검사 카트리지로 검사를 반복하십시오. 모세관을 완전히 충전하고, 기포가 없도록 하십시오 (사용 중인 Afinion 검사에 대해서는 사용 설명서를 참조하십시오).
203	잘못된 검체 물질	새로운 검체와 검사 카트리지로 검사를 반복하십시오. 적절한 검체 물질을 사용하도록 하십시오. (사용 중인 Afinion 검사에 대해서는 사용 설명서의 "검체 채취 및 보관[Specimen collection and storage]"을 참조하십시오).
204	응고된 검체	새로운 검체와 검사 카트리지로 검사를 반복하십시오. 모세관 충전에서 검사 카트리지 분석까지의 시간은 되도록 짧아야 합니다.
	용혈된 혈액 검체 또는 불량한 검체 품질	Afinion 사용 설명서를 참조하십시오. 새로운 검체와 검사 카트리지로 검사를 반복하십시오.
	검사 카트리지 또는 분석기 고장	새로운 검체와 검사 카트리지로 검사를 반복하십시오. 문제가 지속될 경우, 분석기를 재시작하고 정도관리물질을 분석하십시오.
205	모세관에 균열이 발생하거나 모세관이 손상되었음	새로운 검체와 검사 카트리지로 검사를 반복하십시오. 검체 채취 장치를 사용 전에 검사하고 취급에 주의하십시오.
206	바코드 라벨을 판독할 수 없음(지저분하거나 손상되었음)	새로운 검체와 검사 카트리지로 검사를 반복하십시오. 문제가 지속될 경우, 분석기를 재시작하고 정도관리물질을 분석하십시오.

<table>
<tr><td rowspan="3">207</td><td>검체 채취 장치가 삽입되지 않았음</td><td rowspan="3">새로운 검체와 검사 카트리지로 검사를 반복하십시오. 정확한 검체 채취 장치가 정확한 위치에 있는지, 검체 채취 장치의 라벨이 깨끗한지 확인하십시오.</td></tr>
<tr><td>검체 채취 장치가 또 다른 Afinion 검사에 속해 있음</td></tr>
<tr><td>검체 채취 장치의 라벨을 판독할 수 없음 (지저분하거나 손상되었음)</td></tr>
<tr><td>208</td><td>이전에 사용된 검사 카트리지</td><td>새로운 검체와 검사 카트리지로 검사를 반복하십시오.</td></tr>
<tr><td rowspan="2">209</td><td>검사 카트리지가 유통기한을 넘겼음</td><td>호일 파우치나 키트 용기의 유통기한을 확인하십시오.
새로운 검체와 또다른 로트의 새로운 검사 카트리지를 이용하여 검사를 반복하십시오.</td></tr>
<tr><td>분석기의 날짜가 정확하게 설정되어 있지 않음</td><td>분석기의 날짜를 검사하여 정확하게 설정되어 있는지 확인하십시오.
새로운 검체와 검사 카트리지로 검사를 반복하십시오.</td></tr>
<tr><td>210</td><td>검사 카트리지의 온도가 너무 낮음</td><td>새로운 검체와 검사 카트리지로 검사를 반복하십시오.
작동 온도가 허용 가능한 범위 내에 존재하는지 확인하십시오 (사용 중인 Afinion 검사에 대해서는 사용 설명서를 참조하십시오).</td></tr>
<tr><td>211</td><td>검사 카트리지의 온도가 너무 높음</td><td>새로운 검체와 검사 카트리지로 검사를 반복하십시오.
작동 온도가 허용 가능한 범위 내에 존재하는지 확인하십시.
(사용 중인 Afinion 검사에 대해서는 사용 설명서를 참조하십시오).</td></tr>
<tr><td>212</td><td>이 검사를 실시하려면 소프트웨어 업그레이드가 필요함</td><td>현지 공급업체에 연락하여 지원을 요청하십시오.</td></tr>
<tr><td>213
214</td><td>검사 카트리지 또는 분석기 고장</td><td>새로운 검체와 검사 카트리지로 검사를 반복하십시오.
문제가 지속될 경우, 분석기를 재시작하고 정도관리물질을 분석하십시오.</td></tr>
<tr><td rowspan="2">215</td><td>검사 카트리지 또는 분석기 고장</td><td>새로운 검체와 검사 카트리지로 검사를 반복하십시오.
문제가 지속될 경우, 분석기를 재시작하고 정도관리물질을 분석하십시오.</td></tr>
<tr><td>용혈된 혈액 검체 또는 불량한 검체 품질 (Afinion 당화혈색소)</td><td>Afinion 당화혈색소 사용 설명서를 참조하십시오.
새로운 검체와 검사 카트리지로 검사를 반복하십시오.</td></tr>
</table>

216	용혈된 혈액 검체 또는 불량한 검체 품질 (Afinion 당화혈색소)	Afinion 당화혈색소 사용 설명서를 참조하십시오. 새로운 검체와 검사 카트리지로 검사를 반복하십시오.
27 28 29	시작 절차에 실패함	분석기를 재시작하십시오. 문제가 지속될 경우, 현지 Afinion 2 공급업체에 문의하십시오.
Self-test error, non-operative mode	분석기 고장	분석기를 재시작하십시오. 문제가 지속될 경우, 현지 Afinion 2 공급업체에 문의하십시오.
301	자가 검사 불합격	분석기를 재시작하십시오.
302	분석기 고장	분석기를 재시작하고 정도관리물질을 분석하십시오. 새로운 검체와 검사 카트리지로 검사를 반복하십시오.
303	분석기 온도가 너무 높음	작동온도가 권장 범위(15~32°C) 내에 존재하는지 확인하십시오. 분석기가 냉각될 때까지 기다리십시오. 새로운 검체와 검사 카트리지로 검사를 반복하십시오.
304	분석기 온도가 너무 낮음	작동 온도가 사용 중인 Afinion 검사의 권장 범위 내에 존재하는지 확인하십시오. 분석기 온도는 시작 메뉴에 표시됩니다. 새로운 검체와 검사 카트리지로 검사를 반복하십시오.
305	프린터가 제대로 연결되지 않음 프린터 고장	분석기의 스위치를 끄고 프린터를 재연결하고 분석기를 재시작하십시오. 메시지가 지속될 경우, 프린터 사용설명서를 참조하십시오.
Touch screen error	터치 스크린 고장/터치 스크린 버튼이 정확하게 반응하지 않음	분석기를 재시작하고 스크린을 재정렬하십시오.

4

결핵균 특이항원자극 IFN-γ

1. 검체 용기 설명

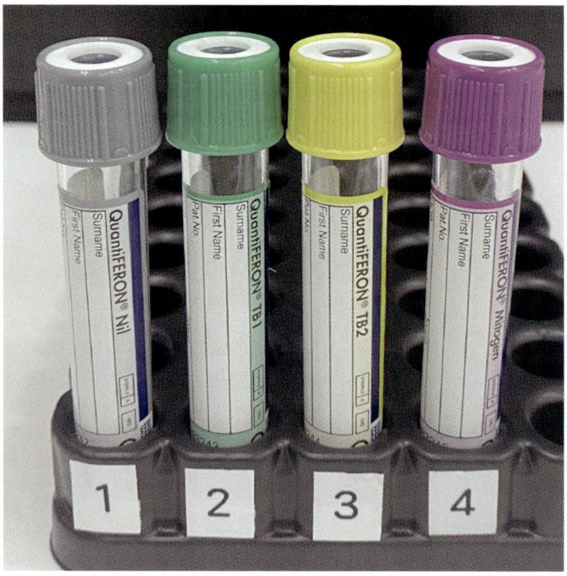

- 구성 4개의 용기(회색 - 초록색 - 노란색 - 보라색 캡으로 구성)
  - ● Nil: 음성 대조군(회색)
  - ● TB-1: 주로 CD4+ T-Cell 반응 검출
  - ● TB-2: CD4+ and CD8+ T-Cell 반응 검출 최적화
  - ● Mitogen 양성 대조군
- 채혈량 0.8 ~ 1.2 mL

- 용기 보관방법
  채혈 전 4 ~ 25℃ 상태에서 보관
  채혈 후 17 ~ 25℃ 상태로 이동 및 16시간 이내 검사

2. 채혈 순서(중요!)

(회색)	**Nil – Negative Control** Adjusts for background IFN-γ
(초록색)	**TB1 – Primarily detects CD4 T cell response**
(노란색)	**TB2 – Optimized for detection of CD4 and CD8 T cell rsponses**
(보라색)	**Mitogen – Positive Control** Low response may indicate inability to generate IFN-γ

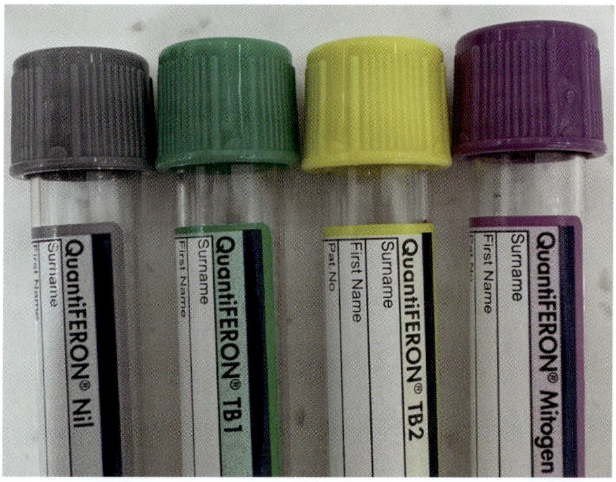

① 회색 Nil ② 초록색 TB-1Ag ③ 노란색 TB-2Ag ④ 보라색 Mitogen

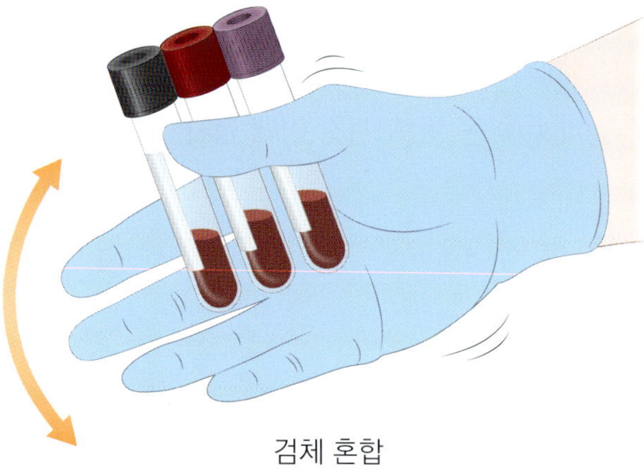

검체 혼합

A. (회색 - 초록 - 노랑 - 보라) 각각 1.0 mL로 채혈한다.

B. 검체통 내 시약과 혼합되도록 상하로 10회 shaking한다.
(Rolling mixer 사용을 권장하지 않음)

C. 의뢰서에 환자 정보와 검체 채혈 시간을 기재해 준다.

D. 채혈된 검체 용기는 상온(17 ~ 25℃)에서 세워서 수송해 준다.

E. 채혈 후 반드시 16시간 안에, 검사실에 도착해야 한다.

※ 채혈 검사 주의사항

잠복결핵 IGRA 검사를 진행하기 위해서는 채혈 및 검체 보관과 운송에 각별한 주의가 필요하다. 보다 정확한 검사를 위해서 다음과 같은 채혈 및 보관 주의사항을 확인해 주어야 한다.

먼저, 채혈 시간은 되도록 오전 10시 이후 채혈을 권장한다. IFN-γ 분비를 확인하기 위해 채혈된 혈액은 16시간 이내 37℃ 배양을 시작해야 하는데, 최대 24시간이 지나지 않도록 가능한 오전에 채혈을 하고 당일에 배양을 할 수 있도록 채혈 시간을 지켜주는 것이 좋다.

5

심전도 검사
(EKG: Electrocardiogram, ECG)

1. 표준 EKG

- 전극을 사지 4개와 흉부 6개 부위에 부착하여 측정하는 것이다.
- 양극을 향해 움직일 때 상향파, 음극을 향하여 움직일 때 하향파가 그려져 그래프로 나타나게 되는 것이다.

2. 12유도 심전도

표준유도와 사지유도(6), 흉부유도(6)를 12유도 심전도라고 하며, 유도법으로 양극 사지유도, 증폭 단극 사지유도, 단극 흉부유도가 있다.

1) 양극 사지유도(보통 Lead II를 사용한다)

두 개의 선택된 사지 사이의 전압 차를 절대 수치로 기록하는 것을 말한다.

Lead II를 사용하는 이유는 사람 몸에서 심장으로 흐르는 전류 방향과 가장 유사하고 정확하기 때문이다. 또한 다른 Lead에 비해 파형 자체도 크고 선명하기 때문이다. (심장은 왼쪽 앞쪽을 향해 있으며, 심장의 전기적 신호는 SA node 심장의 위쪽 부위에서 시작하기 때문에 흐르는 전기의 방향이 Lead II와 비슷하다)

Lead Ⅰ: RA와 LA 사이의 전위차를 나타낸다.

Lead Ⅱ: RA와 LF 사이의 전위차를 나타낸다.

Lead Ⅲ: LA와 LF 사이의 전위차를 나타낸다.

(RA: Right atrium 우심방)
(LA: Left atrium 좌심방)
(LF: Left foot 왼쪽 발목)
[오른쪽 발은 모든 유도에 대해 전기적으로 비활동 부위입니다.
접지역할을 한다]

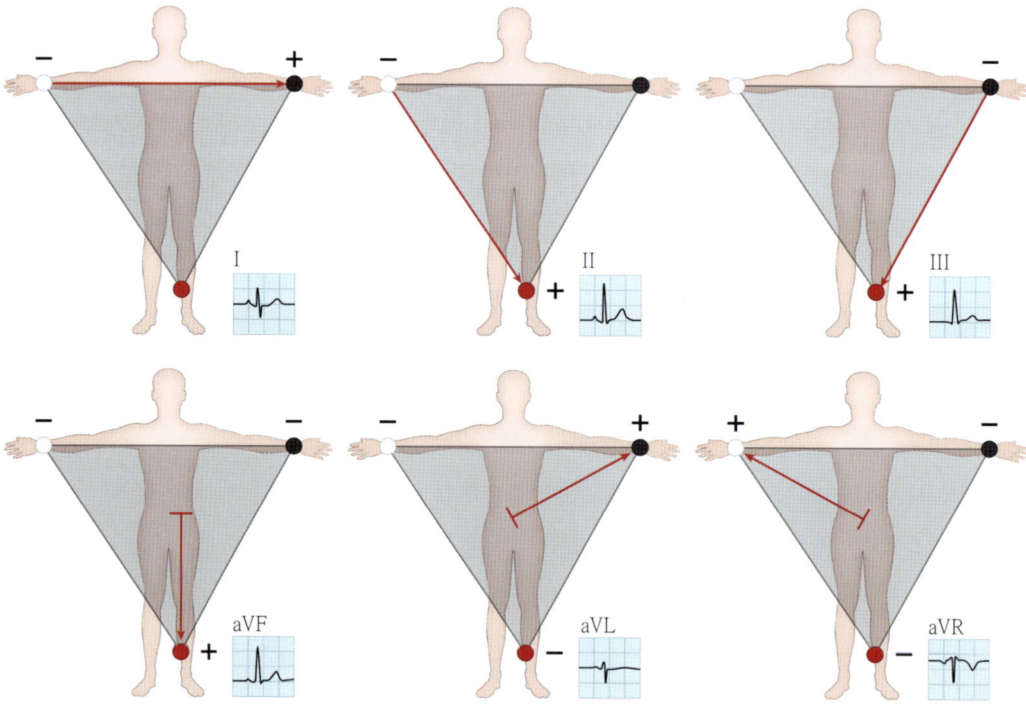

2) 증폭 단극 사지유도

증폭 단지 사지유도는 쉽게 판독하기 위해 50% 증폭하여 기록하는 것을 말한다.

- a는 Augmented(증폭)를 뜻한다.
- V는 단극 흉부유도를 뜻한다.
- aVR: 심장의 중심부와 RA 사이의 전위차를 나타낸다.
- aVL: 심장의 중심부와 LA 사이의 전위차를 나타낸다.
- aVF: 심장의 중심부와 LF 사이의 전위차를 나타낸다.

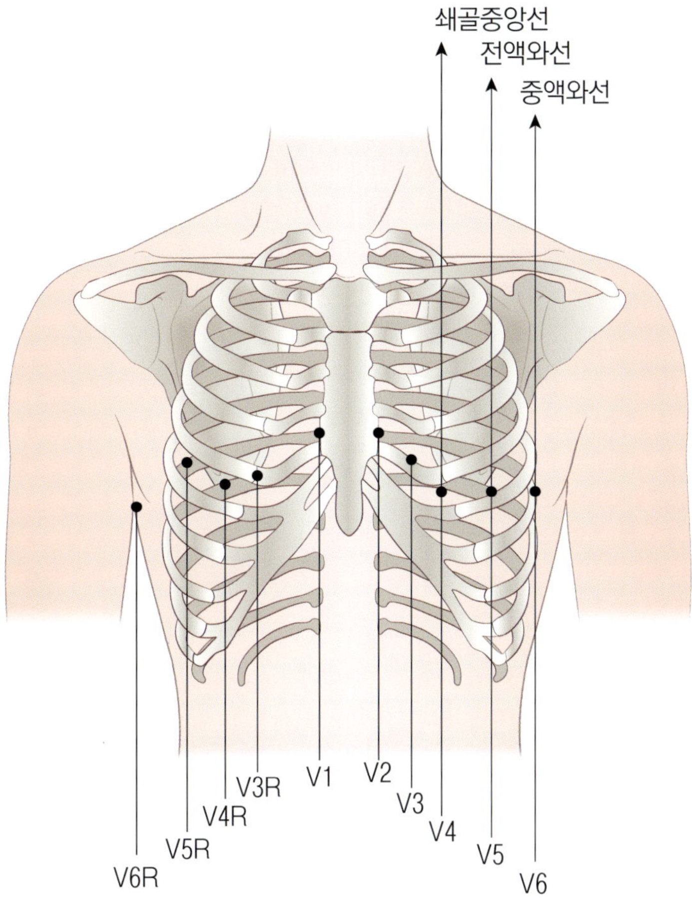

3) 단극 흉부유도

* V1: 제 4늑간의 우측 흉골연을 나타낸다.
* V2: 제 4늑간의 좌측 흉골연을 나타낸다.
* V3: 제 V2와 V4 사이의 중간 부위를 나타낸다.
* V4: 제 5늑간과 좌측 쇄골 중앙선이 만나는 부위를 나타낸다.
* V5: V4와 수평이 되는 전액와선을 나타낸다.
* V6: V4와 수평이 되는 중액와선을 나타낸다.

사지유도

붙이는 방법에 대해서 알아봅시다.

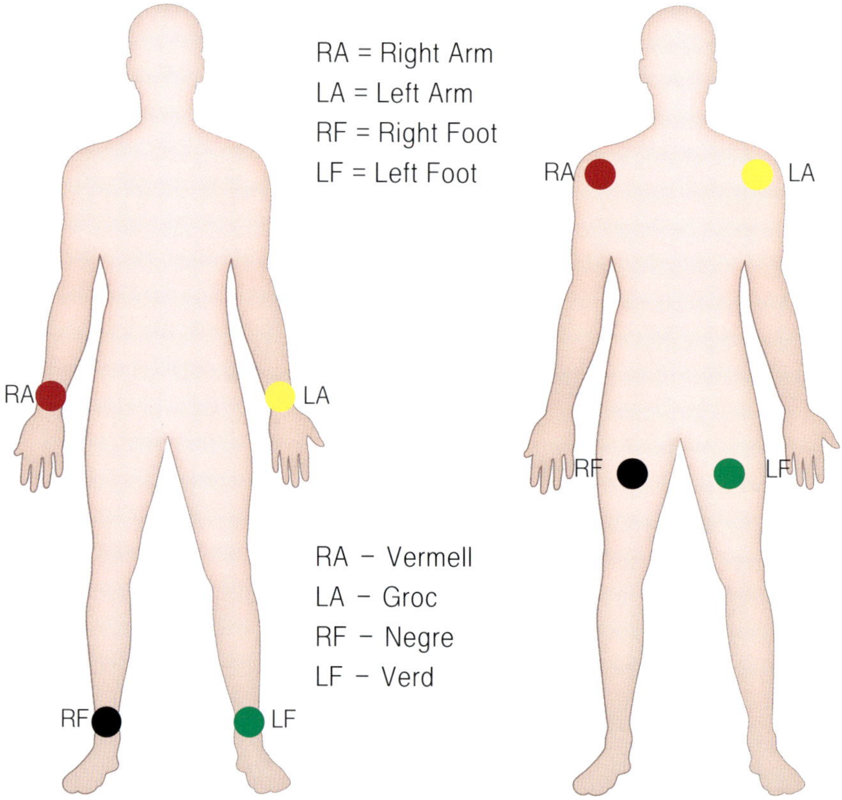

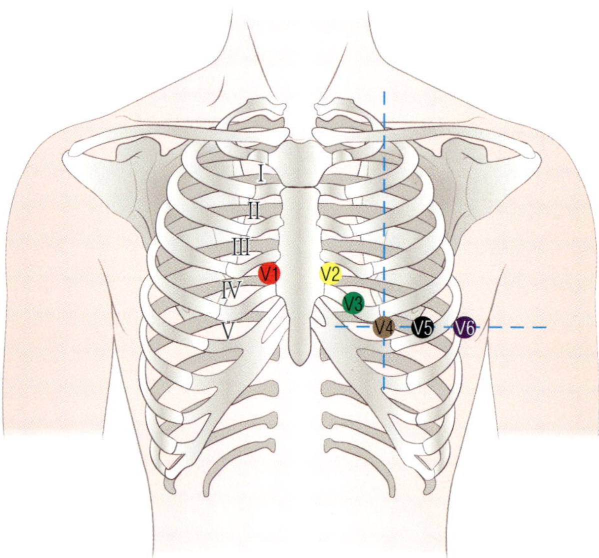

V1= 우측 흉골 경계연의 4번째 늑간
V2= 좌측 흉골 경계연의 4번째 늑간
V3= V2와 V4 사이의 중간 지점
V4= 좌측 쇄골 중앙선상의 5번째 늑간
V5= 좌측 전액와선상의 5번째 늑간
V6= 좌측 액와중앙선상의 5번째 늑간

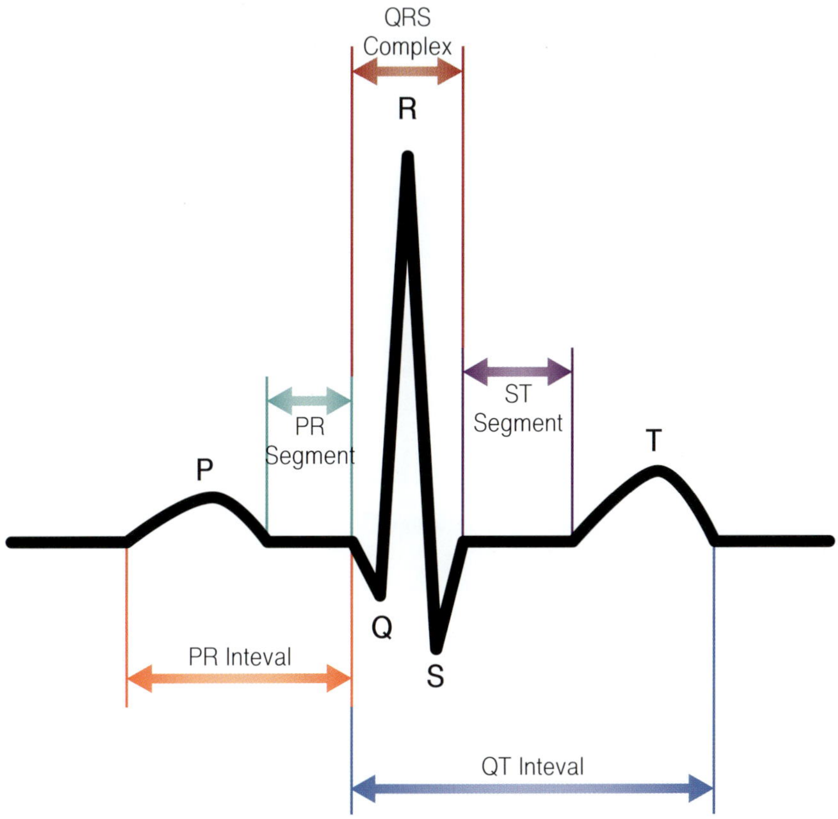
QRS
Complex
R
PR
Segment
ST
Segment
P
T
Q
S
PR Inteval
QT Inteval

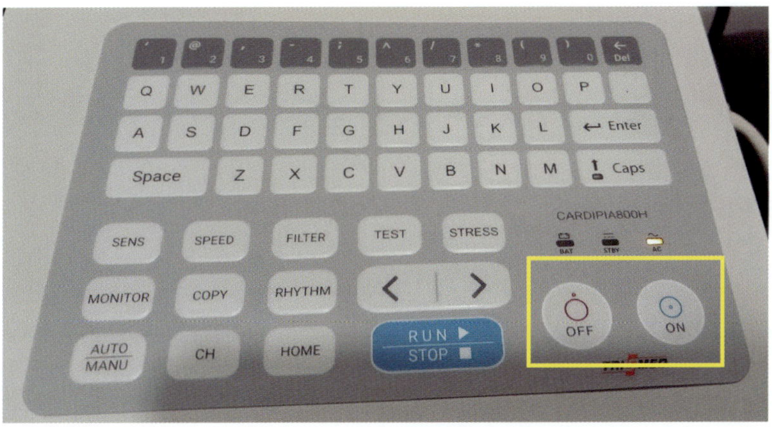
Q W E R T Y U I O P
A S D F G H J K L Enter
Space Z X C V B N M Caps
CARDIPIA800H
SENS SPEED FILTER TEST STRESS
MONITOR COPY RHYTHM
AUTO
MANU
CH HOME
RUN
STOP
OFF
ON

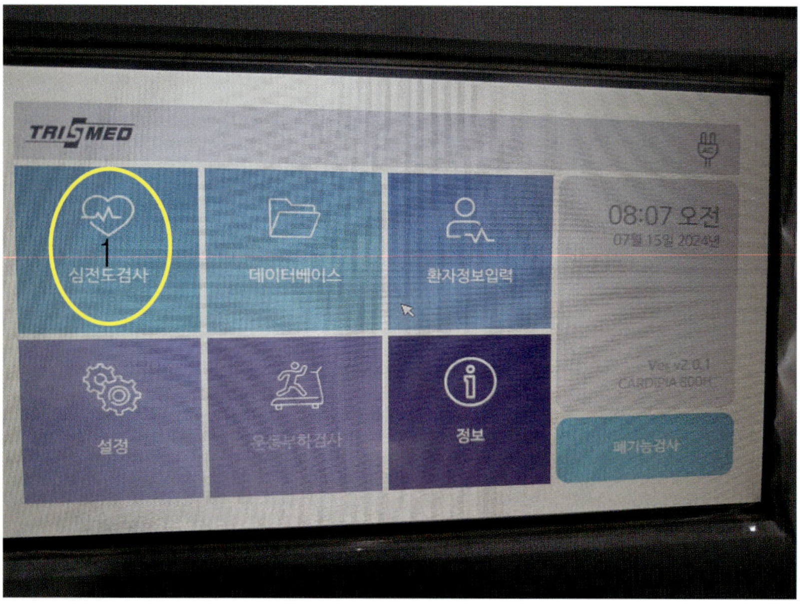

3. 심전도 측정방법

① 환자정보를 확인한다(정확한 환자 확인 - 개방형 질문으로 이름 확인, 흡연 여부).

② Quick ECG 화면에서 [PATIENT] 버튼을 클릭하여 환자 정보를 입력한다.

③ PACS Worklist에서 데이터를 받는 경우 환자 정보 화면의

[1— 2— 3— modality worklist] 버튼을 클릭하여 오더를 받는다.

4. 신호 출력 및 전송

① 액정화면에 표시된 심전도 신호 상태를 확인한다.

② 화면을 터치하면 버튼이 생성된다.

③ 화면의 또는 키패드의 버튼을 누르면 신호 취합이 완료되고 설정된 매체로 전송, 출력된다.

④ 실행 도중 멈추고 싶다면 버튼을 다시 눌러준다.

⑤ 마지막으로 실행된 검사 데이터는 심전계에 자동 저장하므로 “copy” 눌러 CARDIPIA 내장 프린터로 출력할 수 있다.

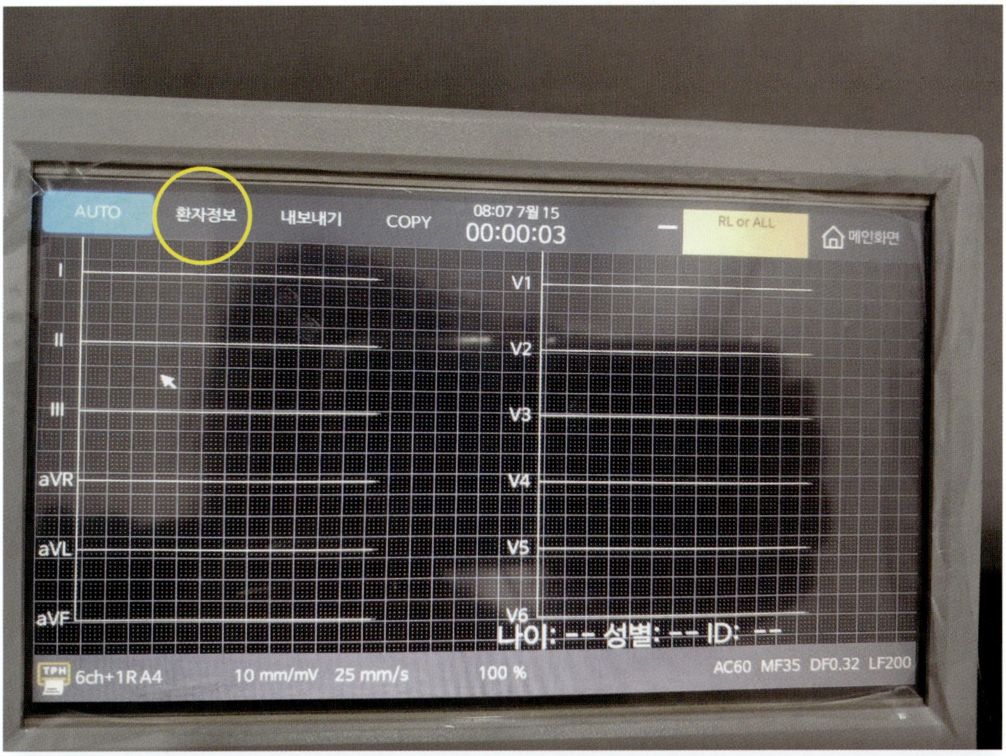
AUTO
환자정보
내보내기
COPY
08:07 7월 15
00:00:03
RL or ALL
메인화면
I
II
III
aVR
aVL
aVF
V1
V2
V3
V4
V5
V6
나이: -- 성별: -- ID: --
6ch+1R A4
10 mm/mV 25 mm/s
100 %
AC60 MF35 DF0.32 LF200

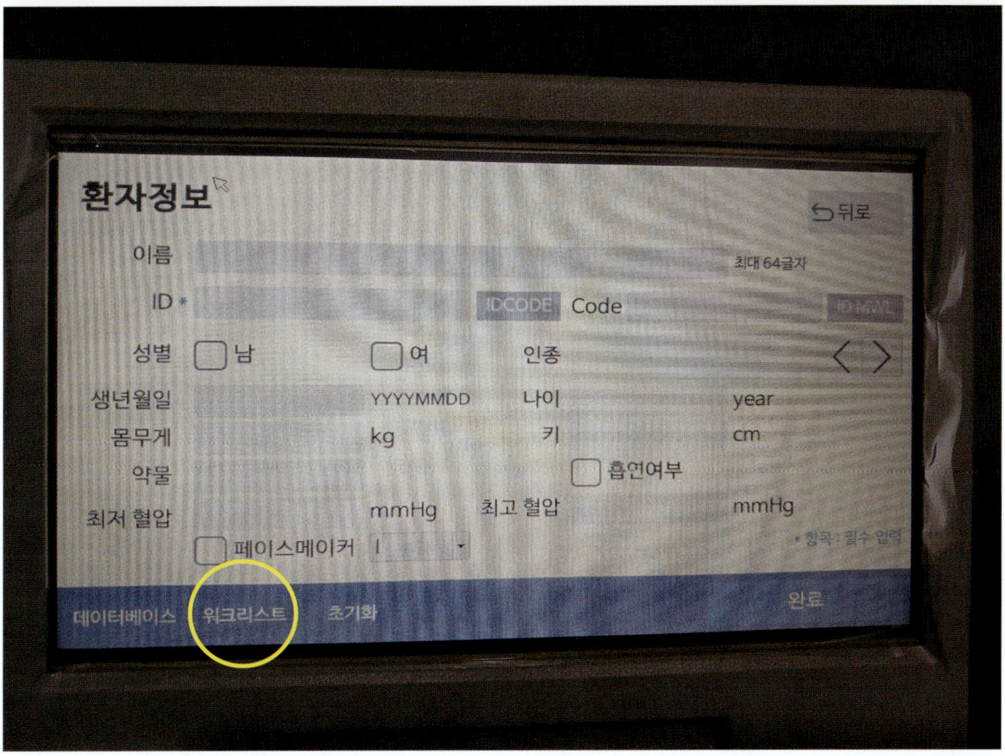
환자정보
뒤로
이름
최대 64글자
ID *
IDCODE
Code
성별
남
여
인종
생년월일
YYYYMMDD
나이
year
몸무게
kg
키
cm
약물
흡연여부
최저 혈압
mmHg
최고 혈압
mmHg
페이스메이커
데이터베이스
워크리스트
초기화
완료

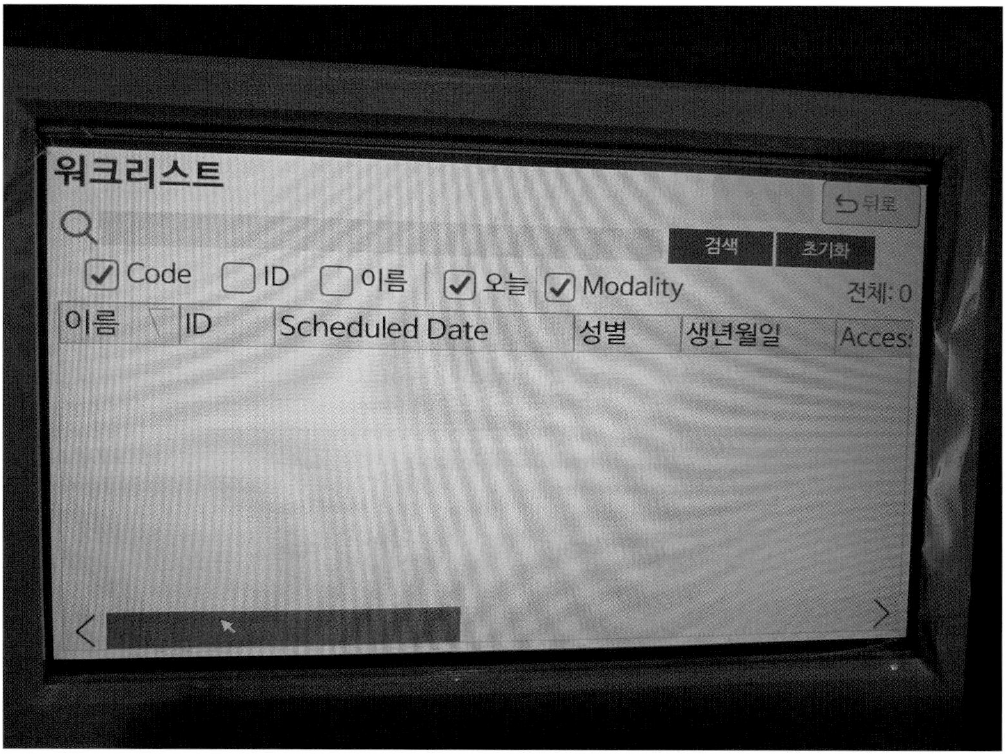
워크리스트
뒤로
검색
초기화
Code
ID
이름
오늘
Modality
전체: 0
이름
ID
Scheduled Date
성별
생년월일
Acces:

6

골밀도 검사
BMD (Bone Mineral Density) Test

1. QC 관리(1회/일)

• InAlyzer air 시스템 클릭

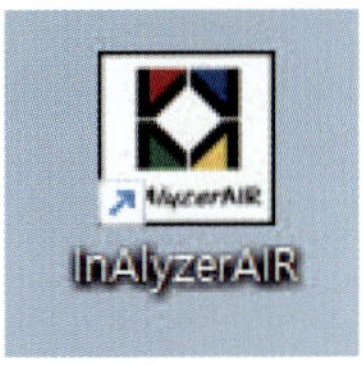

BMD 기계 전원 켜고 로그인 후 유지보수 클릭

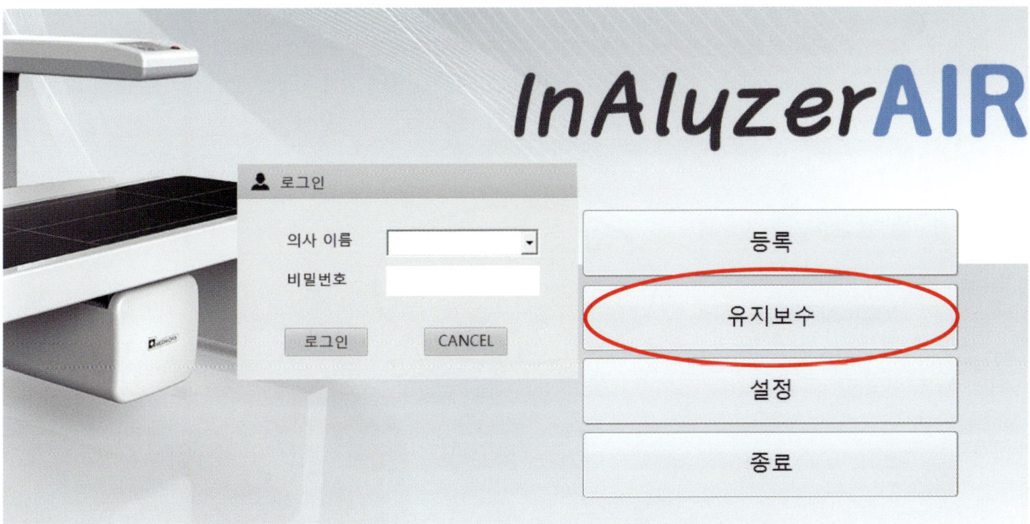

[유지보수] → 팬텀 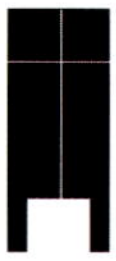 이 모양으로 기계 밑에 위치 → [시작]

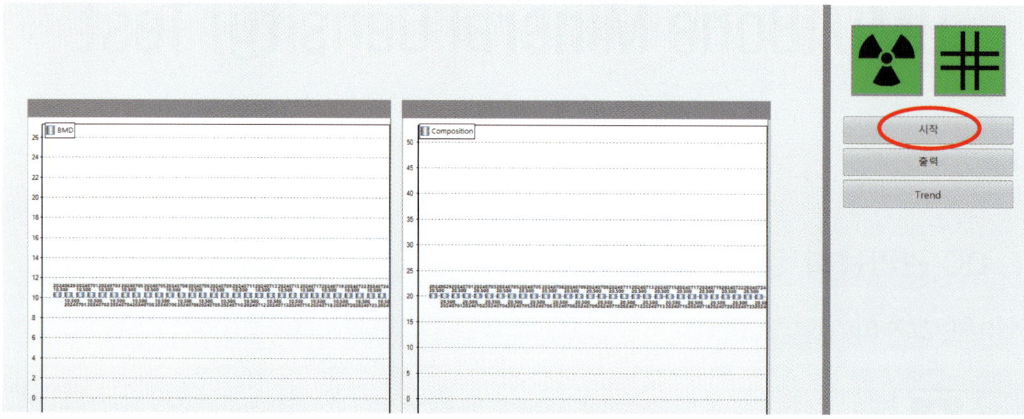

팬텀을 기계의 레이저 포인트 위치에 두고 시작을 누른다.

→ 팬텀의 십자가 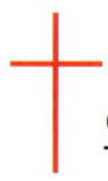 와 골밀도기 적외선 부분 맞추기

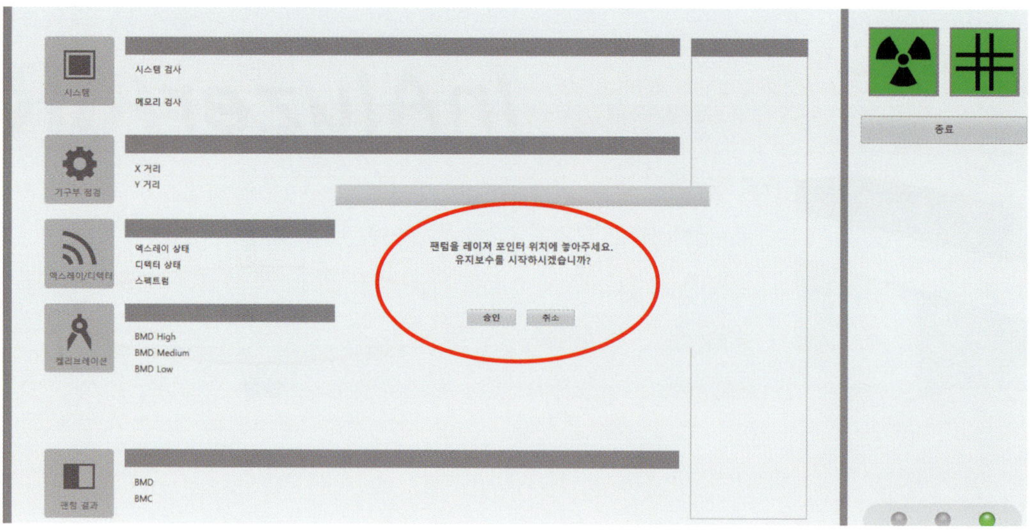

승인을 클릭 후 시작한다.

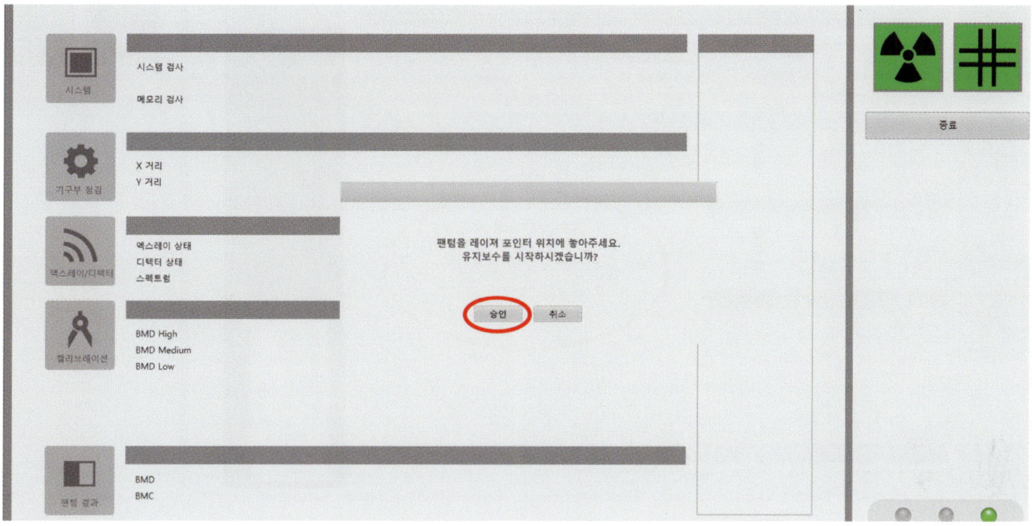

QC하는 중: 순차별 초록버튼 클릭되면서 정상적으로 넘어간다.

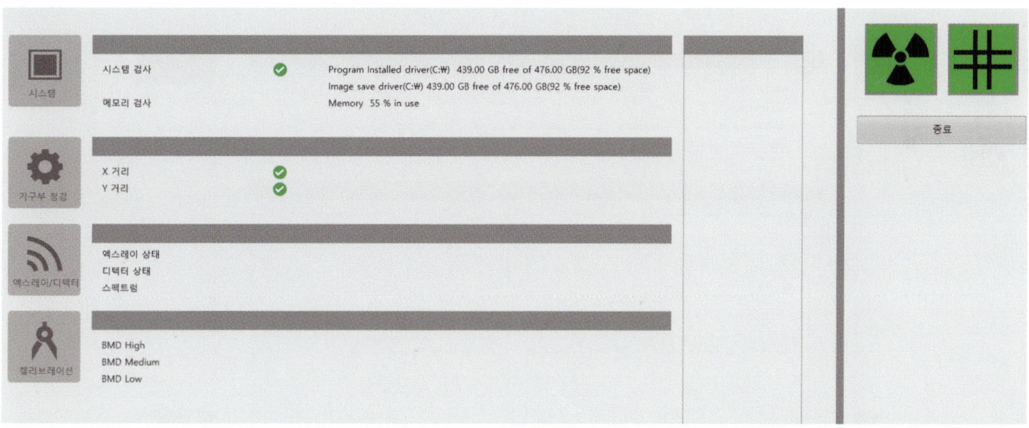

완료되면 그래프 모드 변경 → [승인] 클릭

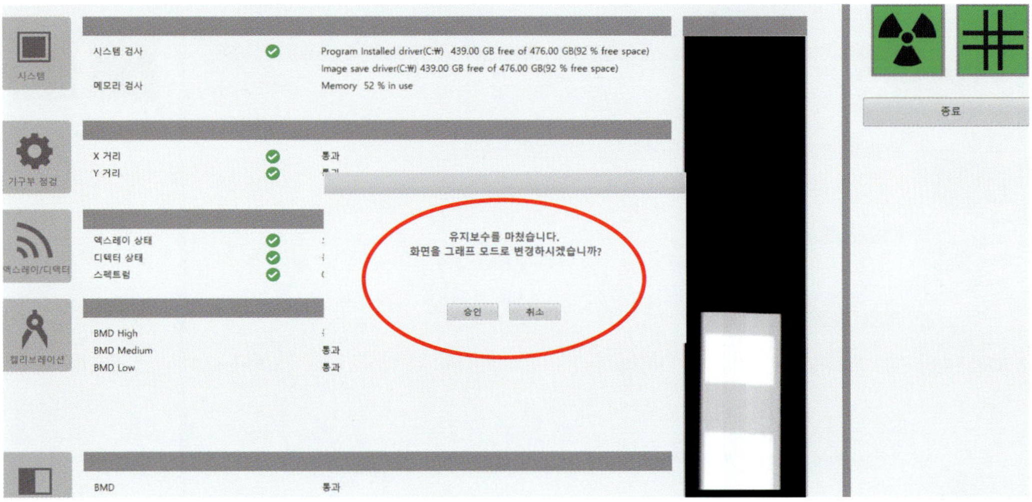

그래프, 날짜 확인 후 결괏값 프린트 후 보관(일별 또는 주별)

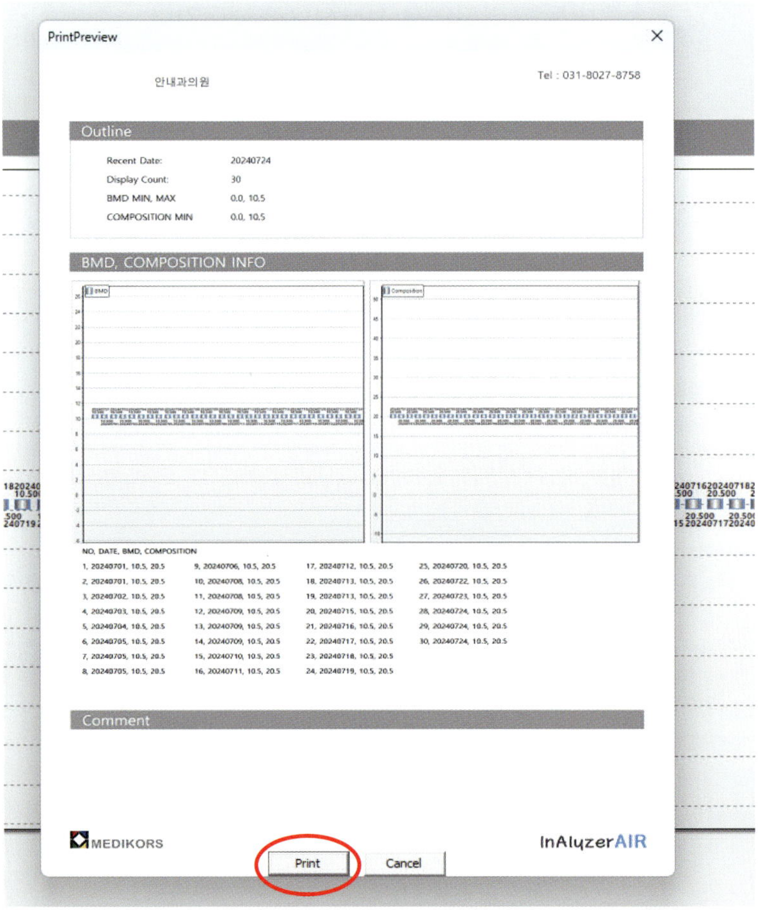

2. 환자 검사 시

1) [등록] → 검진O: 워크리스트 환자 이름 검색

검색 조건 → 검진X: 환자 이름, 생년월일, 몸무게, 키, 폐경 여부 입력

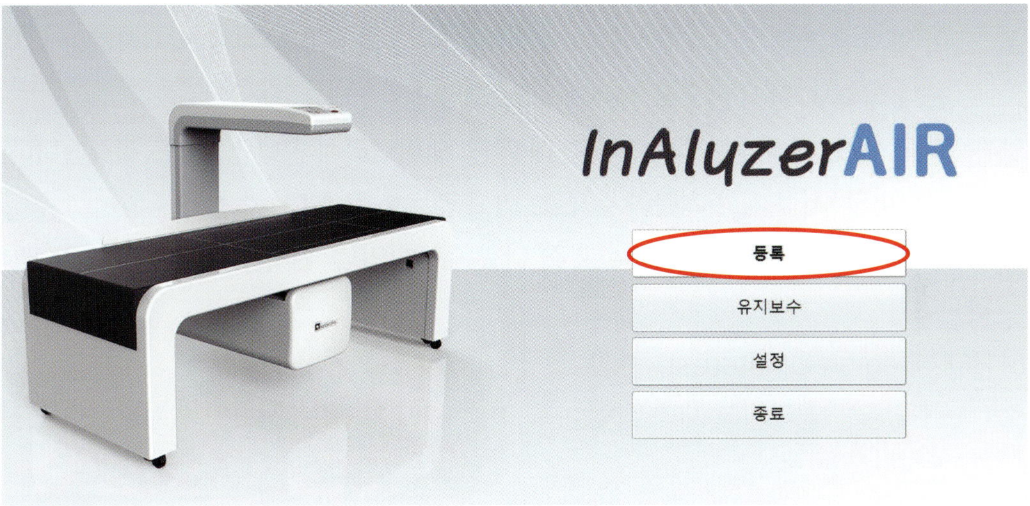

정보란에 환자 이름, 등록번호, 키, 몸무게, 폐경 여부 등 정확히 입력

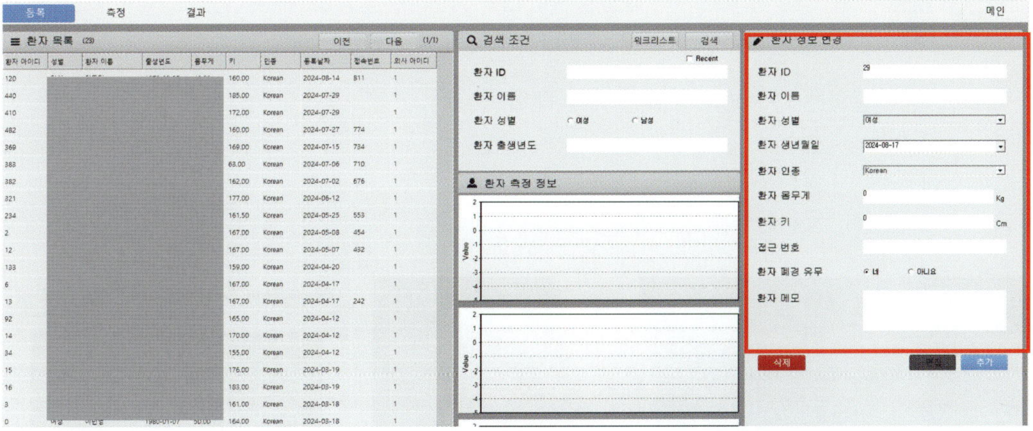

2) 환자 머리 방향, 어깨 방향 눕는 위치 설명
   (1) Spine: 환자에게 배꼽 위치 짚어 달라고 설명한다 → 배꼽에서 1 cm 아래 짚고 (배꼽에서 1/2~1마디 밑에 위치선정) spine 불빛(초록색) 버튼 위치를 맞춘다.
   (2) Femur: 환자에게 골반 위치 짚어(골반으로부터 한 뼘 밑 약간 위치 선정) 달라고 설명한다 → 골반을 엄지로 짚고 골반 아래 중지까지 짚은 후 엄지와 중지 사이 약지 부분에 femur 위치를 맞춘다(Left-Femur 버튼) → 검사시작하며 환자 신체 접촉시 "잠시 손으로 짚겠습니다."라고 멘트한다.
3) 환자에게 "중간에 멈추는 타이밍 있는데 끝난 게 아니라서 끝나면 말씀드리겠습니다. 중간에 일어나지 마시고 기다려 주세요."라고 멘트를 꼭 한다.
4) 영상 확인하고 척추와 femur neck 잘 나왔는지 확인 후 환자를 다음 검사로 안내한다.
5) ROI (Region Of Interest) 편집
   (1) L1을 골반 끝라인에 제대로 맞춘 후 이후 L2, L3, L4도 정확한 위치로 라인조절한다.
   (2) Femur neck도 삼각형 및 네모선을 ROI편집을 통해 정확한 위치 선정한다.
6) PACs 전송

권정현 댓글

참고: 골밀도 결과는 T-score로 확인(요추,대퇴)
- -1 이하 : 정상
- -1-2.4 : 골감소
- -2.5 이하 : 골다공증

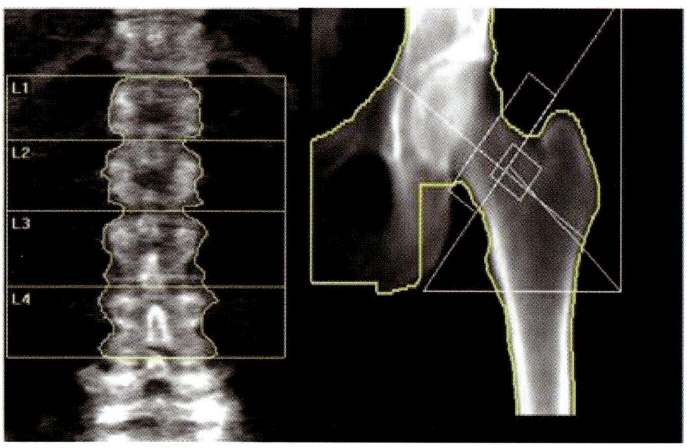

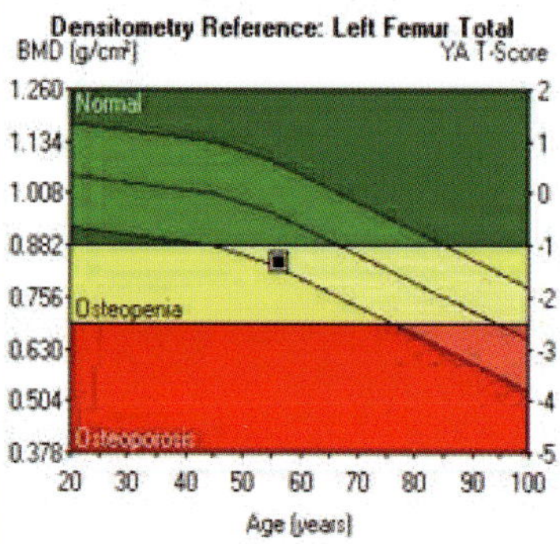

7

폐활량 검사 (PFT: Pulmonary Function Test)

- 폐활량 측정기를 통해 폐에 들어오고 나가는 공기 흐름을 측정하는 방법으로, 최대한 들이마신 후 최대한 내쉬는 것을 통해 공기의 양과 유속을 측정하는 검사이다.
- 폐의 환기 기능을 가장 잘 평가하는 검사 방법이다.
- 검사자와 수검자의 노력에 따른 결과 차이가 나타날 수 있다.
- 폐활량 검사는 천식(Asthma)이나 만성폐쇄성폐질환(COPD) 같은 호흡기질병의 진단에 도움을 주며, 이외에도 호흡기계의 건강 상태를 점검하여 이상 유무를 판정 및 정도를 알 수 있다.

1. 폐활량 검사의 측정 지표

1) 노력폐활량(Forced Vital Capacity, FVC)
2) 1초노력호기량(Forced Expiratory Volume in 1 second, FEV1)

2. 검사 전 준비

1) 기계 및 폐활량 측정기(Spirometer)를 준비한다
2) 검사는 앉아서 진행하며 두터운 벨트, 의치 등을 제거 후 평안한 상태로 턱을 약간 올리고 고개를 뒤로 젖힌 상태에서 진행한다.
3) 검사자는 검사 진행 과정을 쉽게 설명한다. 마우스피스를 제대로 무는 방법, 최대한 숨을 들이마시는 방법, 숨을 제대로 내쉬는 방법 등을 시범을 통하여 보여준다. "마우스피스를 입이 벌어지지 않은 상태에서 물고, 끝까지 힘껏 마시고 '후~'하고 6초 이상 분 다음 '다시 한번 마시세요!'라고 하면 끝까지 마시고 마치실 거예요. 이 과정을 두 번 반복할 건데 가능한 호흡량의 80% 정도로 하시면 됩니다."

4) 시범을 보일 때는 실제와 마찬가지로 최소한 6초 이상 길게 숨을 내쉬는 모습을 보여준다. 마우스피스는 입안으로 넣고 입술로 꽉 조여 공기가 새지 않도록 하고 검사 도중 입술이 벌어지지 않게 최대한 오므리도록 설명한다.
5) 혀의 위치는 마우스피스 밑에 위치하도록 하여 마우스피스의 입구를 막지 않도록 한다.

3. 검사 과정

1) 코를 통하여 공기가 빠져나가는 것을 막기 위하여 코를 막은 상태에서 검사한다.
2) 어깨와 목에 힘을 주지 않도록 하고 가슴을 펴고 한번에 가능한 최대로 들이마신 직후 마우스피스를 물고 입안에 위치한다.
3) 입술로 마우스피스 주변을 단단히 물어서 새는 것을 막는다.
4) 어깨와 목에 너무 힘을 주지 않도록 하고 최대한 들이마셨을 때 주저하지 않고 곧바로 빠르고 세게 불어내도록 한다.
5) 내쉬기는 적어도 6초간 유지해야 하고 6초 이전에 검사를 끝내지 않도록 설명한다. 6초 이상 불어낸 경우에도 대상자가 더 불어낼 수 있으면 끝까지 불어내도록 한다.

4. 검사 과정의 3단계

1단계: 가능한 한 최대로 깊게 들이마시도록 격려한다.
　　“보통 숨쉬기로 숨 쉬세요.”(2회)
　　“최대한 마시세요.”
2단계: 폐활량계에 공기를 최대한 불어 넣도록 큰소리로 유도한다.
　　“세게 부세요.”
3단계: 적어도 6초 동안 호기를 유지할 수 있도록 격려
　　“끝까지 부세요 더 더 더 더 자~ 그만~끝나셨습니다.”

※ PFT 검사 시 주의 사항

1. Test / Post-test 차이가 0.2 이상,
   15% 이상 증가 시 천식약 처방 가능하다.
   (FEV 1.0 수치가 가장 중요!!)
2. 기관지유발검사(네뷸라이저) 시
   벤토린: NS = 2.5 cc(1bottle): 2 cc
3. 천식 환자는 처방 약이 중요하므로 test는 80%, Post-test 시 최대로 하도록 한다.

PFT 정도 관리 - Calibration

폐기능 검사 전 기계가 원활하게 작동하는지 Calibration을 주기적으로 한다.

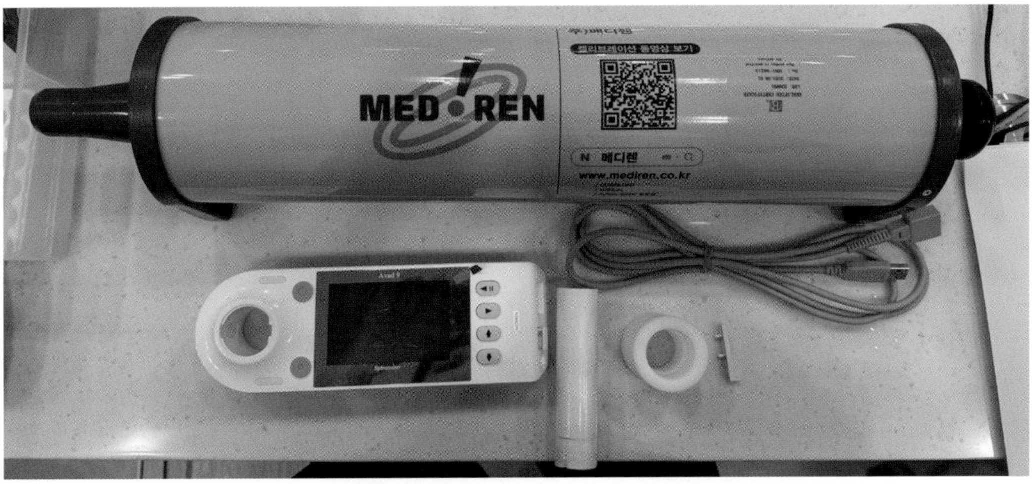

1. 다음 사진과 같이 조립한다.

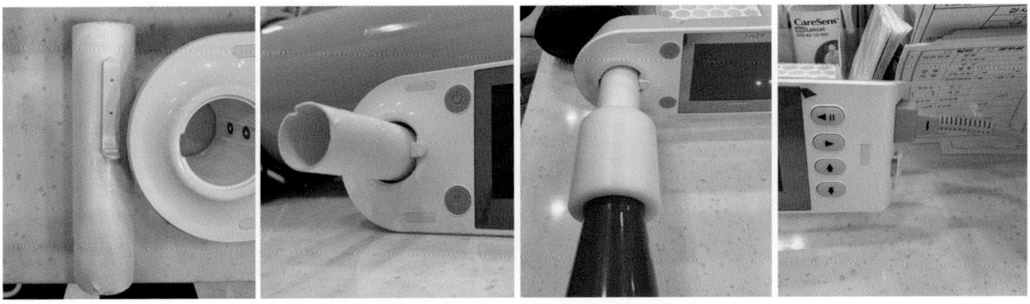

2. 케이블은 기기와 컴퓨터 USB로 연결한다.

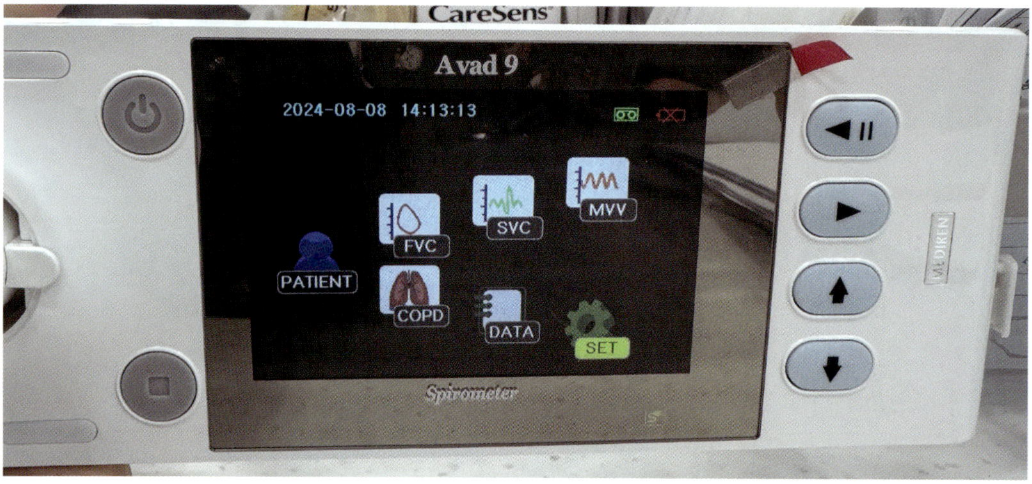

3. 화살표로 방향조절을 한 뒤 ► 버튼으로 OK 버튼을 대신한다.

① SPIROMETER ► → PREDICT ► 을 누른다.

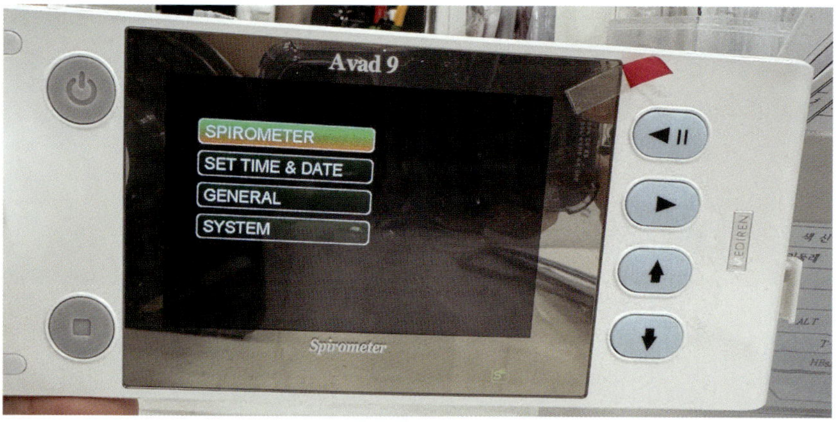

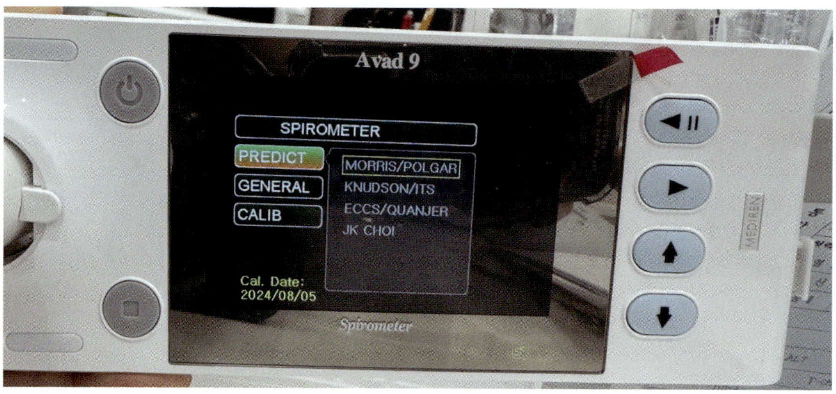

② 다음 사진과 같이 손잡이를 먼저 최대로 뺀다.

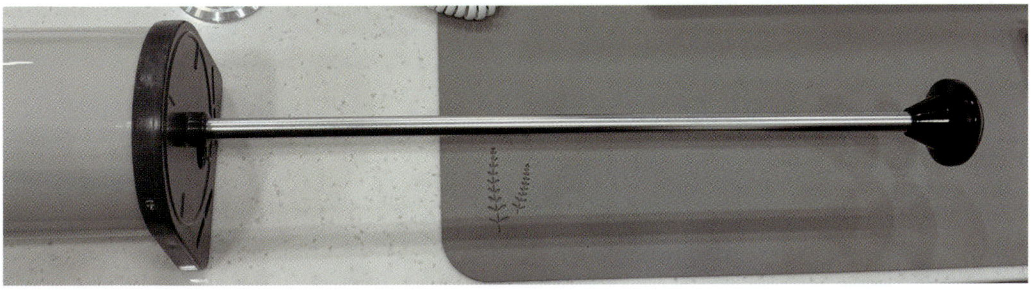

③ CALIB ▶ 을 누르면 삐- 하는 소리가 들린다.
소리가 들리면 시작한다.

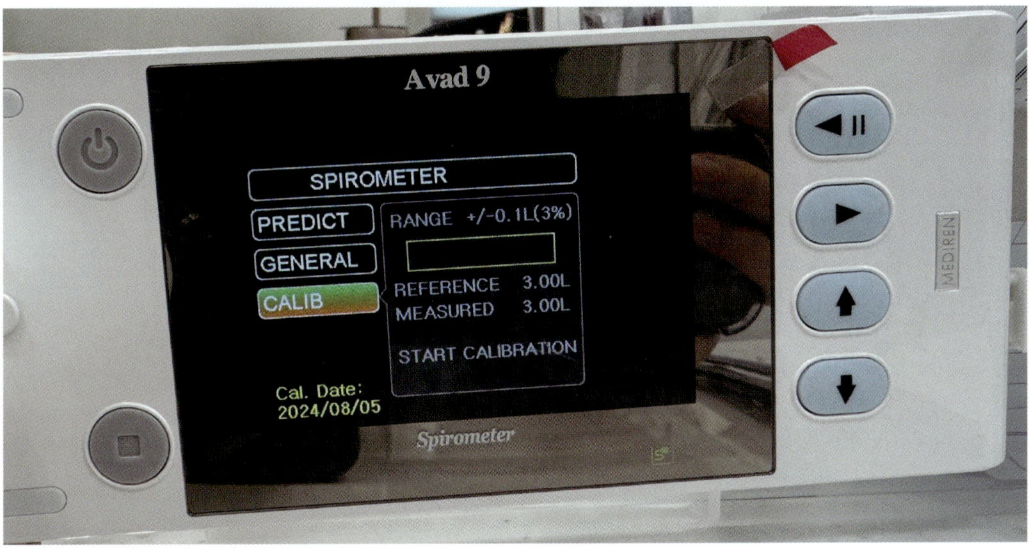

④ 처음 삐- 소리가 나면 뒤에 손잡이를 앞으로 천천히 밀어 넣는다.

⑤ 다음 삐- 소리가 나면 빠르게 뺀다.

⑥ 삐- 소리가 나면 다시 조금 전보다 빠르게 밀어 넣는다.

⑦ 삐- 소리가 나면 빠르고 강하게 뺀다.

⑧ 삐- 소리가 나면 빠르고 강하게 밀어 넣는다.

이 과정을 2-3번 반복하고 수치가 2.9-3.1 사이에 들어오도록 하면 완료이다.

⑨ 완료 후 (►) 버튼을 누른다.

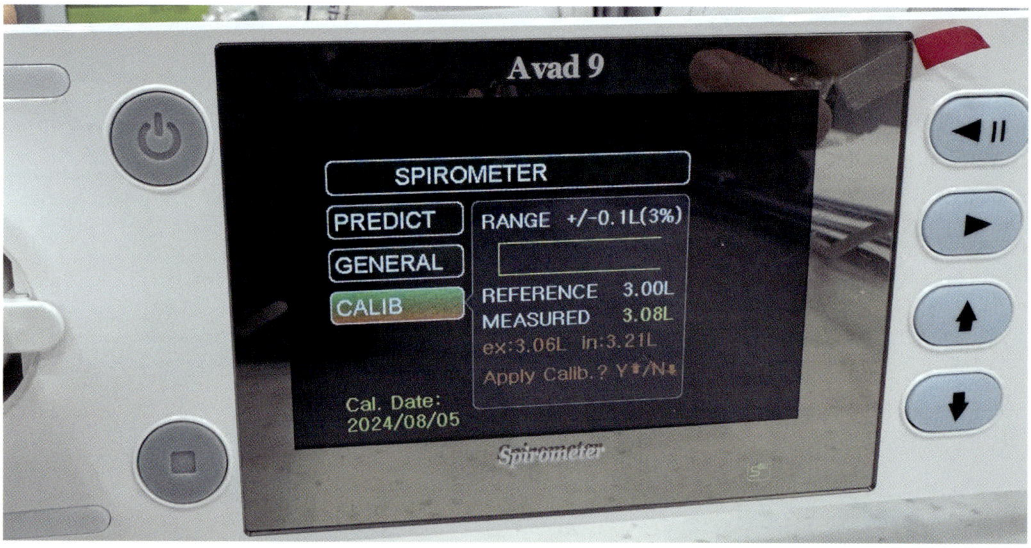

폐기능진단기 CALIBRATION 방법

(동영상 바로가기)

1. AVAD9 제품을 켜고 제품 화면의 우측면에 있는 버튼을 이용하여 SET>SPIROMETER>CALIB을 선택하면 아래의 화면이 나타납니다.

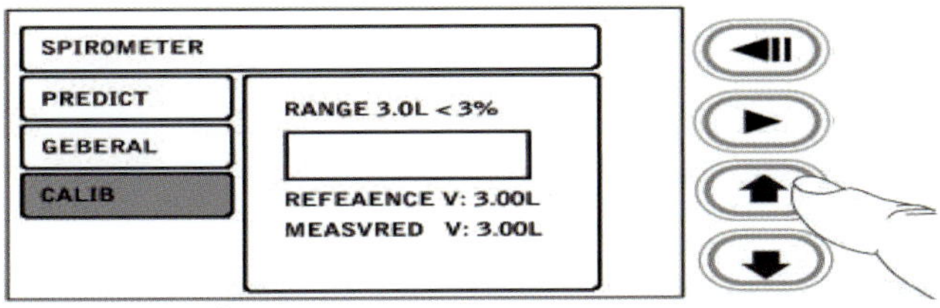

2. AVAD9 화면의 우측면에 있는 ▶버튼을 누르면 아래와 같은 화면이 나타납니다.

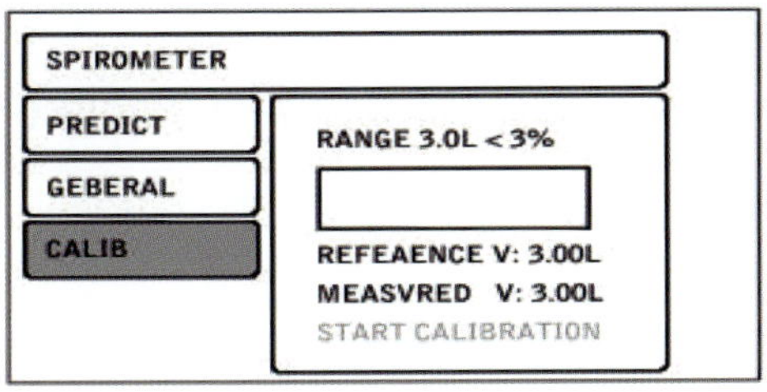

3. 마우스피스를 CALIBRATION 장비 앞쪽에 있는 공기흡배기구에 연결합니다.

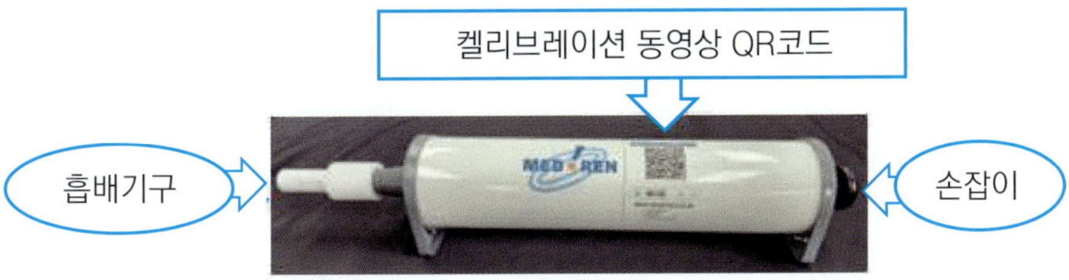

4. CALIBRATION 장비의 공기흡배기구에 연결된 마우스피스에 AVAD9 제품을 연결하고,화면우측 ▶버튼을 눌러 CALIBRATION을 시작합니다.
5. 켈리브레이션 장비의 손잡이를 삐 소리가 날때까지 최대로 밀거나 당기거나 합니다.
6. 7번(밀기4번, 당기기 3번) 수행한 후에 삐삐 하는 소리가 나면 멈추고 CALIBRATION결과값을 화면에서 확인합니다.
7. 화면의 MEASURED V가 2.9~3.1L 이내의 값이면 ⬆ 버튼을 눌러 CALIBRATION을 종료하고, 2.9~3.1L 이상이면 ⬆ 버튼을 누르고 ▶ 버튼을 눌러 다시 켈리브레이션 수행합니다. MEASURED V가 2.9~3.1L 이내의 값이면 ⬆버튼을 눌러 CALIBRATION을 종료합니다.
8. ◀II버튼을 누르면 이전 메뉴로 돌아갑니다.

8

UBT (Urea Breath Test) 검사 (요소 호기 검사)

- 위점막에 존재하는 헬리코박터 파일로리 진단 및 치료 위해 약 복용 후 제균 여부를 확인하기 위해 하는 검사이다.

- 내시경에 비해 약물복용 후 호기만으로 간단하게 검사하고 30분 이내에 결과를 볼 수 있는 장점이 있다.

1. 환자 확인: 개방형 질문으로 환자 이름을 확인한다.
2. 4시간 이상 공복 상태임을 확인한다.
3. 냉장고에 → 유레아 캡슐 1capsule(손으로 만지지 말 것)을 종이컵에 담아서 준다.
4. 약 복용 15분 후 검사 시작 → Breath card 꺼내놓고 → 비닐 제거 전에 (후후후) 날숨만 하도록 설명한다.
5. 호기 상태로 진행한다.
   → 후후 불기(들이마시지 말고) 20번 후 → 비닐 제거 후 기계에 넣고 → RUN
   (환자가 가기 전까진 검체 버리지 않는다)
6. 검사결과 확인 후 진료의에게 보고 및 전산 입력한다.

〈 본체 〉

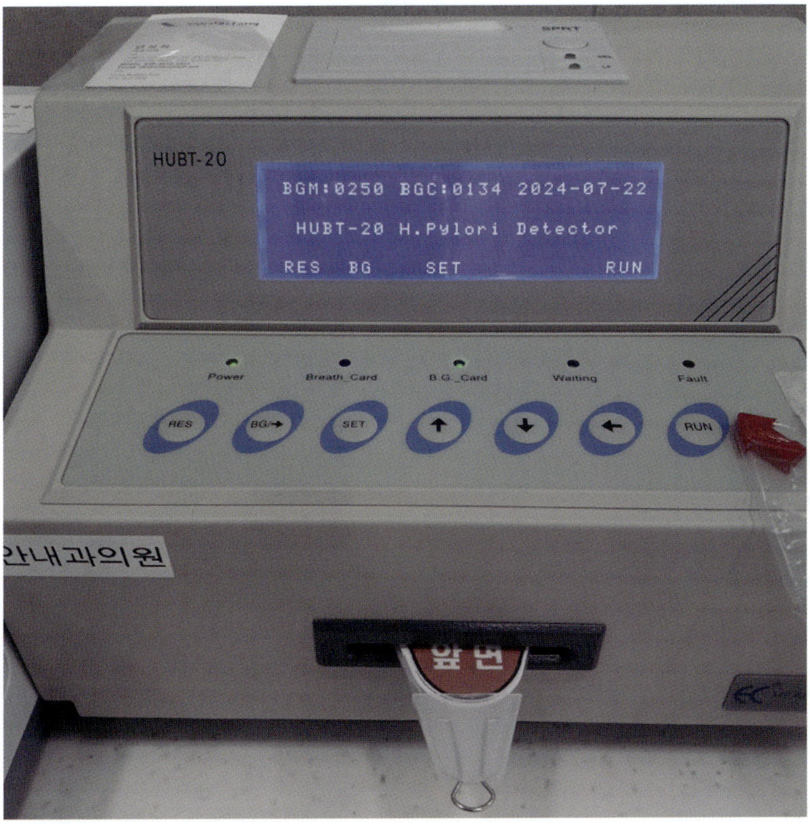

〈 Breath card & 유레아 캡슐 〉

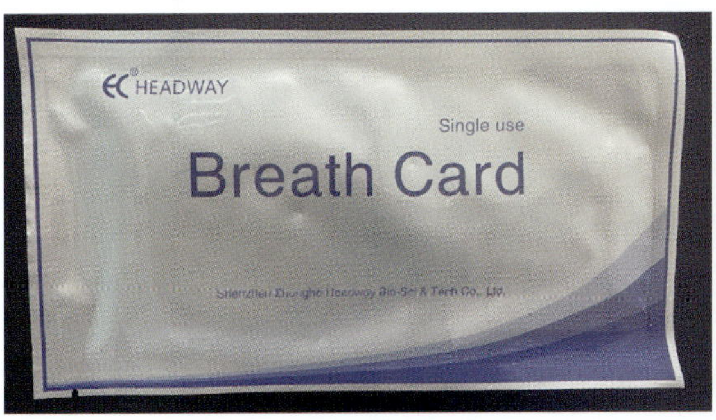

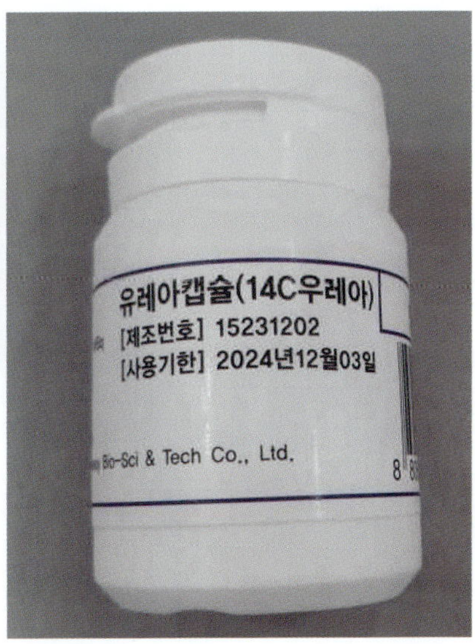

03

영상 매뉴얼

1

HIPACS4 Quick Manual

1. 로그인(HIPACS Quick 매뉴얼 첨부)

(안내과의원: HiPACS 사용)

1) 더블클릭한다.

2) ID, PW 입력 후 Connect 클릭한다.

- 비밀번호 저장은 Config → User로 이동된다.

2. 검색 및 뷰어

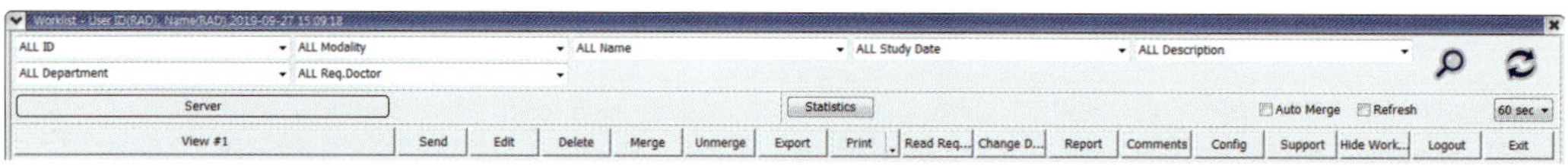

1) 검색할 조건 입력 후 아이콘(돋보기) 클릭한다.

2) 당일 촬영한 "홍길동" 환자라면 ALL Name을 "홍길동"으로 수정 후 클릭한다.

3) 이전 촬영 건이라면 ALL Name을 "홍길동", "Today"를 "2019-05-05"로 수정 후 클릭한다.

4) 검색 후 원하는 검사 더블클릭 또는 검사 클릭 후 View #1 클릭 시 뷰어가 열린다.

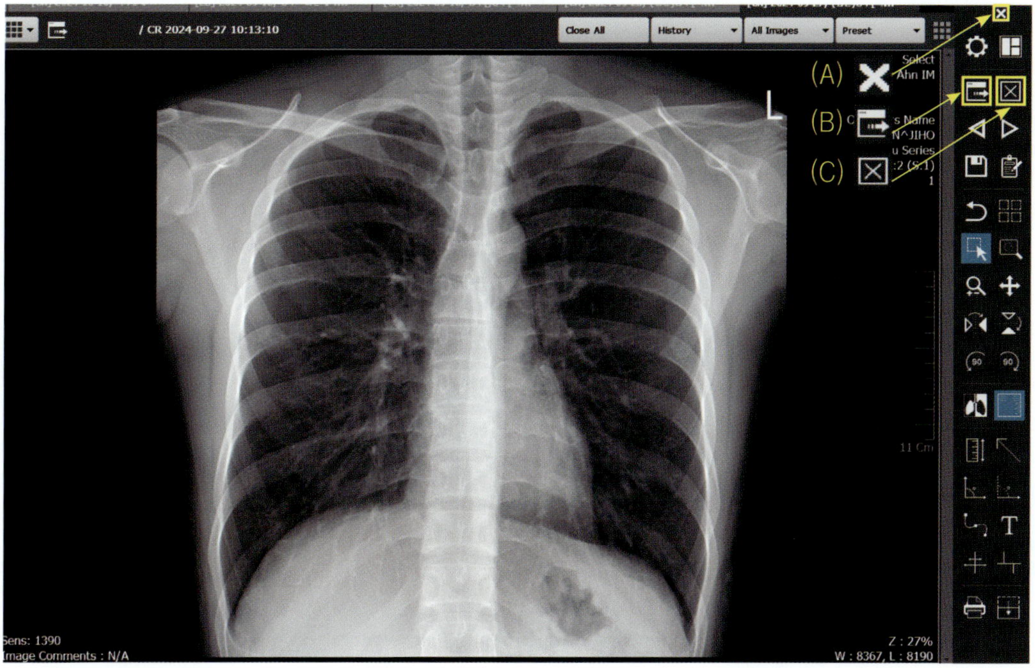

(A) HIPACS 종료한다.

(B) 불러온 영상 보존 채로 워크리스트로 돌아간다.

(C) 현재 선택된 영상 삭제하며 워크리스트로 돌아간다.

- 키보드의 “F4”를 누르면 3)과 동일하다.

3. 환자 정보 수정

1) 수정할 환자 검색 → 선택 → “Edit” 버튼을 클릭한다.

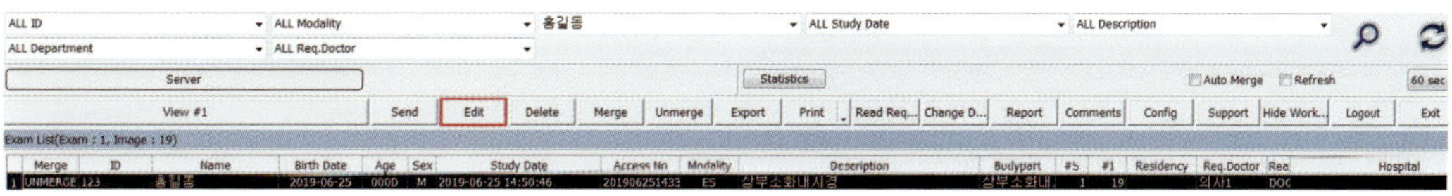

2) 수정을 원하는 항목 체크 시, New Value에 체크한 항목 입력이 활성화된다.

- All Patient Info, All Exam Info를 누르면 모두 체크된다.

3) 체크 후 활성화된 항목을 입력하여 수정 후 Save 버튼을 클릭한다.

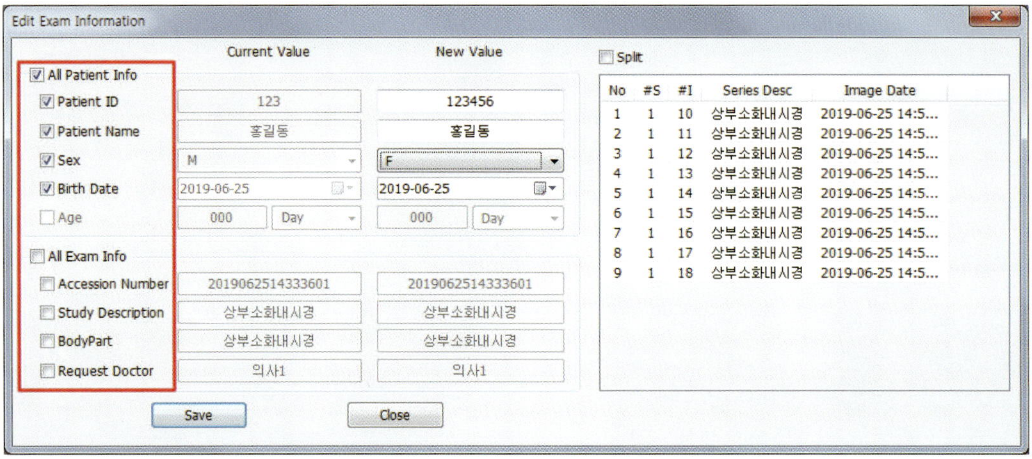

4) Edit 완료 알림 대기 → 확인한다.

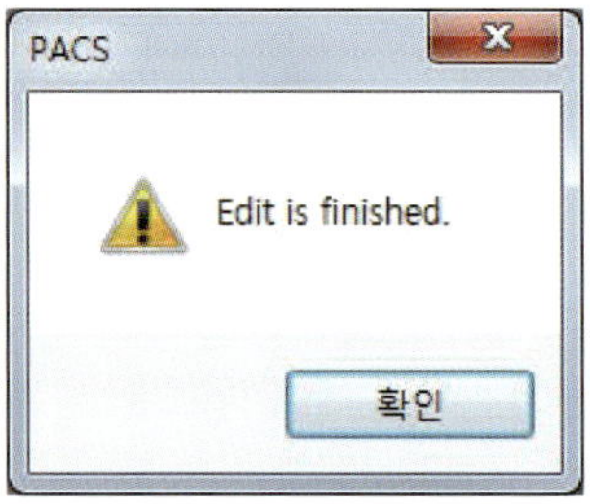

5) 수정 결과 확인한다.

- HIPACS3와 달리 원본에 직접 수정되어, 원본과 수정본이 아닌 원본만 남게 된다.
- Edit 즉시 변경되어 재검색 필요 없다.

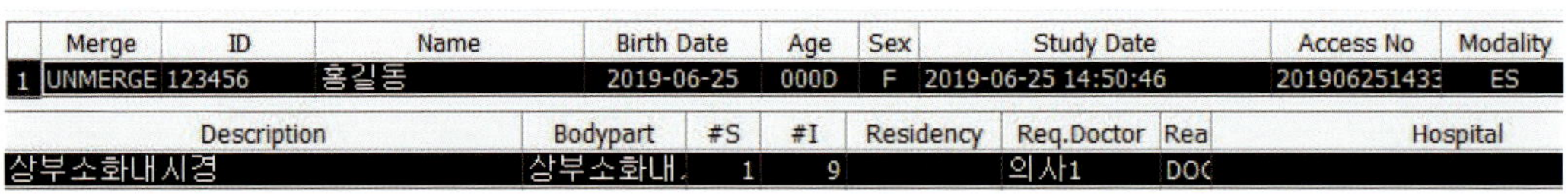

4. 검사 분할

1) "홍길동"의 영상(I:18)을 9장씩 나누고 싶을 시

- Split 체크 → I:1~9 선택 → Save를 클릭한다.

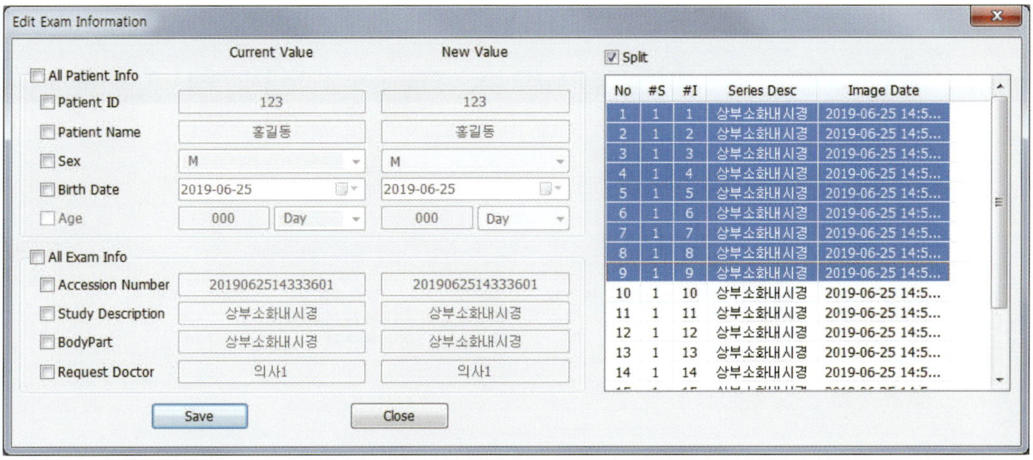

2) 완료 알림 창 대기 → 알림 팝업 → 확인

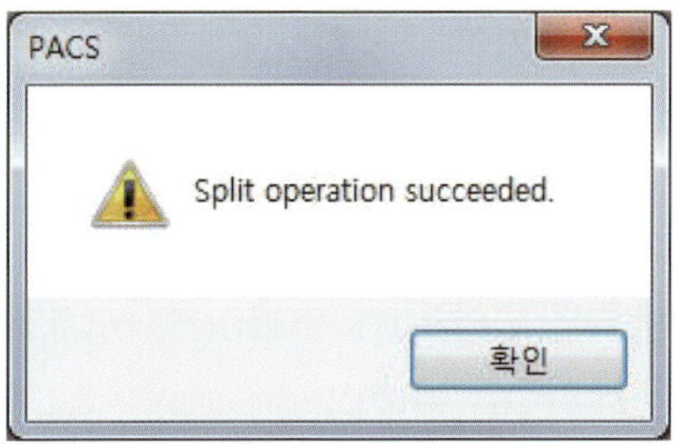

3) 재검색 시 Edit(Split)가 확인 가능하다.

	Merge	ID	Name	Birth Date	Age	Sex	Study Date	Access No	Modality
1	UNMERGE	123456	홍길동	2019-06-25	000D	F	2019-06-25 14:50:46	201906251433	ES
2	UNMERGE	123	홍길동	2019-06-25	000D	M	2019-06-25 14:50:46	019093010105	ES

Description	Bodypart	#S	#I	Residency	Req.Doctor	Rea	Hospital
상부소화내시경	상부소화내	1	9		의사1	DOC	
상부소화내시경	상부소화내	1	9				

5. 검사 내보내기(Export)

1) Export할 환자 검색 → 선택 → "Export" 버튼를 클릭한다.

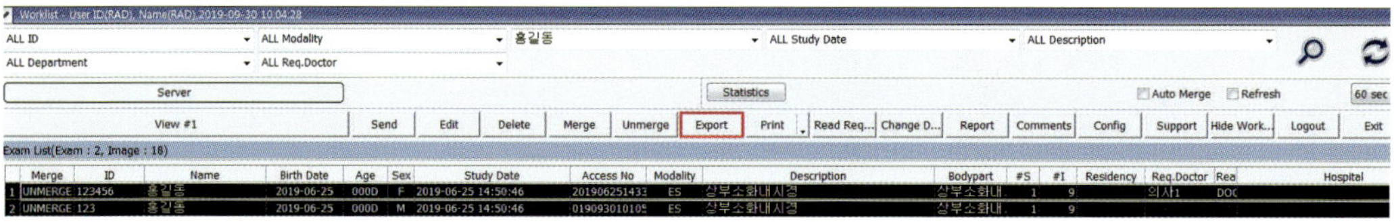

2) Burn 또는 Export를 클릭한다.

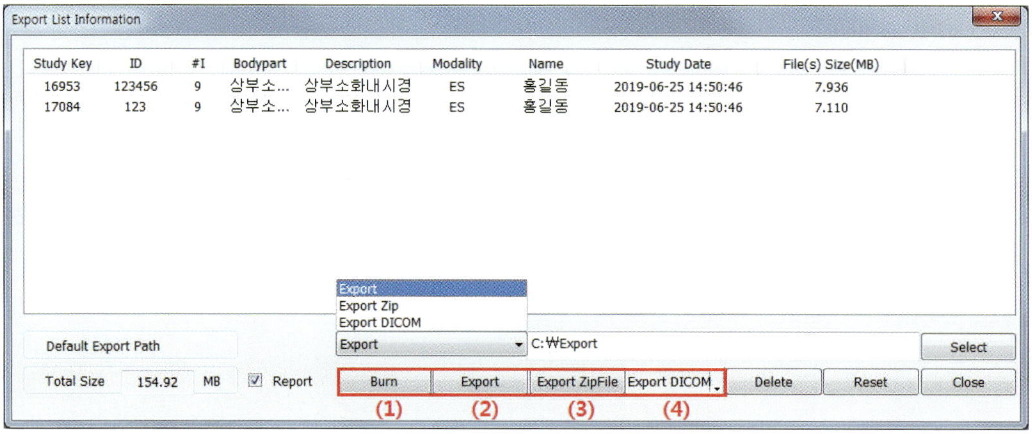

(1) Burn (CD로 굽는다)
- CD 삽입 → 인식 확인 → Burn → Burn → CD로 구워진다.

(2) Export 클릭(뷰어 포함되어 있다)
- 기본 경로 C:₩Export에 해당 파일이 저장된다.

(3) Export Zip File 클릭(뷰어 포함되어 있다)
- 기본 경로 C:₩Export ZIP에 해당 파일이 저장된다(이메일 전송이 용이하다).

(4) Export DICOM 클릭(뷰어 포함되어 있지 않다)
- 기본 경로 C:₩ExportDICOM에 해당 파일이 저장된다(이메일 전송 시 별도 압축 필요).

6. 영상 비교

1) 비교를 위한 검사 각각 열고 첫 번째 검사 검색 후 더블클릭 또는 “View #1” 클릭한다.

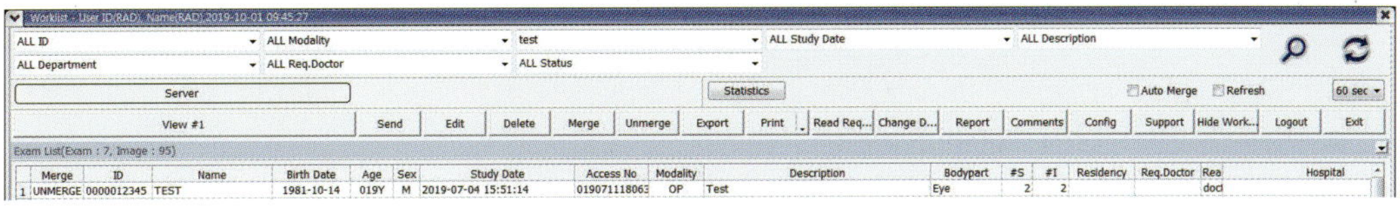

2) Viewer 상에서 검사 보유한 상태로 워크리스트로 나간다.

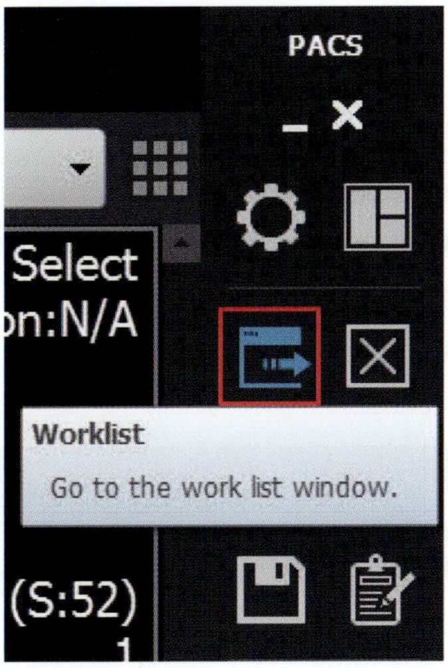

3) 두 번째 검사 검색 후 더블클릭 또는 “View #1” 클릭한다.

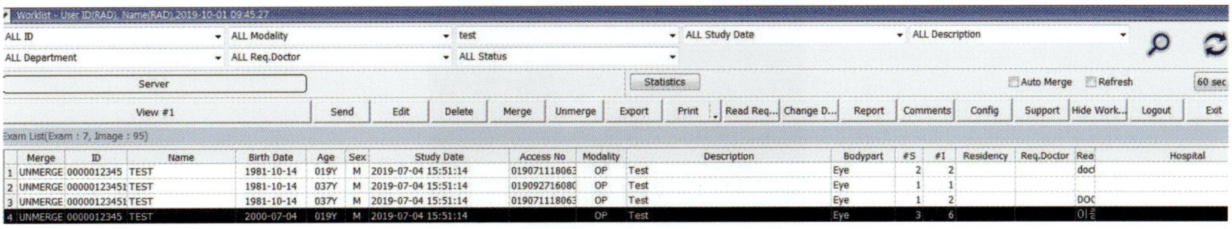

4) 선택한 검사가 정상적으로 불려왔는지 확인한다.

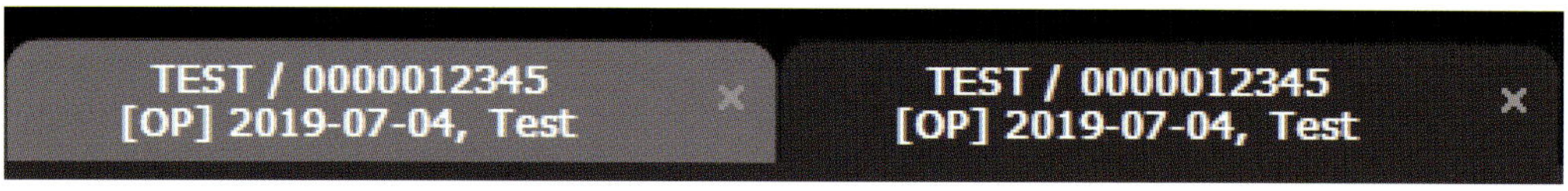

5) 비교를 위한 검사 동시에 열기

(1) 검색 결과 내에서 Ctrl 키를 누른 채로 검사 두 개 클릭 후 Enter 키를 누르거나 “View #1” 클릭한다.

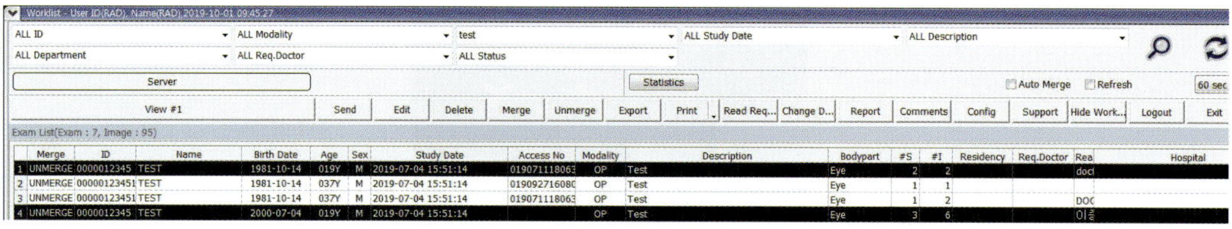

(2) 선택한 검사가 정상적으로 불려왔는지 확인한다.

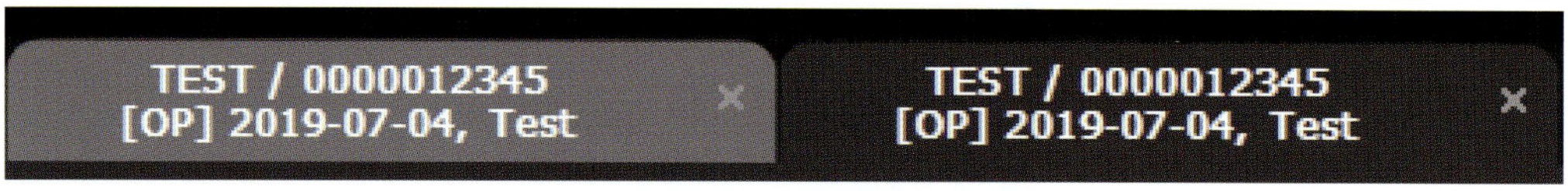

(3) 오른쪽 도구 모음에서 해당 아이콘 클릭한다.

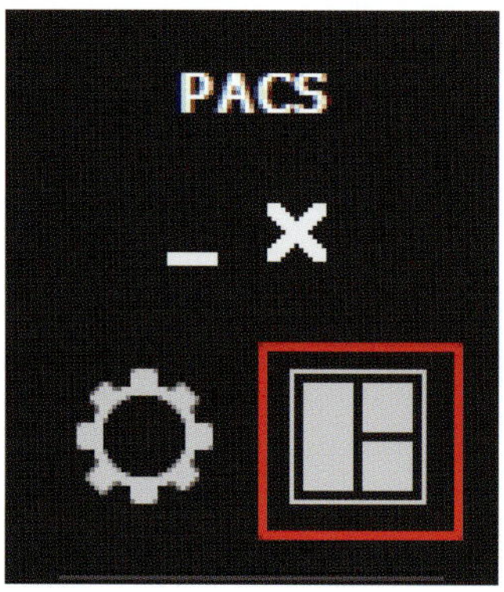

(4) 아래 그림과 같은 “A | B” 레이아웃을 클릭한다.

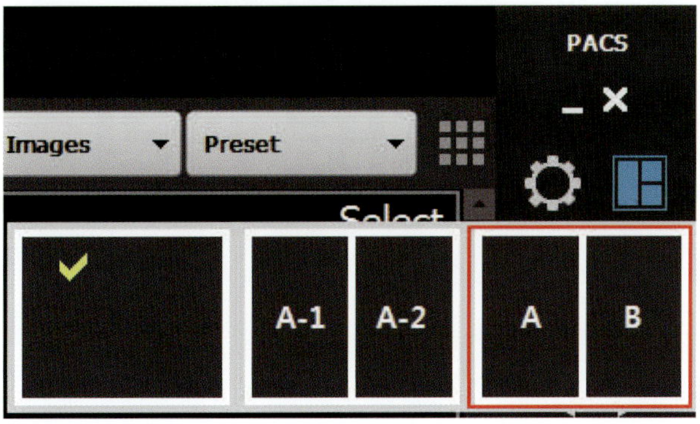

(5) 레이아웃을 클릭하면 Viewer 화면이 반씩 나뉘어 영상 비교를 할 수 있다.

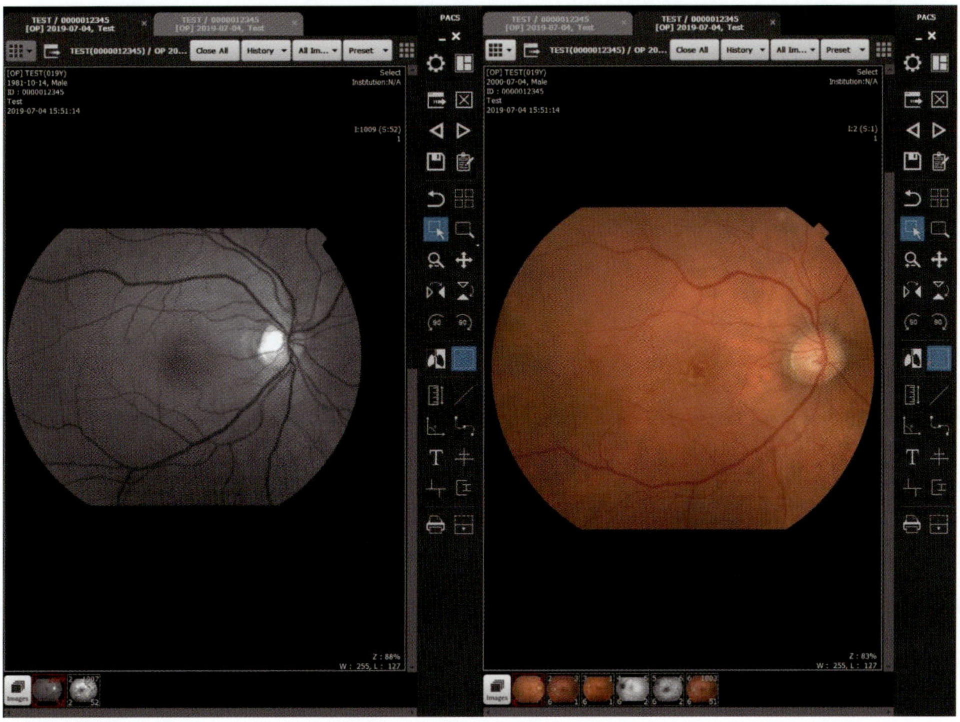

2

영상자료 관리

CD copy하는 방법(환자 영상 자료 저장 자료)

<HIPACS CD굽는 방법> WorkFlow

[DR 사용 흐름도]
고객지원 : 1670-8985

INHWA MEDICAL 인화메디칼

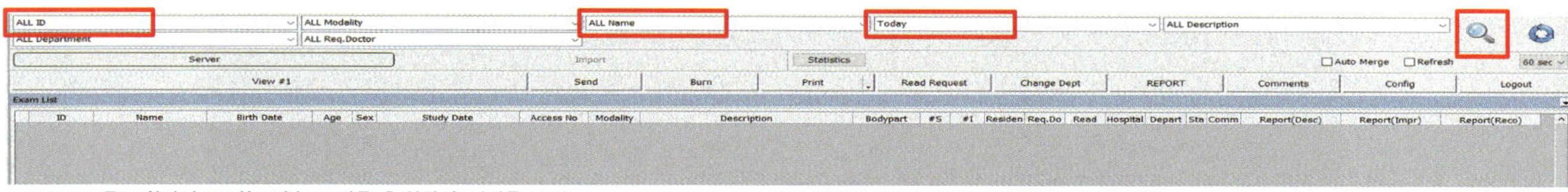

1. CD 로 굽는 환자의 (1)"차트번호 or 이름"을 입력 후 날짜를 (2)"Today → ALL Study Date" 로 변경한 후에 (3)"돋보기" 아이콘 (검색) 클릭

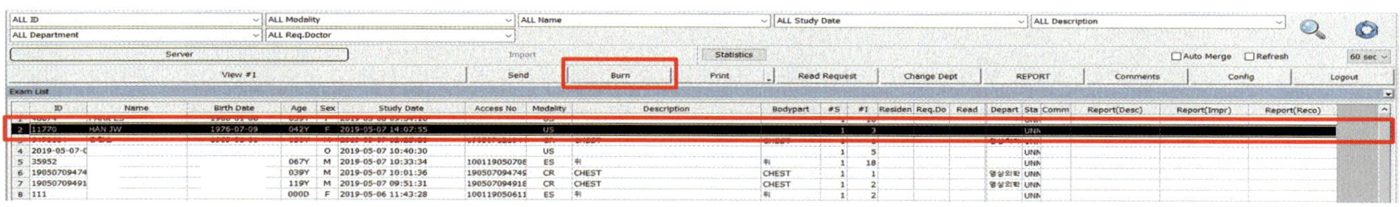

2. 검색한 환자를 클릭 후 "Burn" 아이콘 클릭 (여러장일 경우 키보드 "컨트롤"키 눌러서 중복 선택 가능)

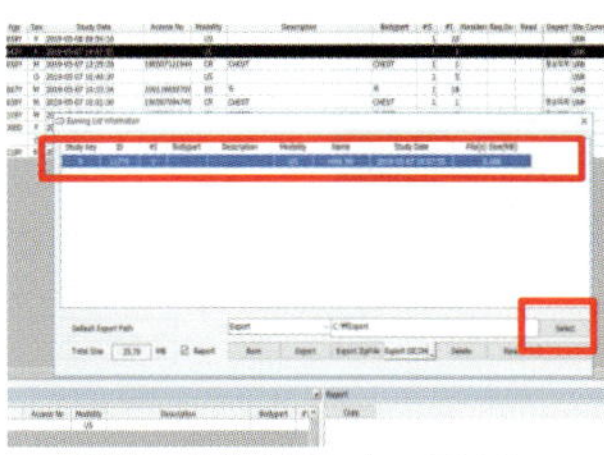

3. 창이 뜨면 환자 클릭 후 오른쪽에 "Select" 클릭하여 CD Drive 선택

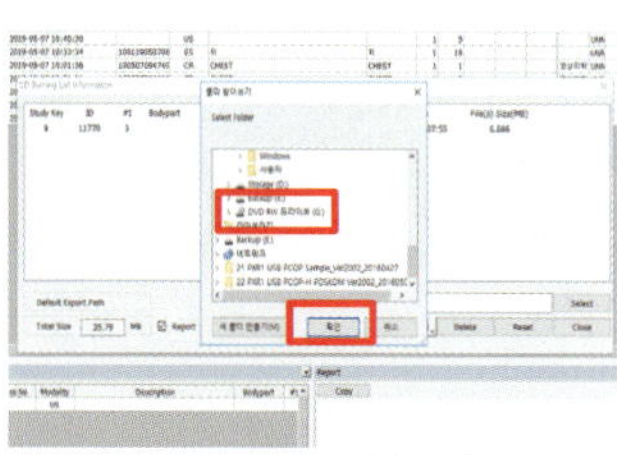

4. CD Drive (DVD RW) 클릭 후 확인 버튼을 누르면 CD Rom이 열립니다.

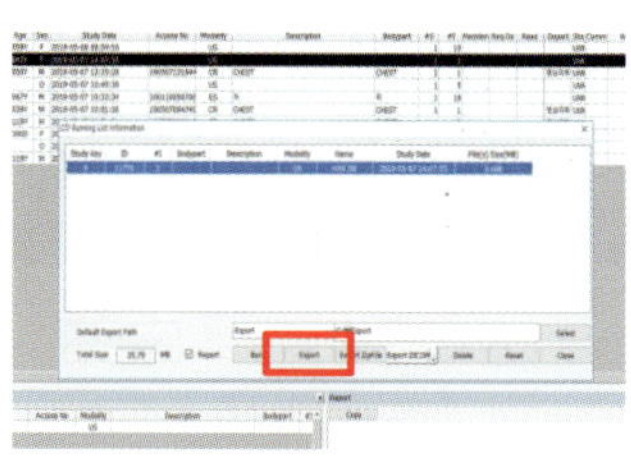

5. CD 삽입 후 다시 한번 Burn 클릭

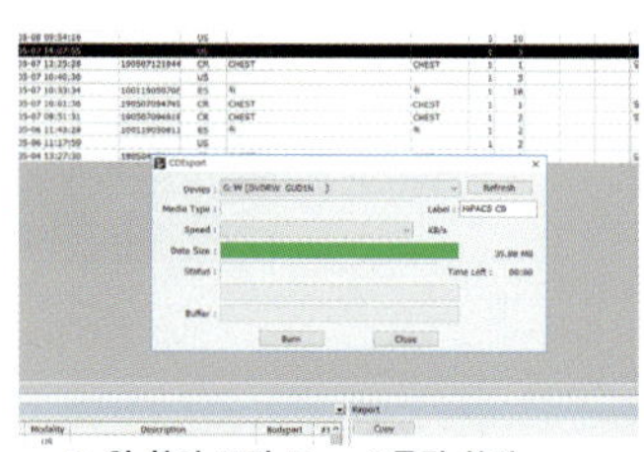

6. 위 창이 뜨면 "Burn" 클릭 하면 초록색 그래프 100% 후 완료되면 CD 제거

영상(X-ray) 자료 판독의뢰 방법

1. 서버 컴퓨터 모니터 화면

① RM(Report Manager) · 원격 판독의뢰 아이콘을 활성화시켜 둔다.

2. 원격 판독의뢰를 클릭한다.

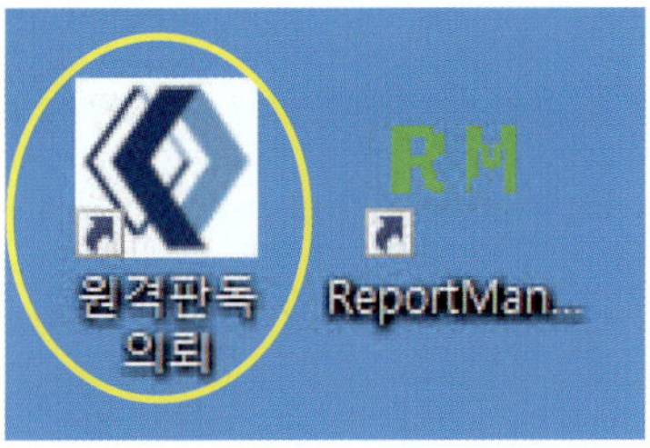

1) 날짜, 검진 or 일반촬영 중 Chest PA(그 외는 처방 있을 시)

2) 환자 조회 후 의뢰할 환자

- 클릭 → 판독의뢰 버튼 클릭

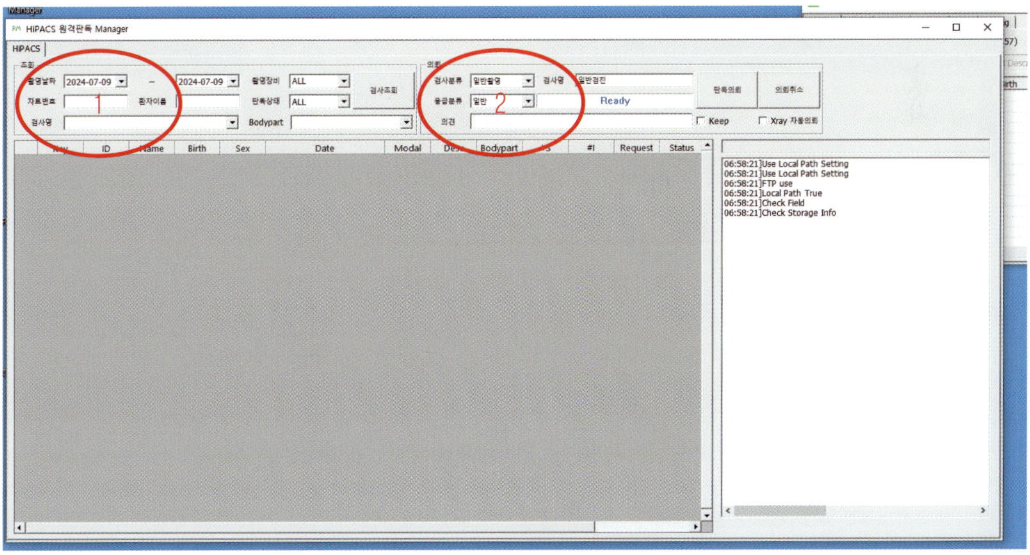

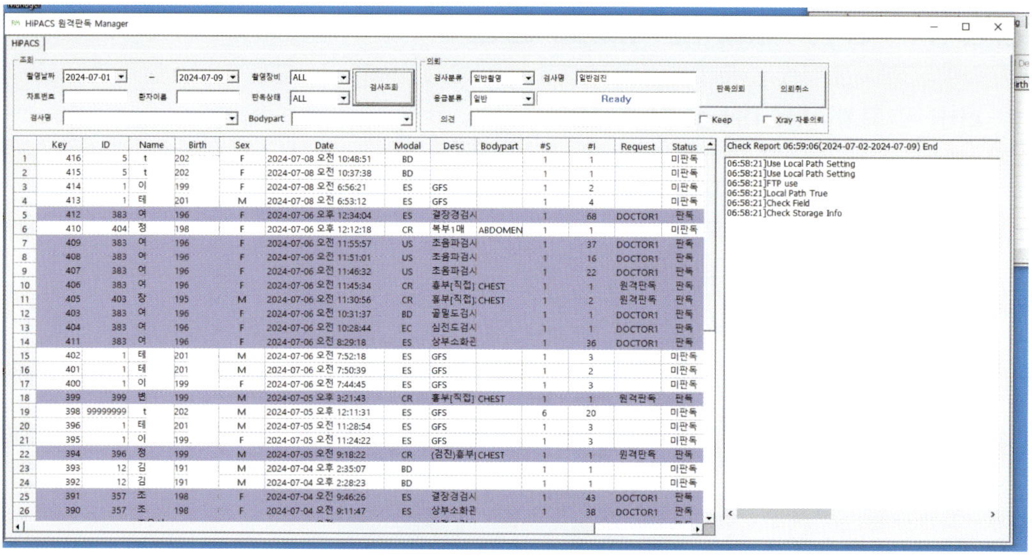

3. HiPACs – RM (Report Manager) 프로그램을 클릭하여 활성화시켜 둔다.

1) 판독 의뢰 후 의뢰 상태, 판독 결과 등 조회 및 확인한다.

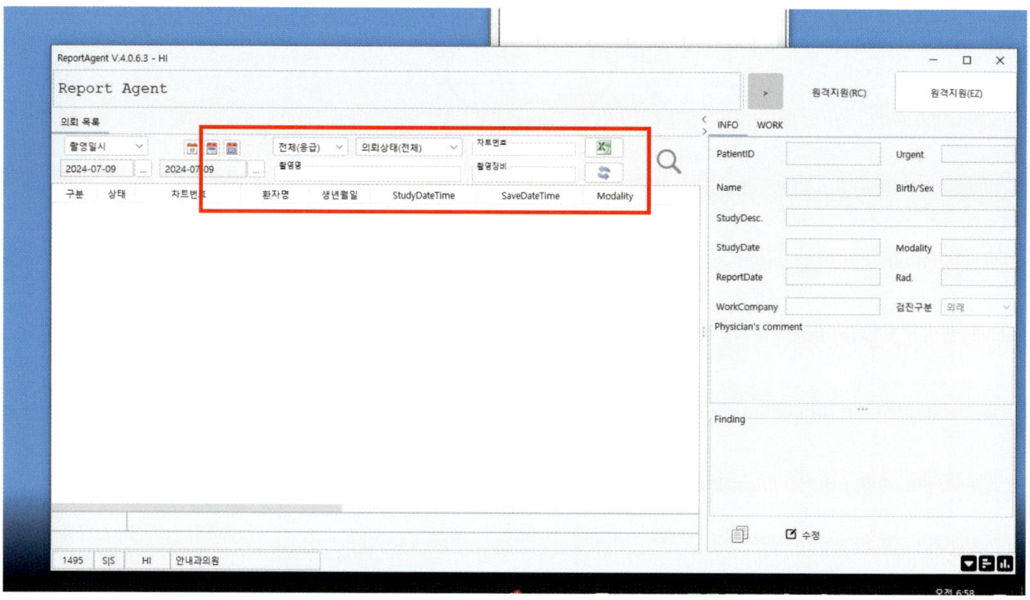

2) 판독 의뢰 상태 확인

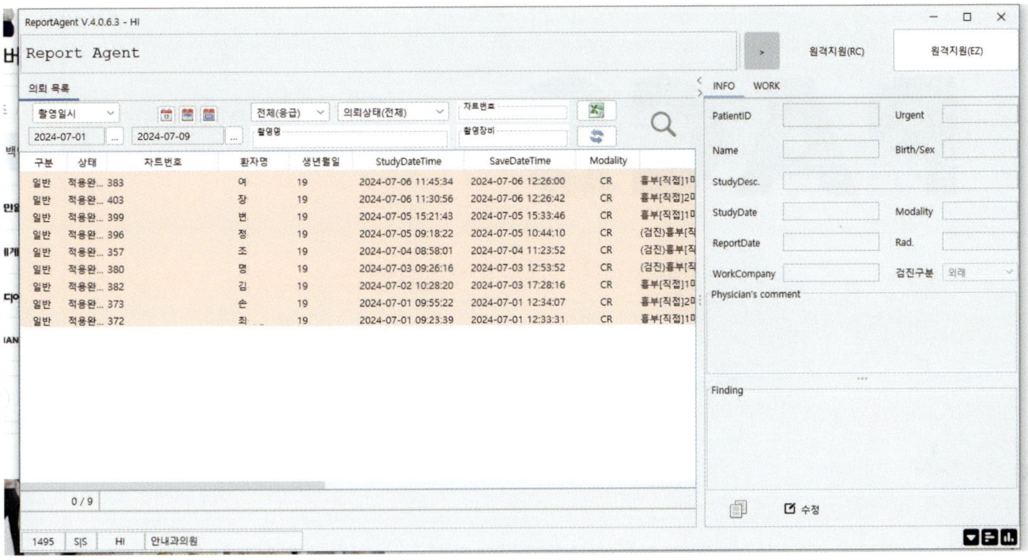

4. 환자 영상 자료 확인한다.

(판독 포함. X-ray, EKG, 초음파 및 내시경)

1) 컴퓨터 바탕화면에서 HiPACs Viewer 아이콘 클릭한다.

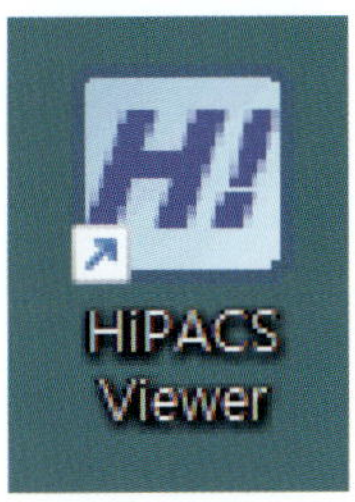

2) 아이디 및 비밀번호 확인 후 로그인한다.

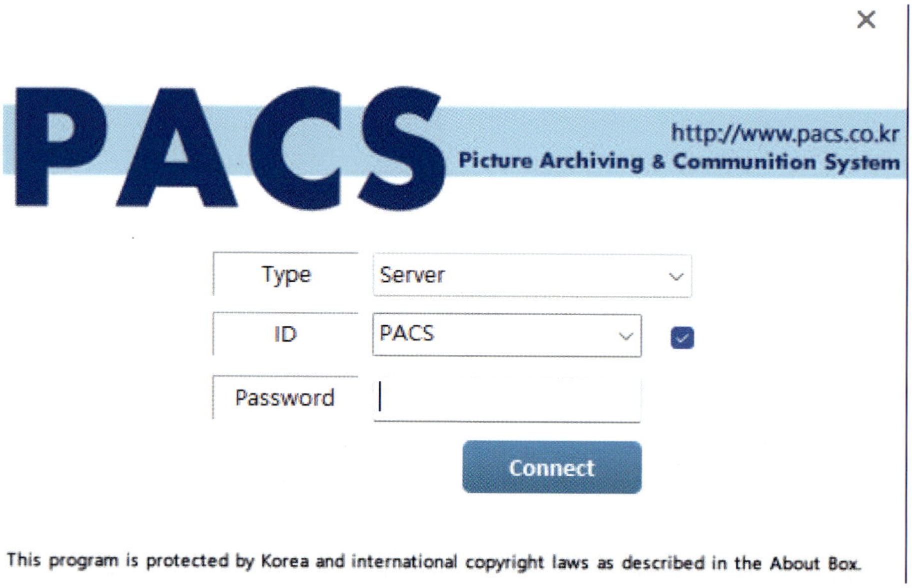

3) 우측 상단 금일(1일), 클릭하면 조회하고자 하는 날수 클릭 후 돋보기 모양 클릭한다.

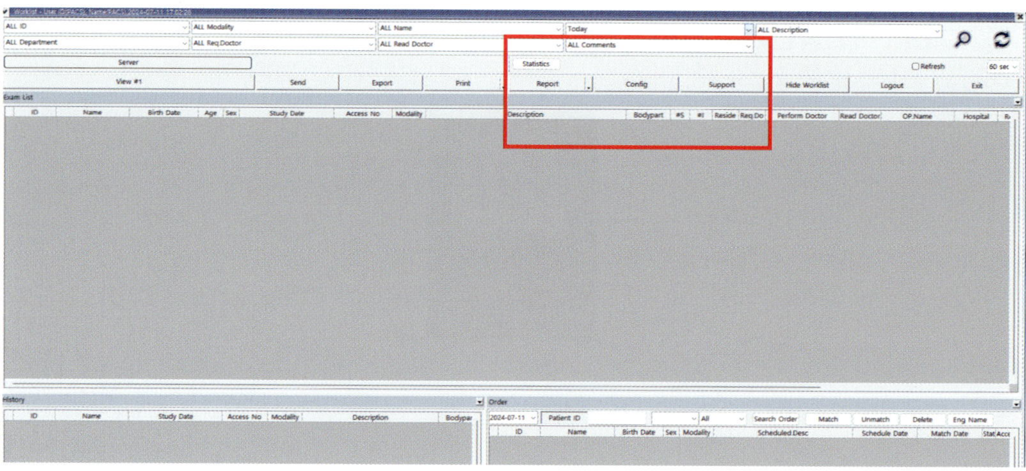

4) 의뢰한 환자 판독 여부 확인 가능하다.

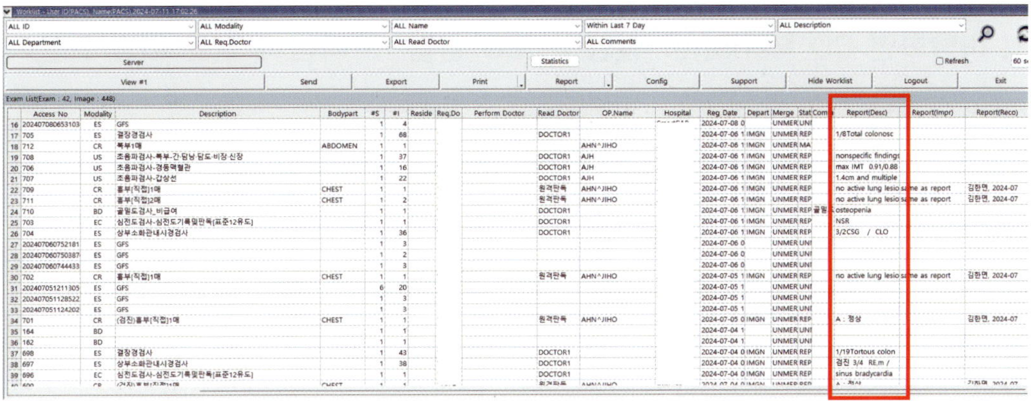

영상 CD 외부 자료 등록

1. 바탕화면 CD Manager 실행 → CD 삽입 → 다음과 같은 화면 뜨는지 확인한다.

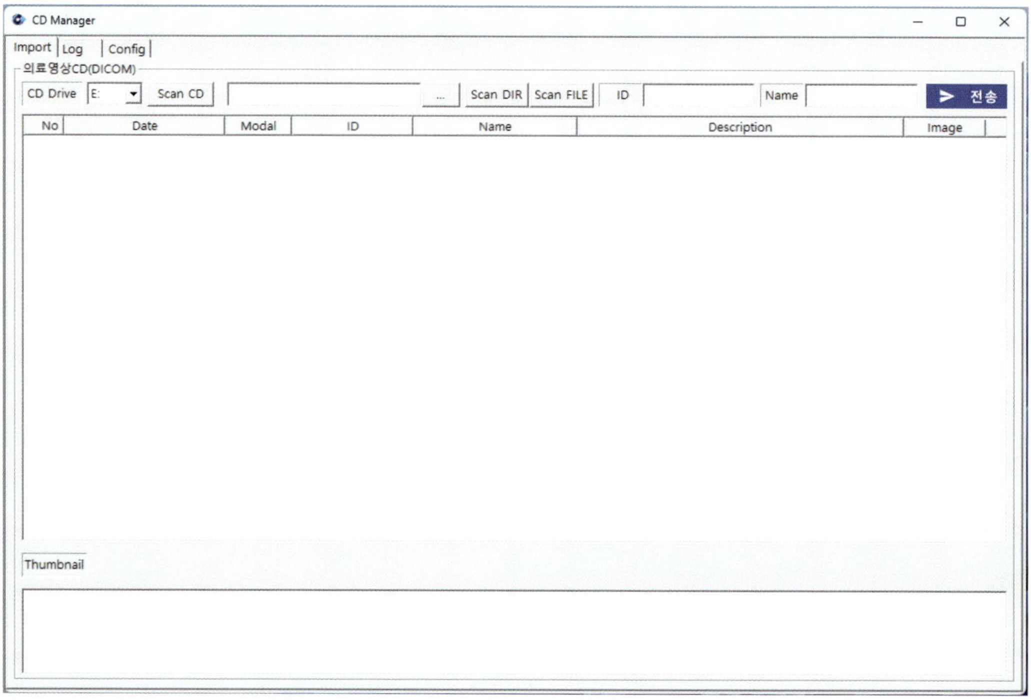

2. Scan CD 누른다 → 화면에 뜨는 정보 클릭, 2개 이상이면 Ctrl 누르고 모두 클릭한다 → 전송 버튼 누른다.

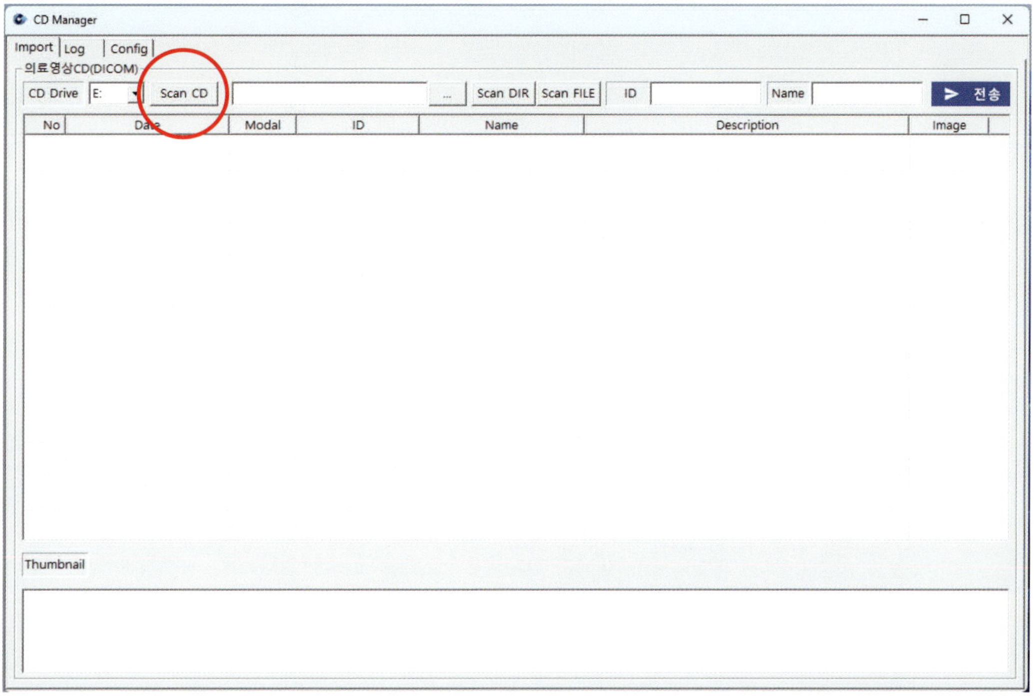

3. 바탕화면 HiPACS Viewer 실행 → 다음과 화면 뜨면 상단 1(환자번호) or 2(*타 병원 영상 촬영 날짜) 입력하고 돋보기를 누른다.

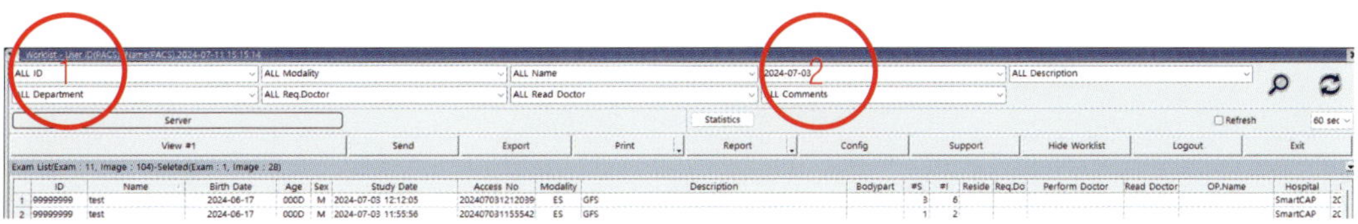

4. 환자 클릭하고 영상 잘 뜨는지 확인한다.

04

위·대장내시경

1. 내시경 세팅
2. 위 · 대장내시경 공통
3. 위내시경
4. 대장내시경(Colonoscopy)
5. 내시경 세척
6. Operation Manual
7. 마약 및 향정성 의약품 관리

1

내시경 세팅

(안내과의원은 FUJIFILM 내시경 사용)

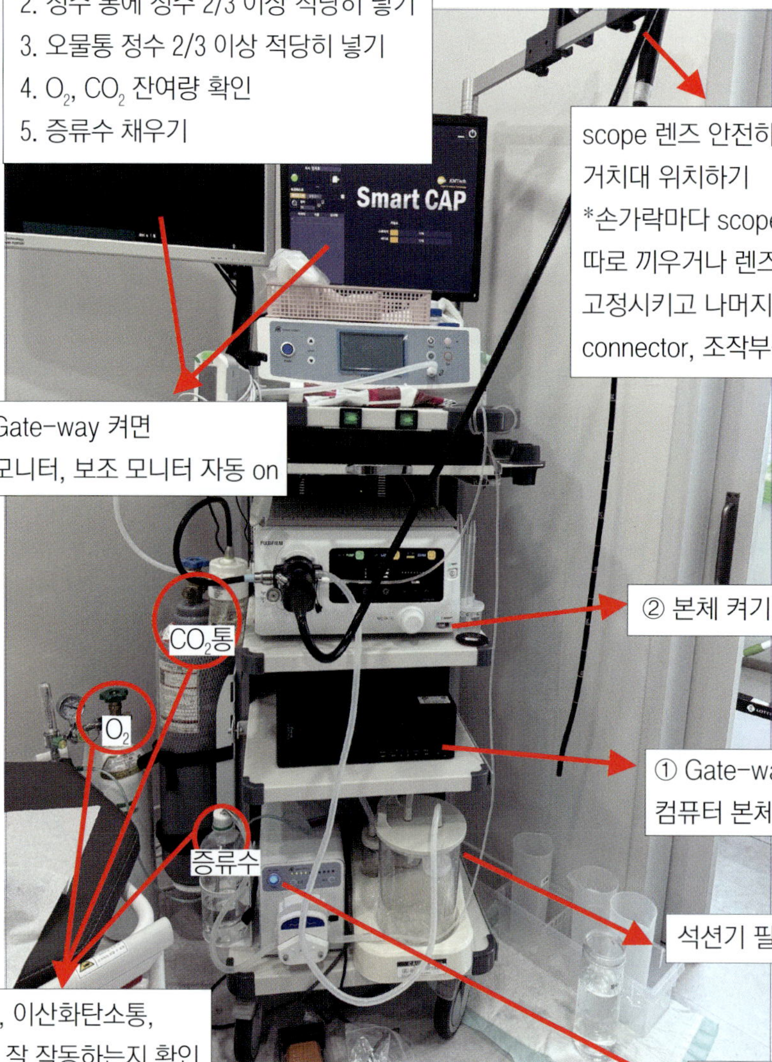

산소, 이산화탄소, 증류수, 석션통 확인

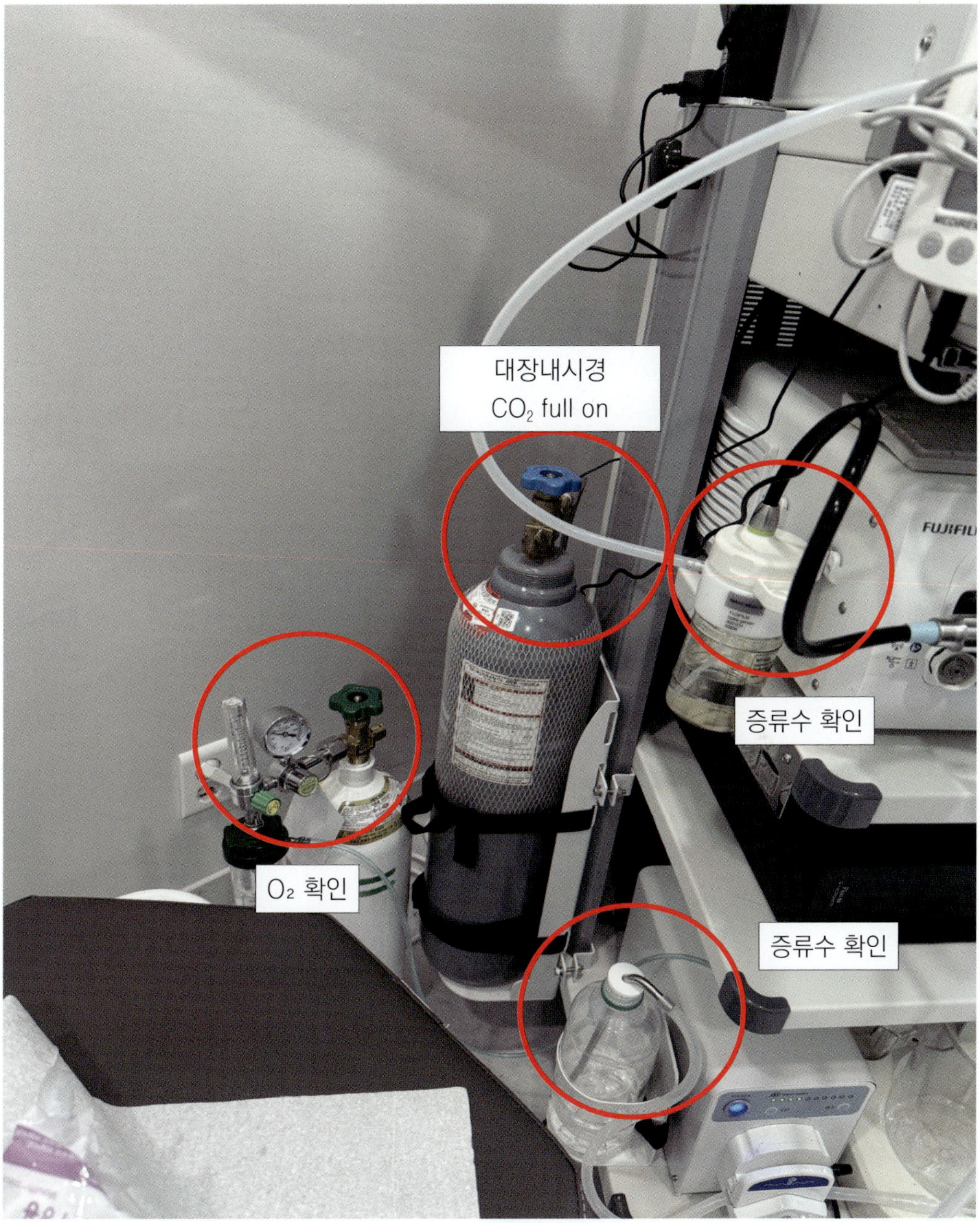

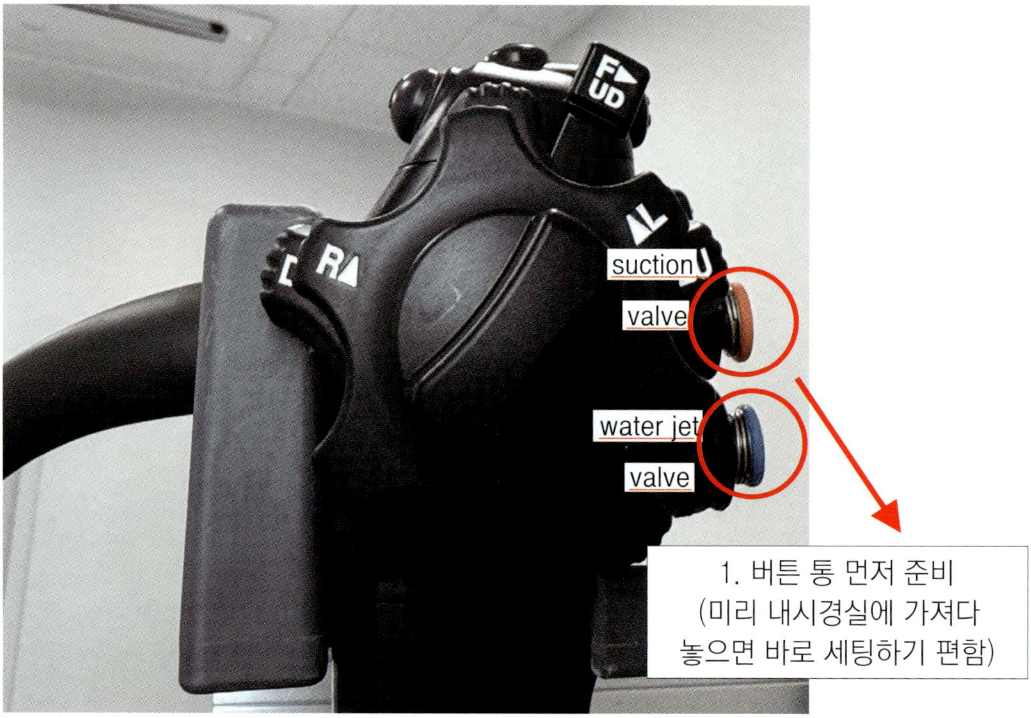
F▶
UD
RA
AL
suction
valve
water jet
valve
1. 버튼 통 먼저 준비
(미리 내시경실에 가져다
놓으면 바로 세팅하기 편함)

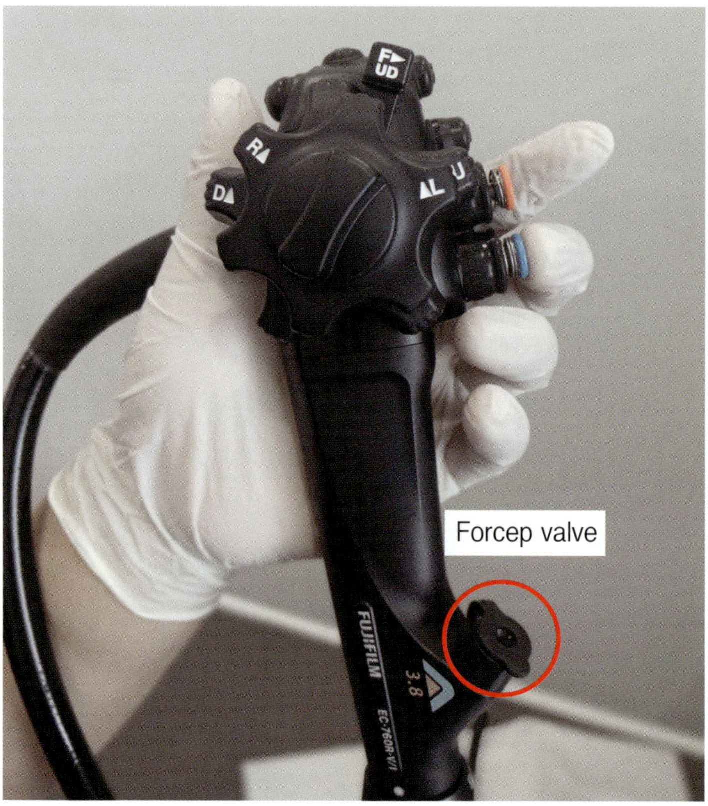
Forcep valve
FUJIFILM
3.8

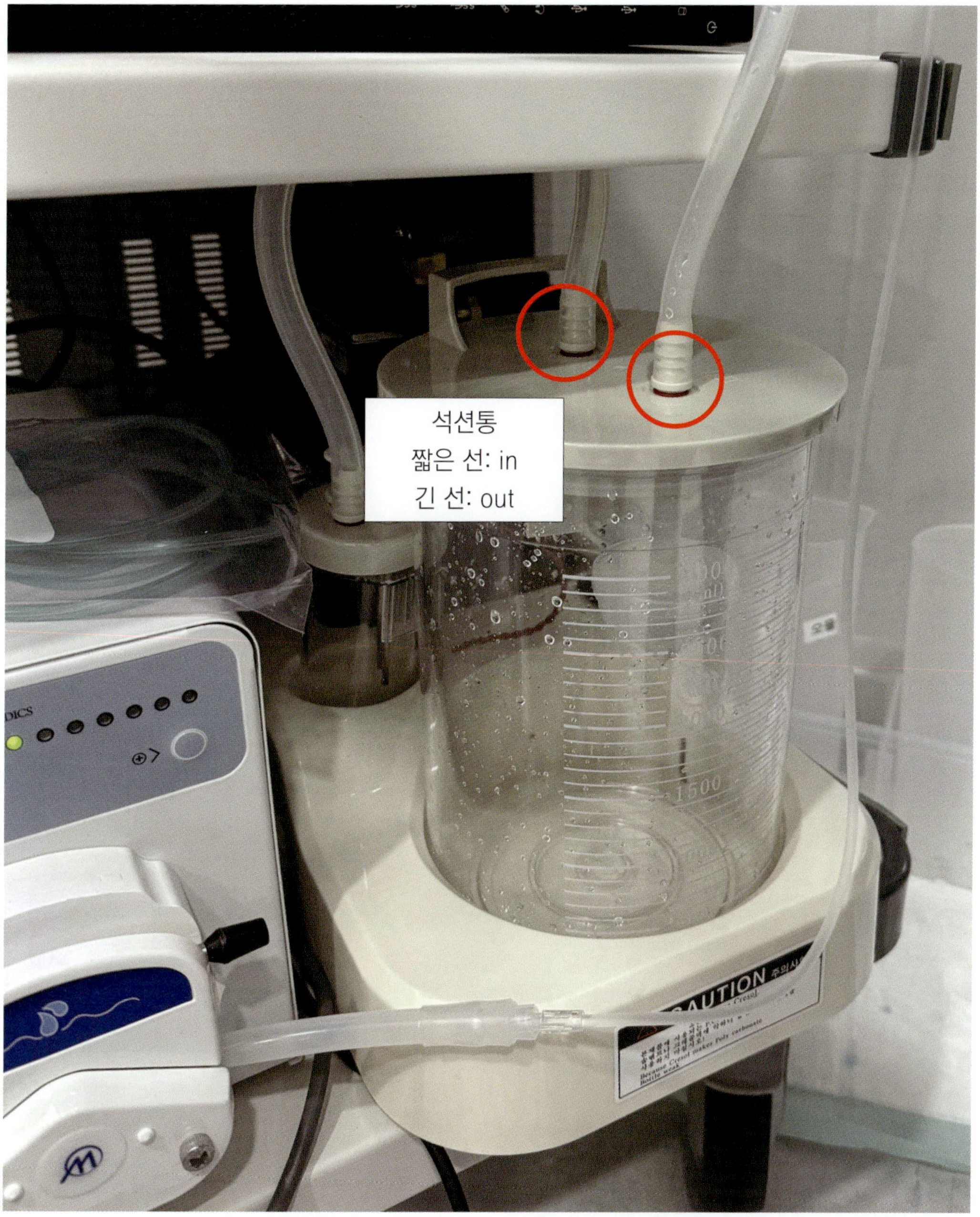
석션통
짧은 선: in
긴 선: out
CAUTION

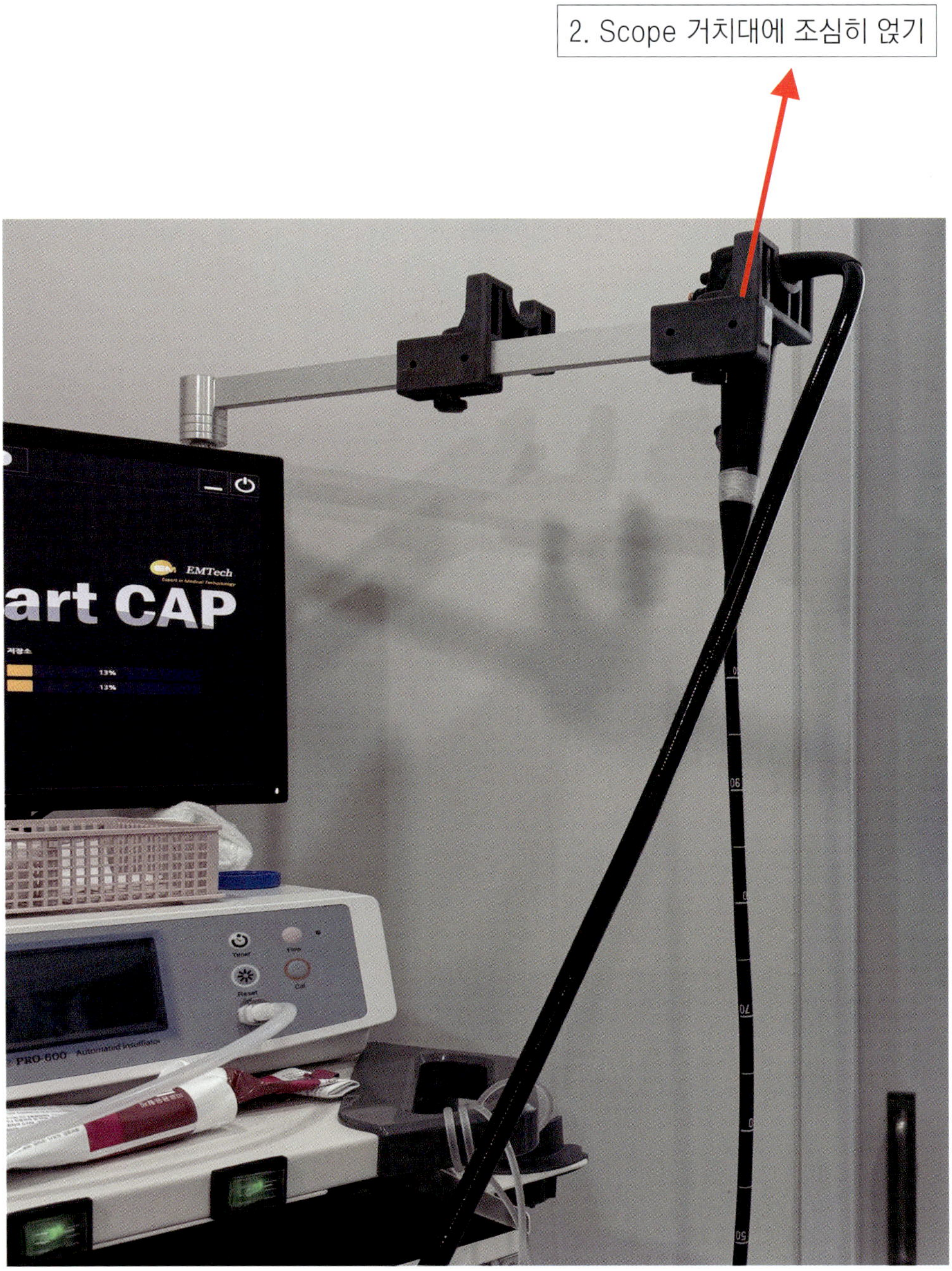
2. Scope 거치대에 조심히 얹기
EMTech
art CAP
PRO-600 Automated Insufflator

3. 발판 미리 빼 놓기

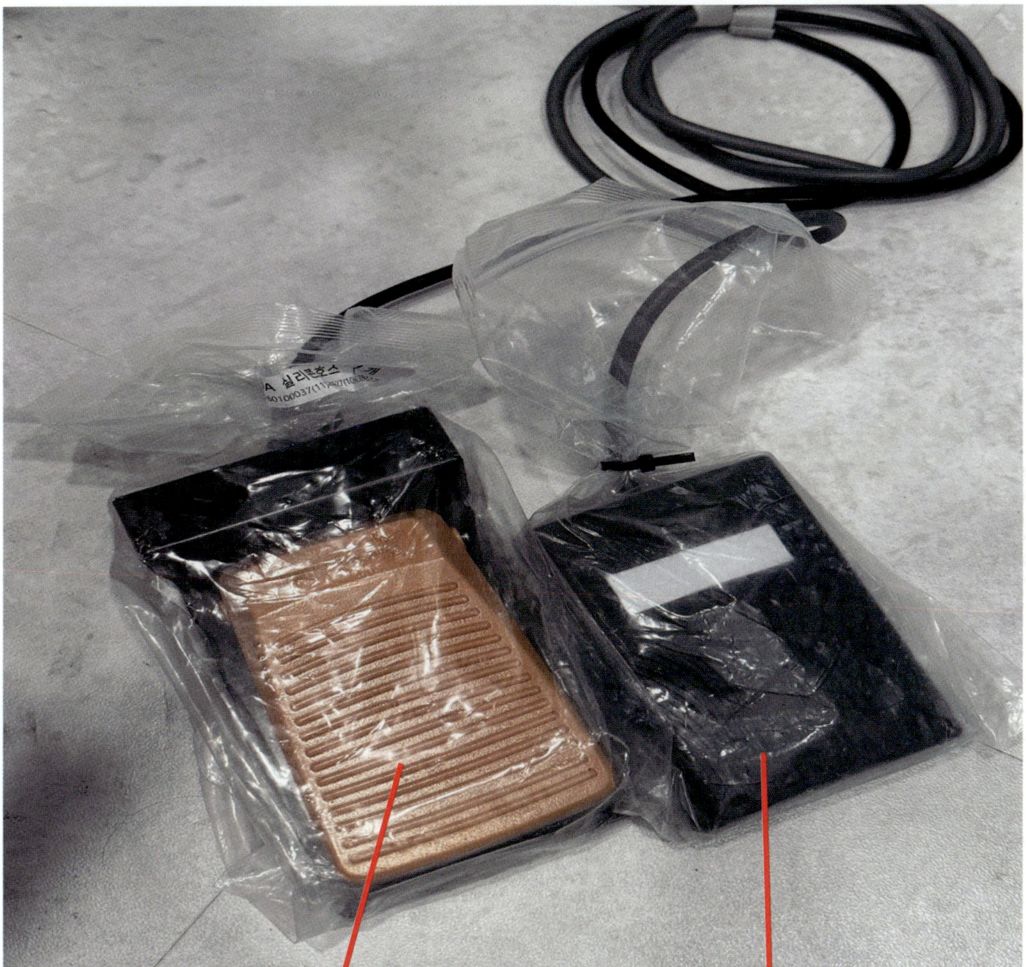

렌즈 발판 누르면
사진 촬영 및 저장

Water jet 발판
내시경 검사 시 시야확보 위
한 증류수 분사 및 세척

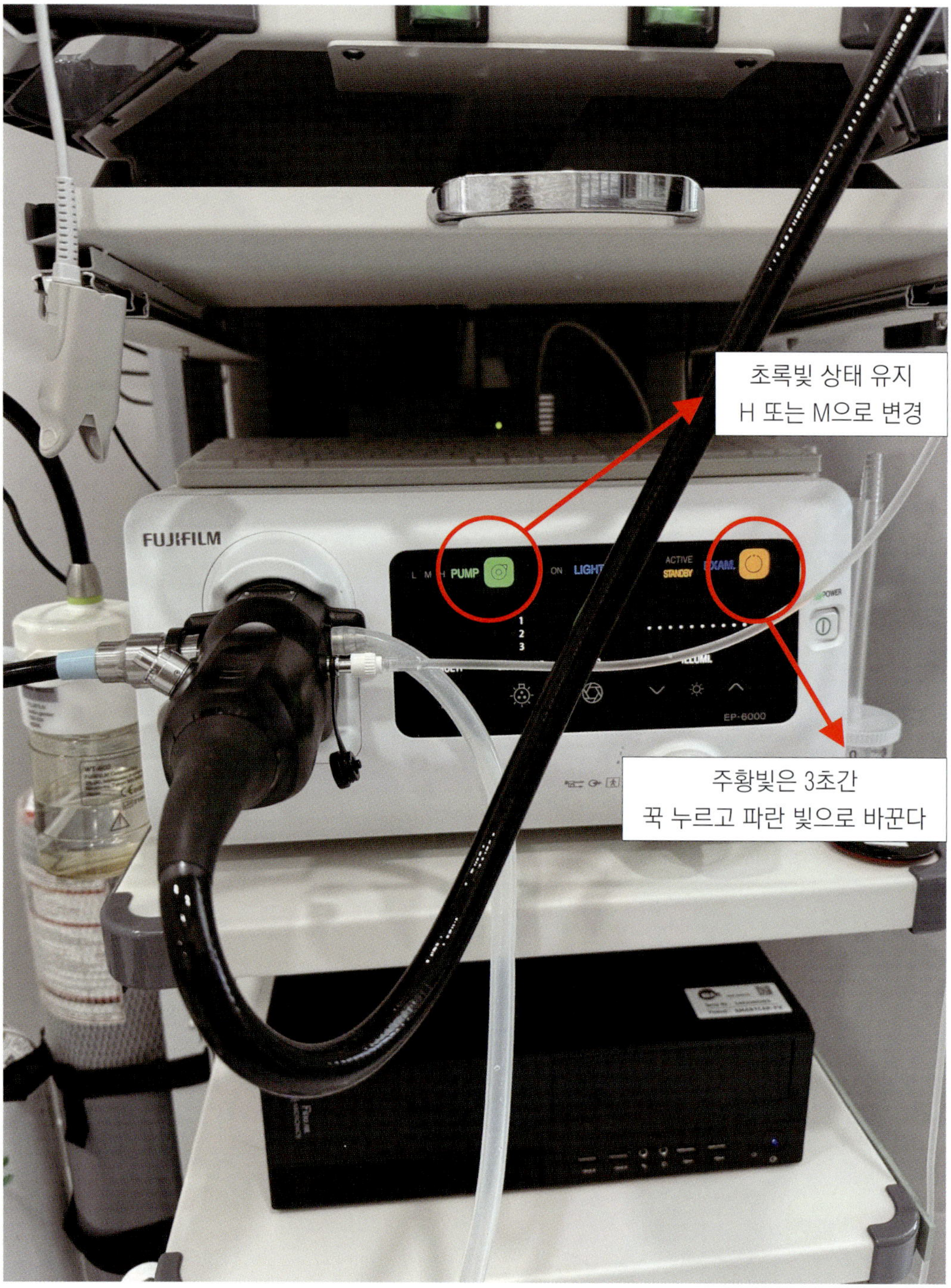
초록빛 상태 유지
H 또는 M으로 변경
주황빛은 3초간
꾹 누르고 파란 빛으로 바꾼다
FUJIFILM
PUMP
LIGHT
ACTIVE
STANDBY
EXAM.
EP-6000

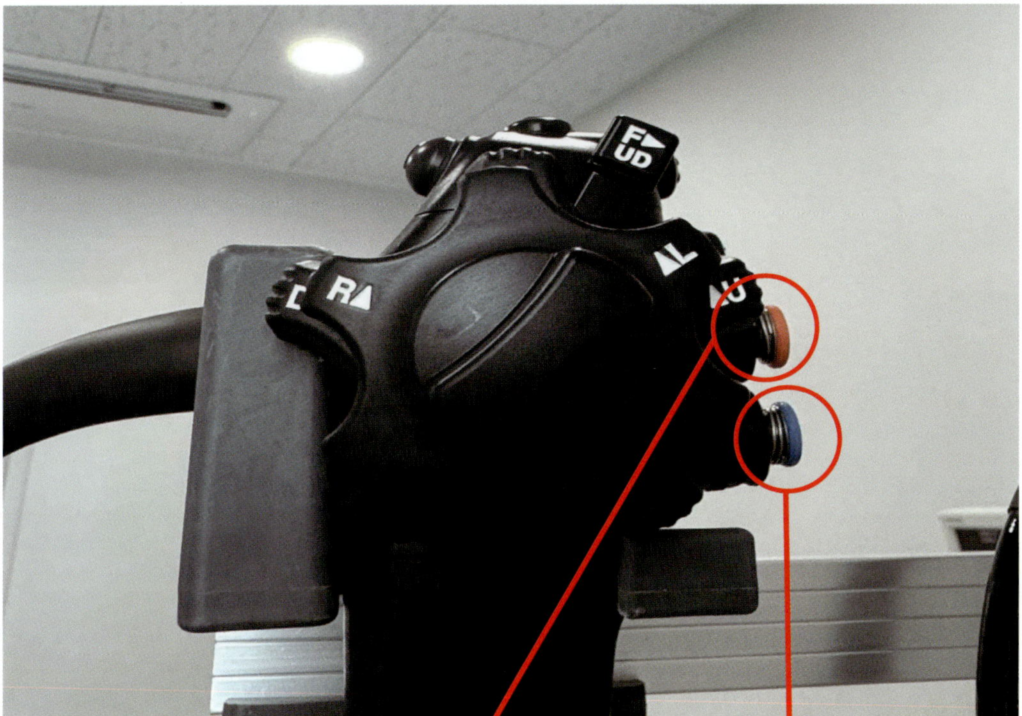

Suction valve 눌러 정수통에서 suction되는지 확인

워터젯 밸브 – 구멍 막으면 공기가 나옴

워터젯 밸브 누르면 렌즈 세척

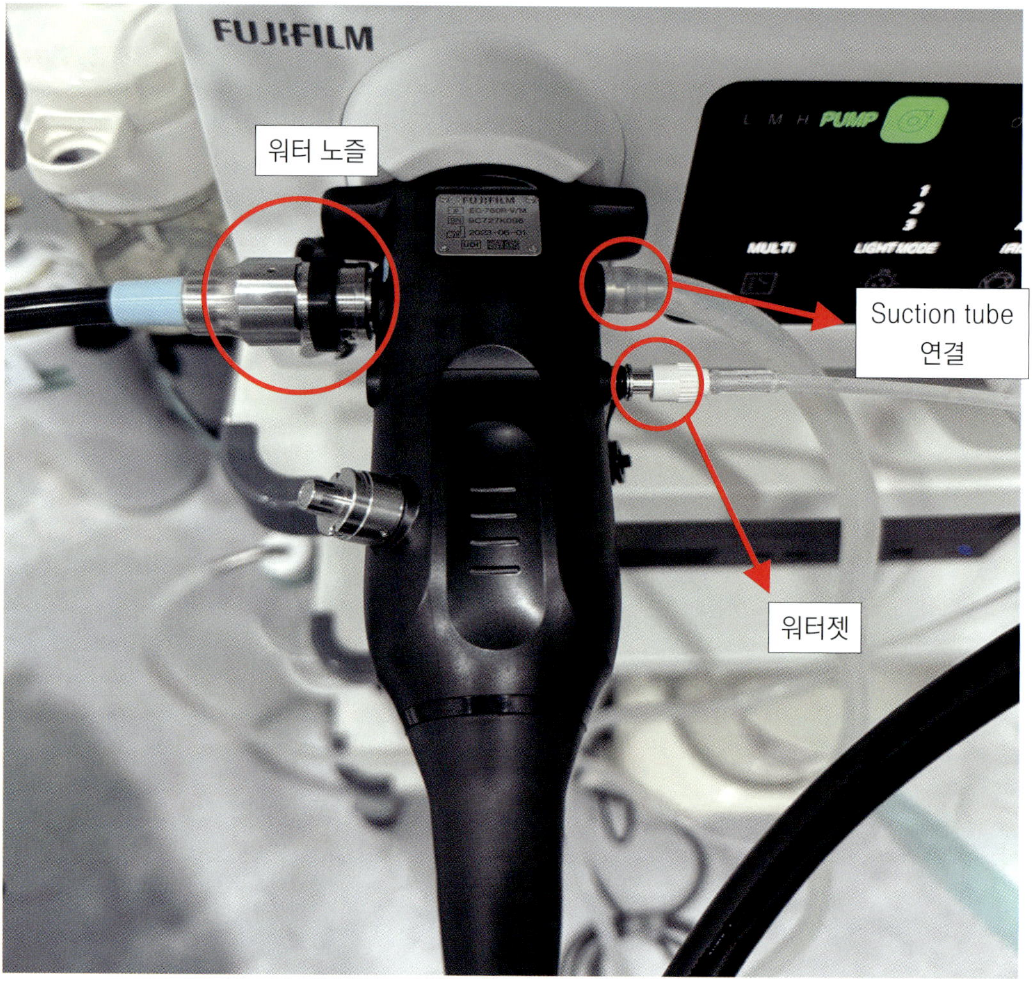
워터 노즐
Suction tube 연결
워터젯

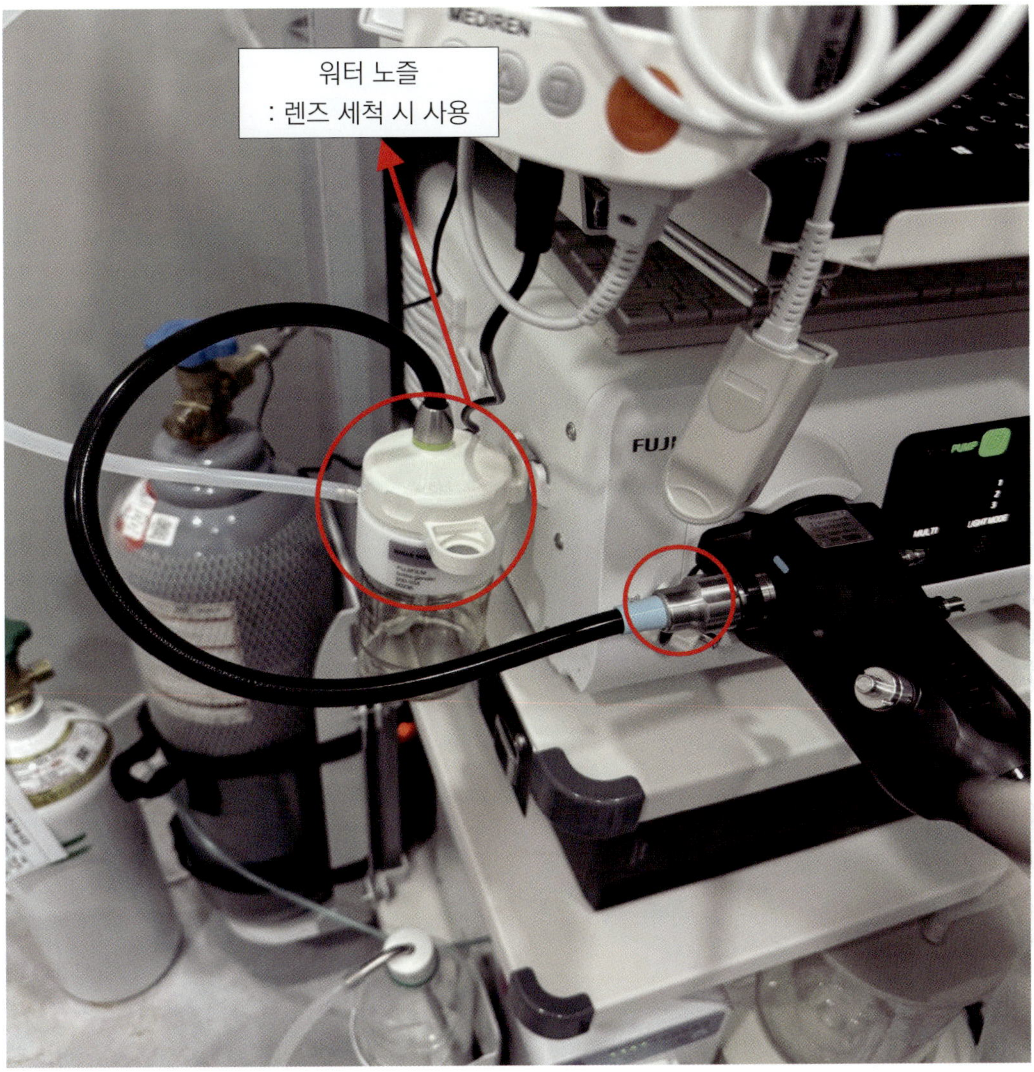
워터 노즐
: 렌즈 세척 시 사용
MEDIREN
FUJI

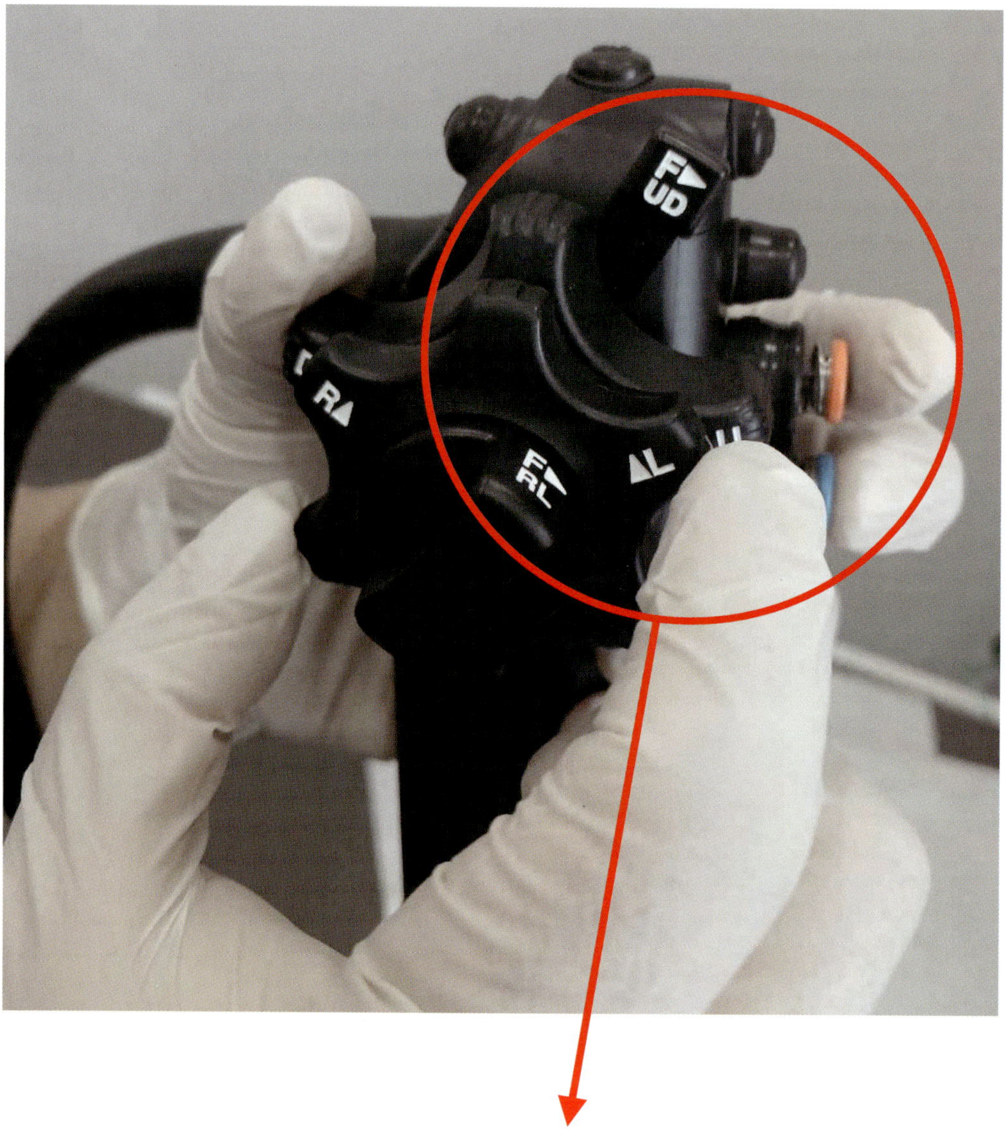

1. F▶ 조작부분을 가장 오른쪽으로 밀기
2. 왼쪽 사진과 같이 D▲R▲부분 맞추기

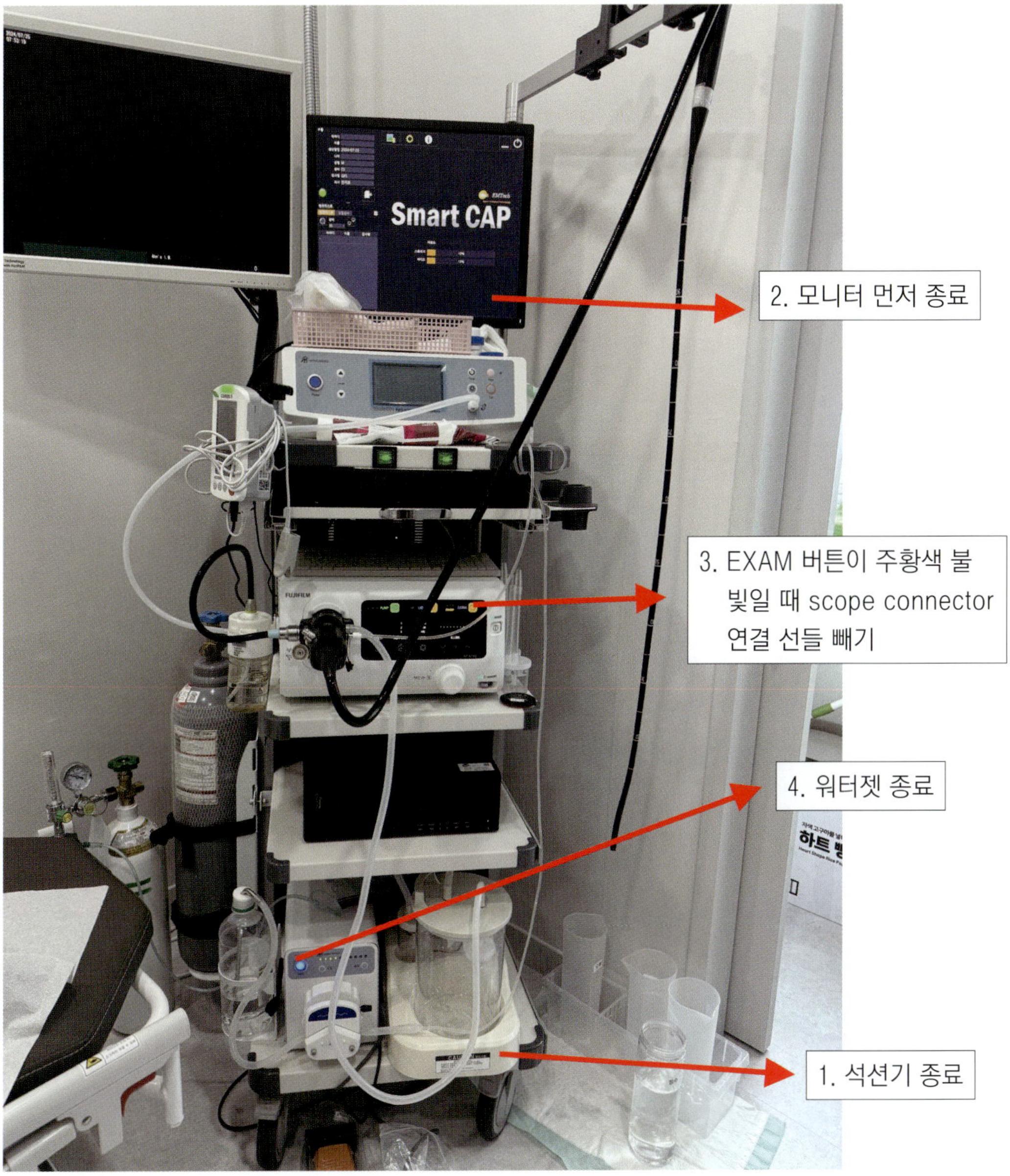
Smart CAP
2. 모니터 먼저 종료
3. EXAM 버튼이 주황색 불 빛일 때 scope connector 연결 선들 빼기
4. 워터젯 종료
1. 석션기 종료

2

위·대장내시경 공통

내시경 전 확인사항

1. 동의서(위 · 대장내시경 동의서, 진정 동의서)
2. 대장내시경 시: 장정결용 하제 선택
3. 기저 질환 및 복용 약물 확인(출혈위험 약물 복용 유무 중요)
4. 특이 사항 체크리스트: 순차적으로 확인하면서 복용 중인 약, 치아상태, 기저질환, 특이질환, 감염성 질환, 기타 등 확인
5. 금식 설명
6. 진정 내시경 시 운전 금지 설명
7. 진정 내시경 시 보호자 동반 설명
8. 문자 서비스: 예약 메시지, 검사 안내 및 주의 사항, 주차 안내, 1일 전 검사 예약 및 준비 사항
9. 의무 기록 관련
    1) 위 또는 대장내시경 동의서
    2) 진정 동의서
    3) 사전 점검표 / 진정 기록지
    4) 특이 사항 체크리스트

위 · 대장내시경 준비 물품

- 위 · 대장내시경 시 재료

1) EGD – Endoforcep

① 위 · 대장내시경 시 용종제거, 조직 검사, 헬리코박터 검사용으로 주로 사용한다(위 · 대장 길이가 다름 – 대장용 Forcep이 더 길다).

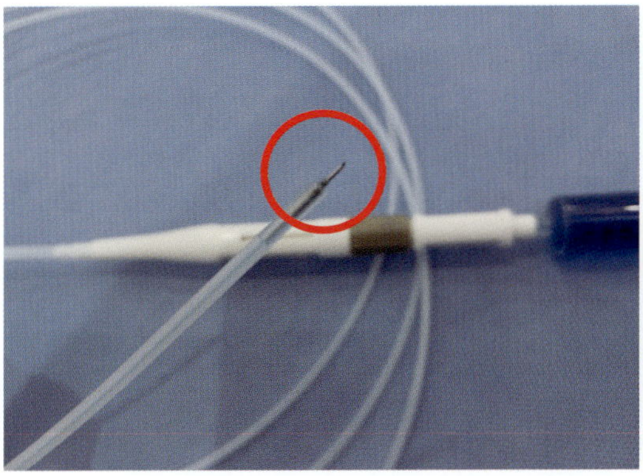
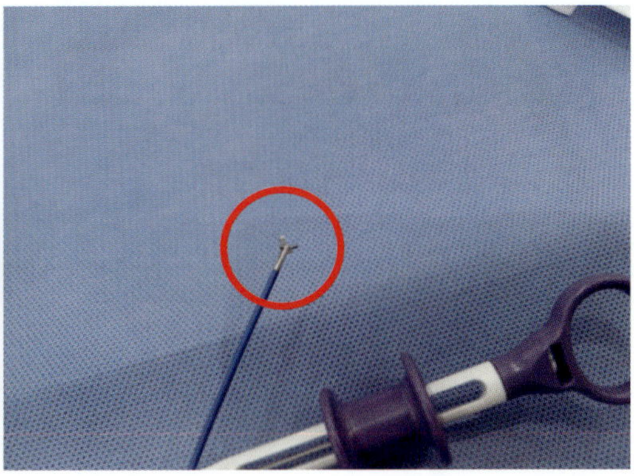

② Scope 채널 내 진입하여 사용하므로 처음 사용 시 Forcep 입구 쪽 캡을 꼭 빼고 시술 의사에게 전달한다.

③ Forcep은 반드시 close 상태로 채널에 진입하고 필요시에만 open 유지, 시술 후 바로 close 상태 유지한다.

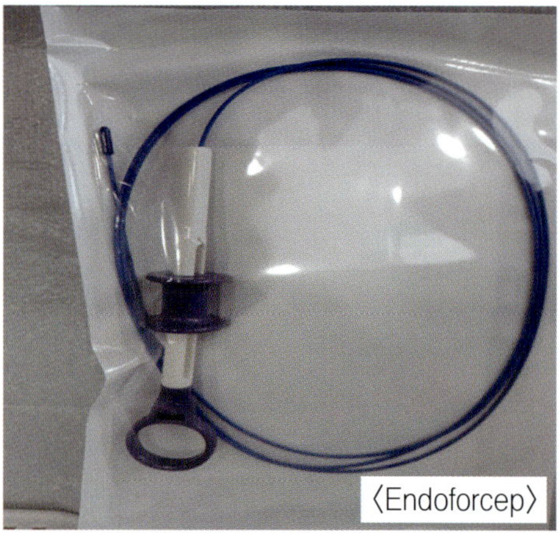

※ Close & Open 상태 확인

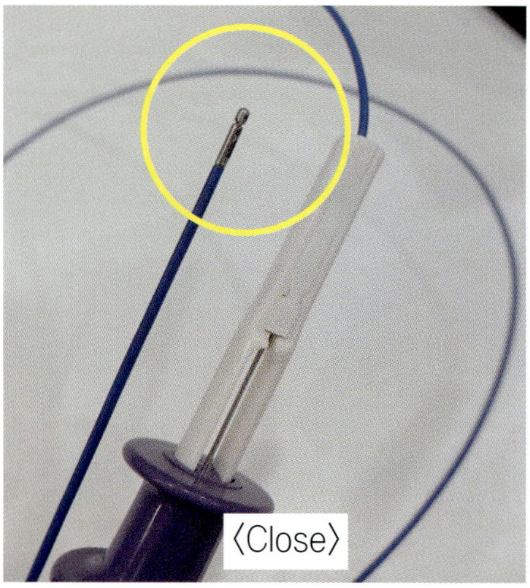

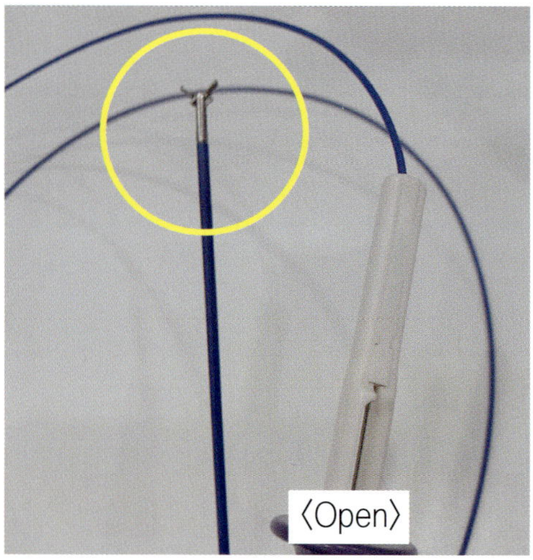

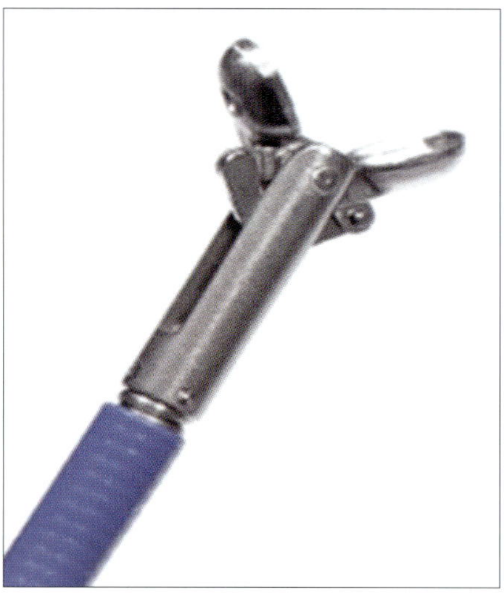

2) CFS - forcep, snare, injecter, hot-forcep, clip

① Snare: 올가미처럼 생긴 형태의 기구로, 내시경 채널에 삽입하여 걸기, 조이기, 당기기 등의 조절을 통해 대장 용종 절제 시에 사용(Hot snare, cold snare 있음)

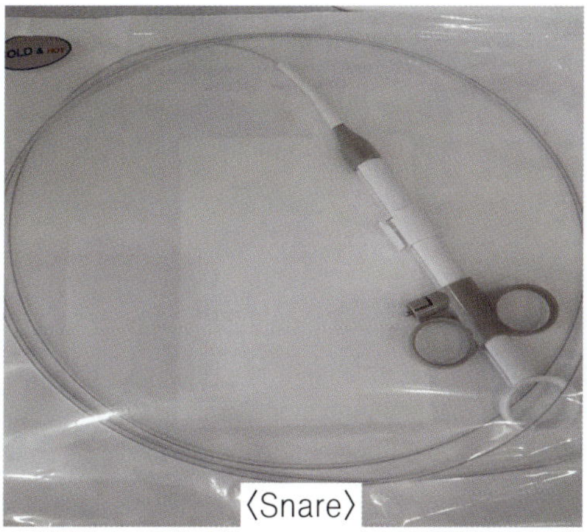

〈Snare〉

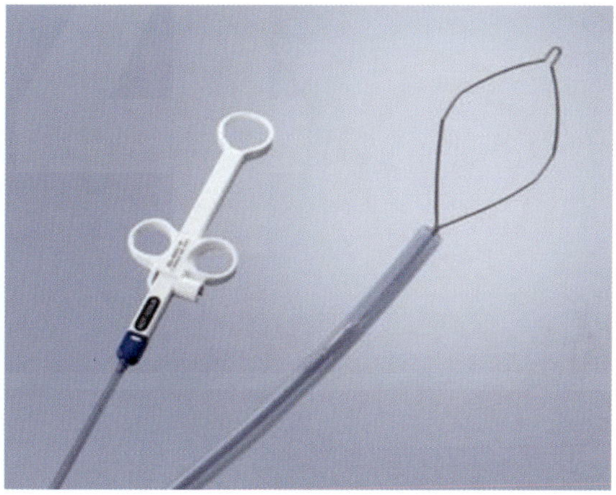

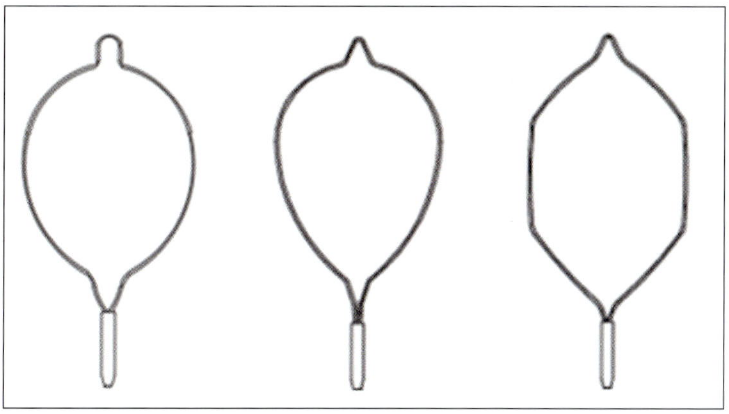

Round (라운드) Oval (오발) Hexagon (핵사곤)

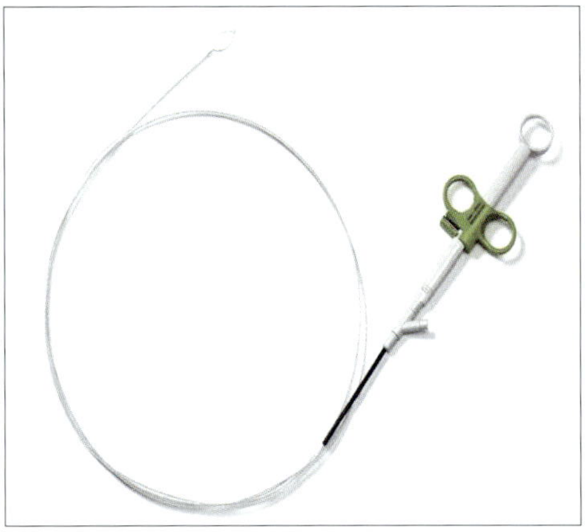

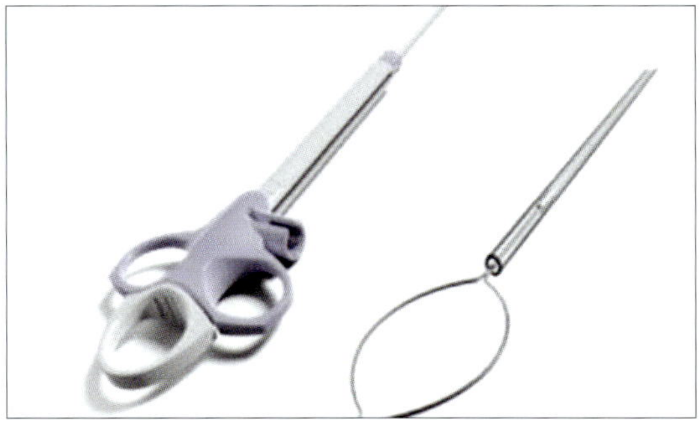

※ Close & Open 상태 확인

[Open 상태]

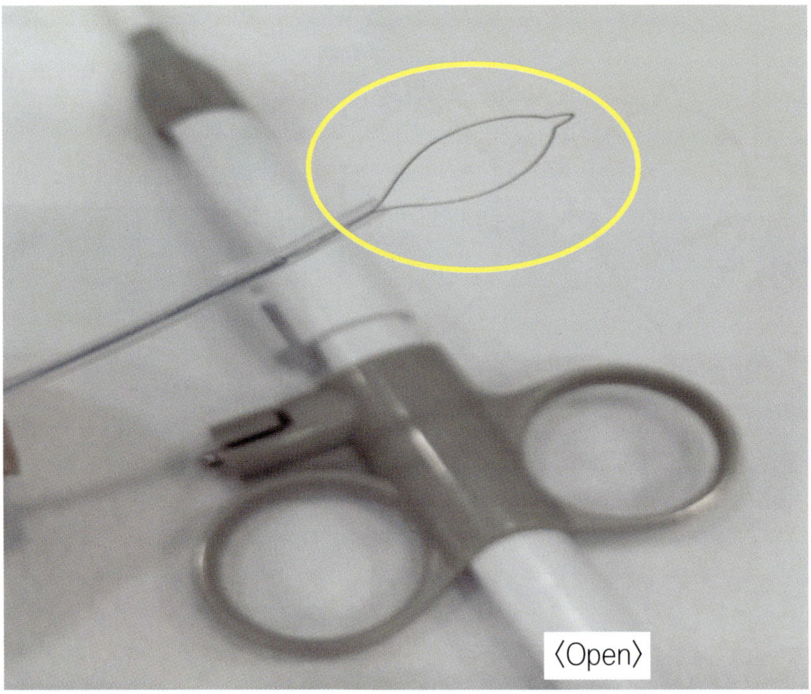

〈Open〉

[Close 상태]

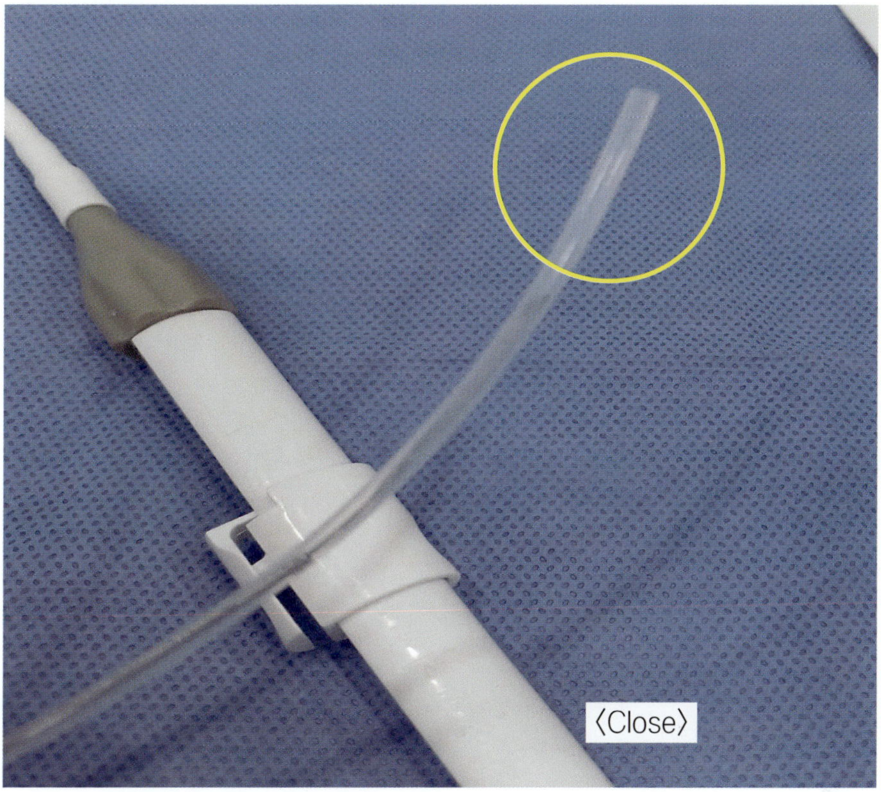

② Injector

: 절제할 병변(점막) 부위에 카르민혼합 용액을 주입하기 위해 필요한 기구

- 열림과 닫힘으로 조절하며 주사기를 연결하여 약물 주입이 가능하다(앞쪽에 Needle이 있다 - 점막 손상 주의).

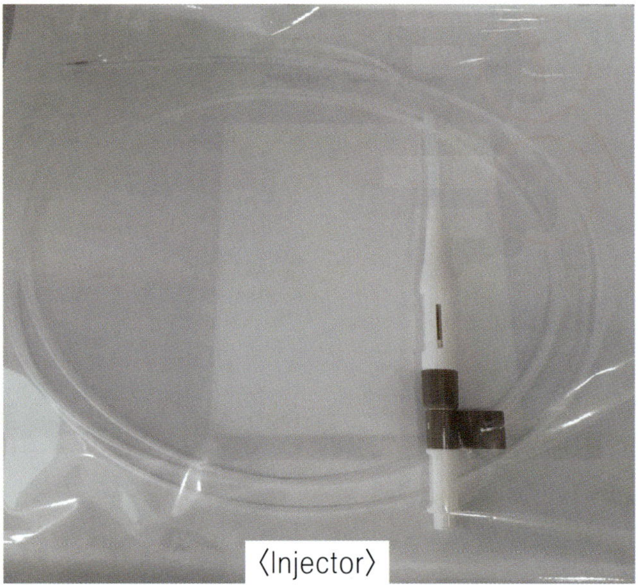

〈Injector〉

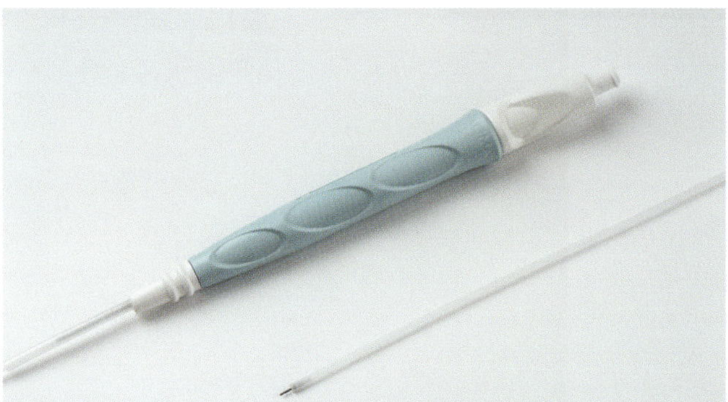

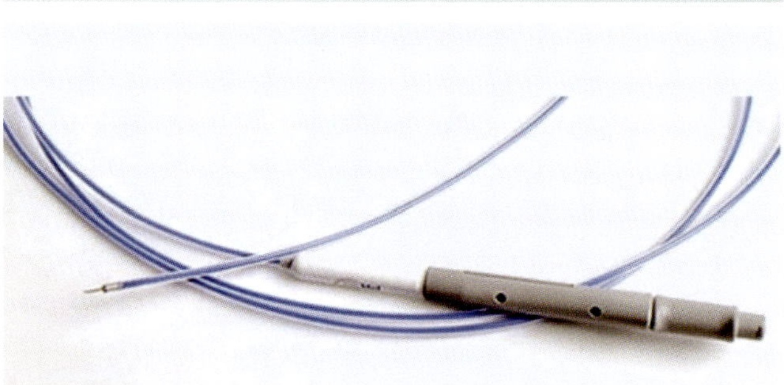

※ Close & Open 상태 확인

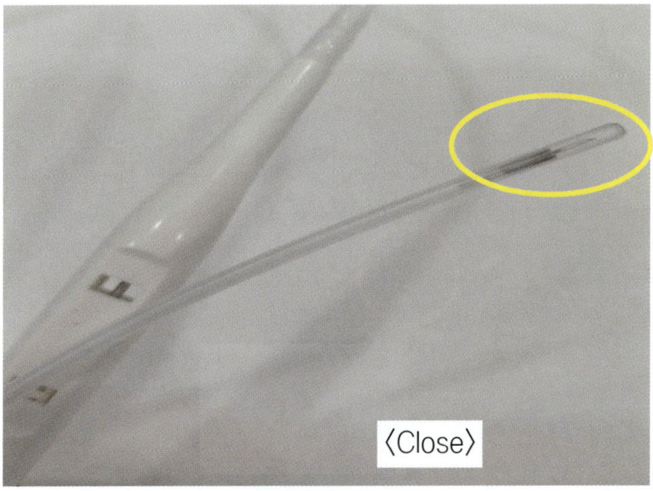

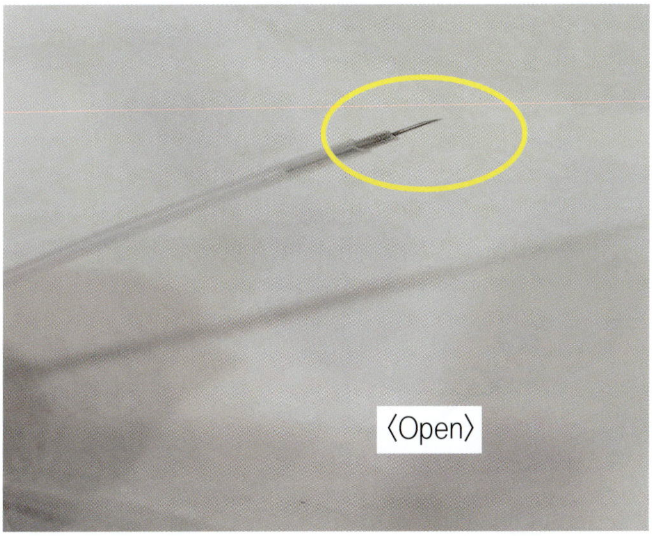

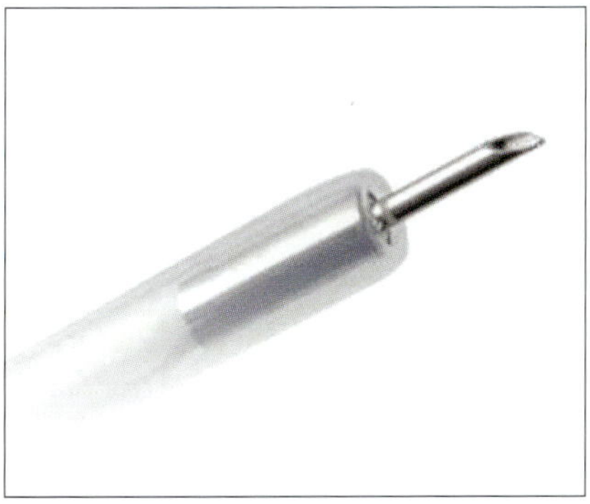

권정현 댓글

Forcep, Snare, Injector 등은 → 시술의에게 전달 시 반드시 close(닫힘) 상태로 전달

③ Hot-forcep

: 고온 겸자 용종 절세술이나 지혈술 시 사용

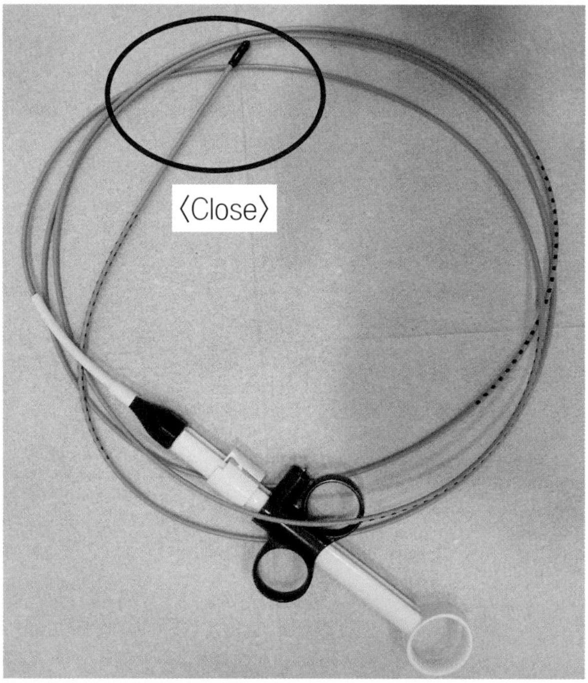

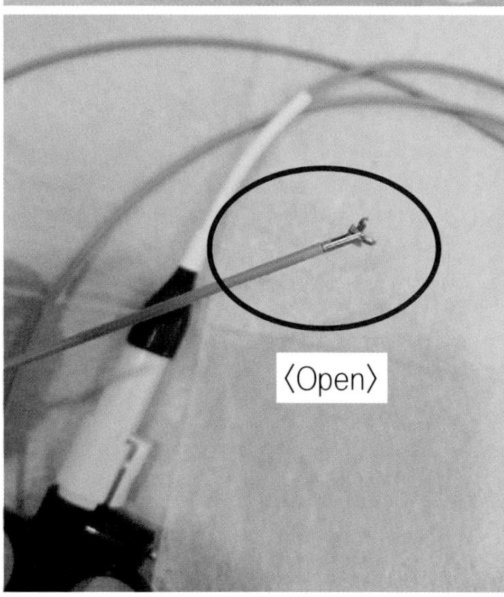

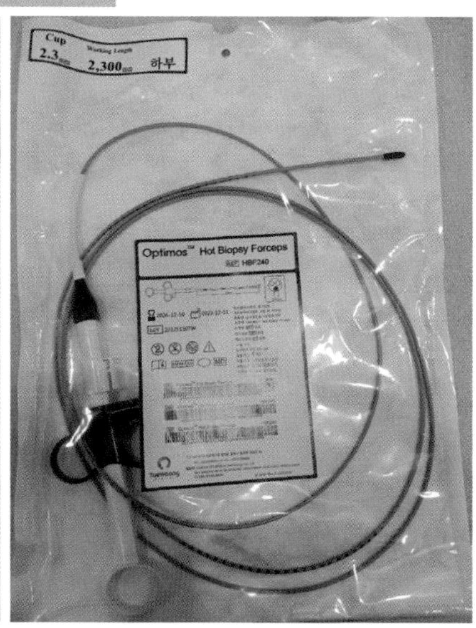

④ Clip(필요시)

: 출혈 부위 지혈 목적으로 사용

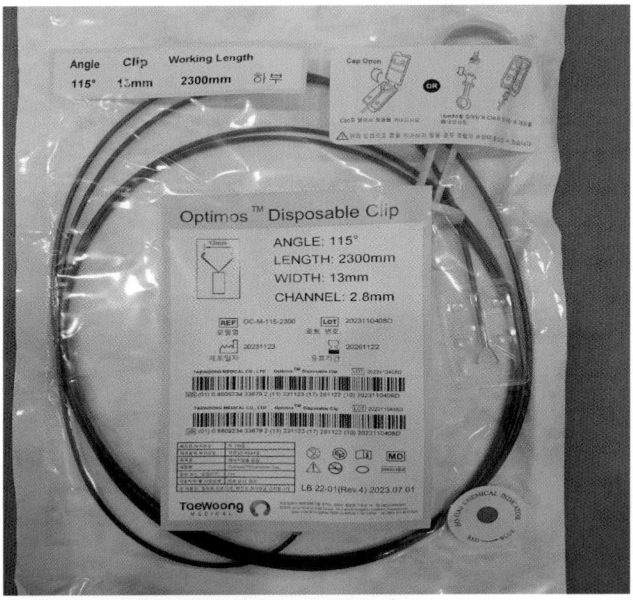

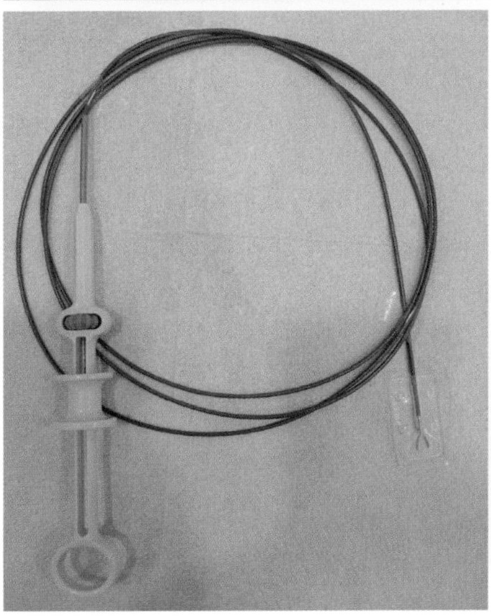

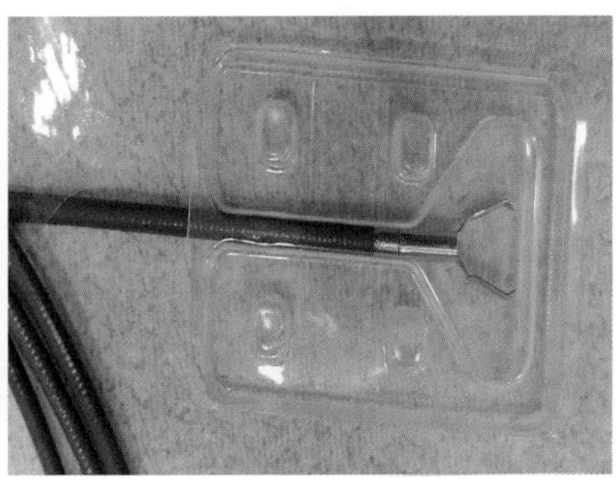

3

위내시경 (Esophagogastroduodenoscopy)

위내시경 시 준비 물품

- 위내시경 시 준비물
  1) 기본 수액: Normal saline 250 cc + I.V 수액 set
  2) Angio needle cath. 24G(22G 이상도 가능)
  3) 반창고 or multifix I.V
  4) Nasal O_2 cannular(2way nasal prong)
  5) Mouth piece(Air-way) & gauze 4×4 1장
  6) 환자 이름 라벨 + 주사 라벨(Midacum, Propofol)
  7) Bio Helicobacer test 1개(CLO)
  8) 가소콜(시메티콘) 1포 - 검사 30분 전 복용(가급적)
     : 기포제거제

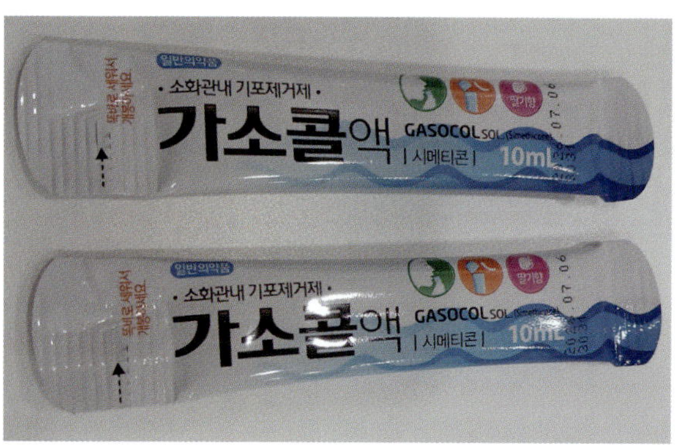

권정현 댓글

위장관 표면에는 기포와 점액 있어 거품 발생 → 검사 시 거품 발생 줄여 깨끗한 시야 확보 위함

9) 베라카인 스프레이

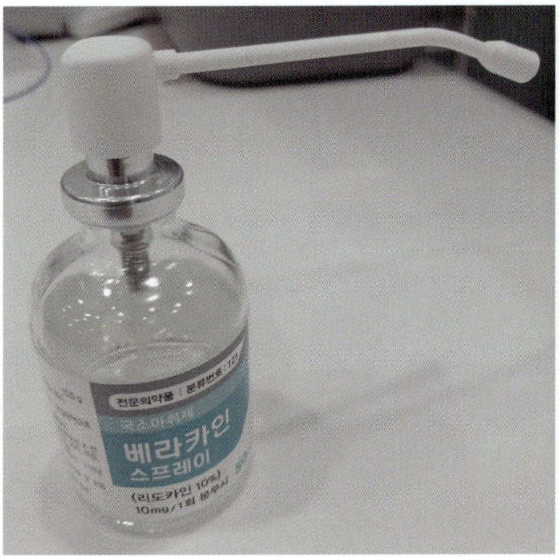

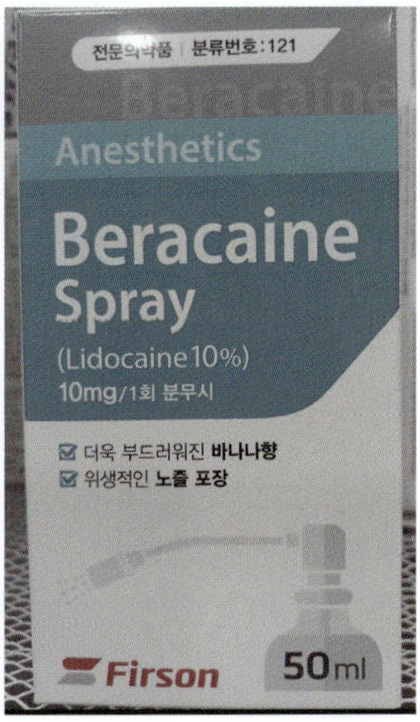

10) 마약 및 향정: Midacum 1 amp(5 mg) - 5 cc syringe, Propofol 1 amp. (12 cc) - 10 cc syringe(12 cc까지 재어지는 것)

11) 가소콜 용액

- 멸균증류수 500 cc + 가소콜 1-2포 용해 후 50 cc syringe 2개 재어둔다.

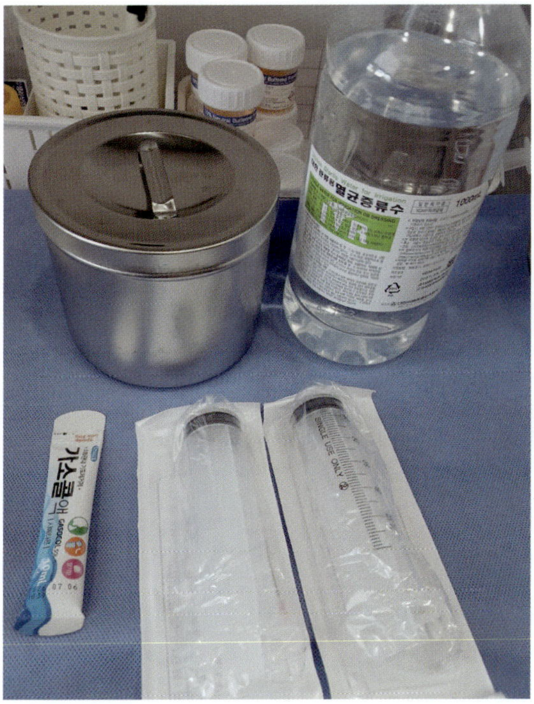

12) 각종 내시경 시 필요한 카테터 종류

Forcep, snare 등(각 종류 사진은 따로 기재한다)

13) 지혈용 수액

① Normal saline 100 cc + Epinephrine 4amp. mix

→ 20 cc syringe 잰다(필요시).

② Normal saline 250 cc + Epinephrine 10amp. mix

→ 50 cc syringe 잰다(필요시).

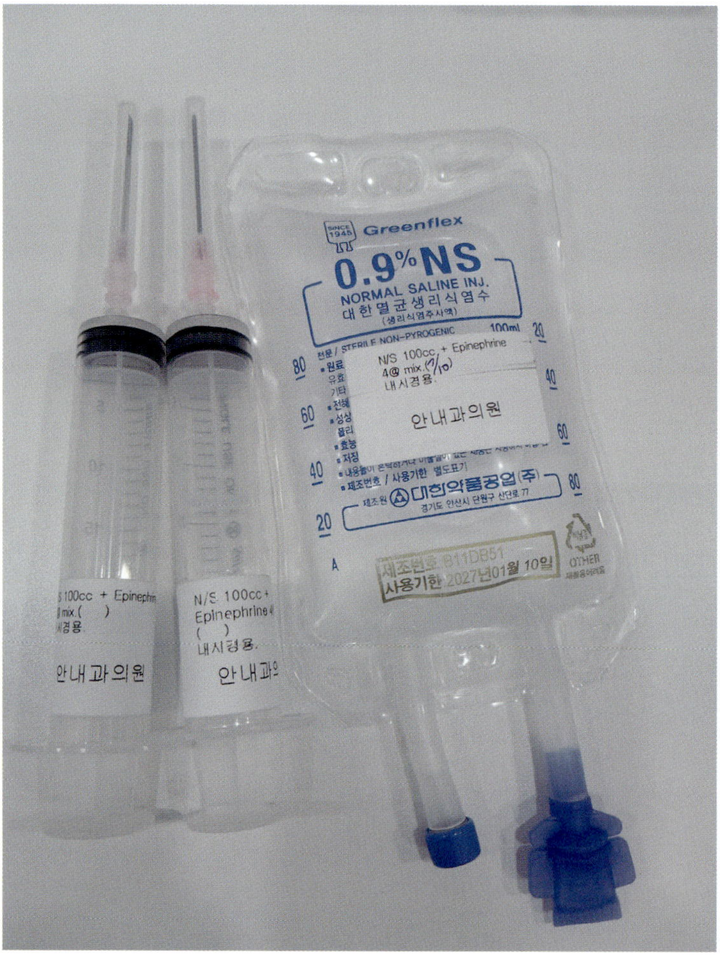

14) 조직 및 기타 검사 등

① 조직검사: 포르말린 검체통

→ 정확한 등록번호 및 환자 이름, 위치와 순번별 조직을 검체통에 표기 후 채취한다.

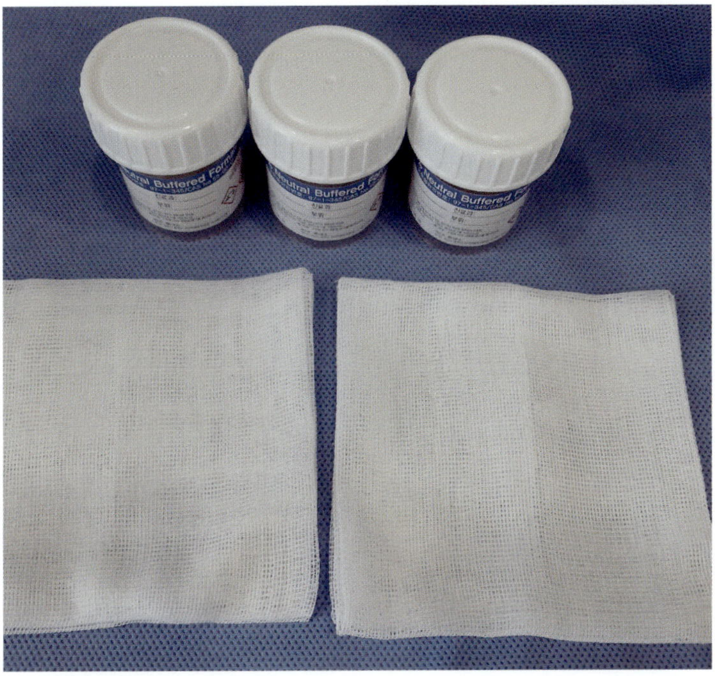

② Bio Helicobacter 검사(CLO검사)

: Bio Helicobacter 전용 검체 용기(냉장보관 중)

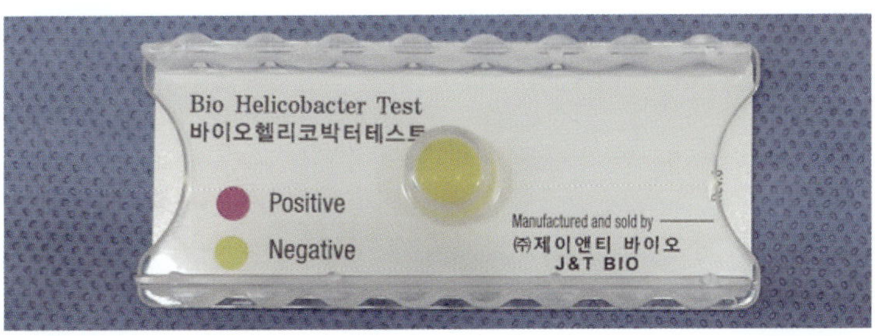

③ 기타 검사

(AFB stain, AFB culture, MTB PCR, culture & sensitivity)

- 파란 뚜껑 검체통에 생리식염수 채워서 검체를 담는다(따로 처방 있을 시).

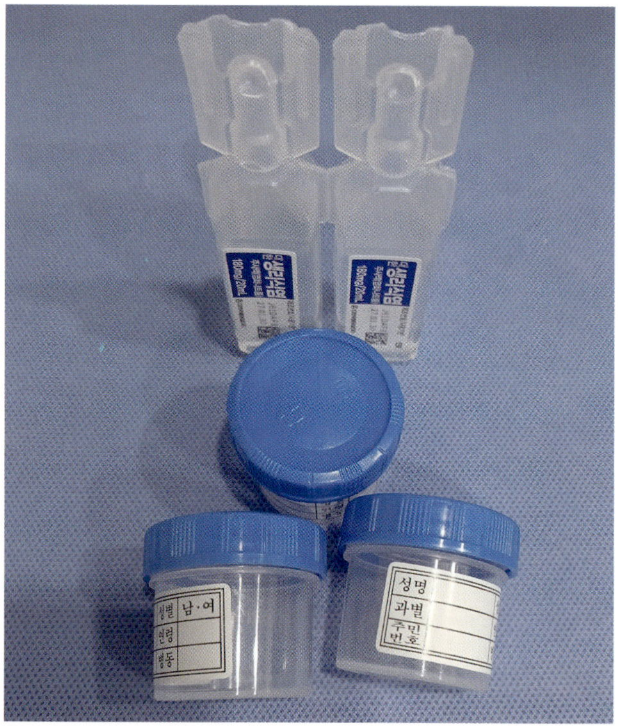

15) 기타 - 주사기 여유분, 알코올솜 등

내시경 기계 및 환경 준비

1. 산소 확인(필수)
   - Nasal prong(2way O_2 cannular) O_2 tank 연결 후 산소 나오는 것을 확인한다(멸균 증류수로 습윤병 Water level까지 채운다).
2. Scope
   → 본체를 연결한다(feed water connector, ventilation connector, water tank, Air-jet, suction).
   1) 송수병 → 멸균증류수로 채운다.
   2) 본체 기계 파워 버튼을 On 상태로 한다(파란불 상태로).
   3) Air pump - H 또는 M 켜져 있는지 확인한다.
      - 램프만(중앙 버튼) 노란불 상태로 유지한다.
3. 멸균 증류수로 송수병, 산소 습윤병 채우고 가소콜 용액을 만든다.
4. 가소콜 용액
   : 증류수 500 mL + 가소콜 1포
   → 50 cc Syringe 2개 재어서 준비한다.
5. Epinephrine mix fluid (수검자에 따라 둘 중 선택)
   1) N/S 100 + Epinephrine 4amp. mix
   → 20 cc Syringe 재어서 준비한다.
   2) N/S 250 + Epinephrine 10amp. mix
   → 50 cc Syringe 재어서 준비한다.

6. CLO test(Bio Helicobacter)
   - 냉장고에서 건수만큼 꺼내서 준비한다.

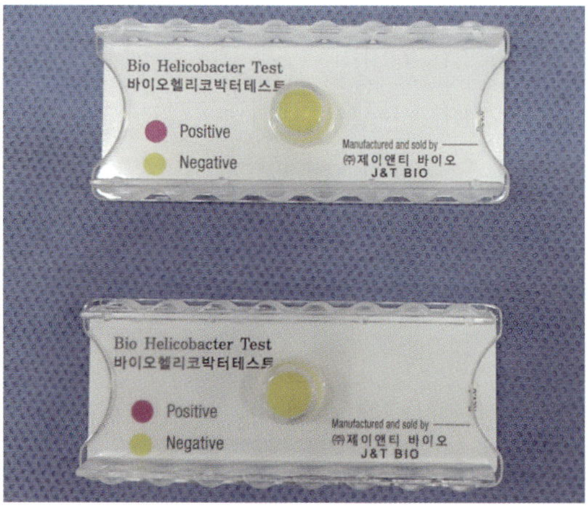

7. Mouth piece, Pad, gauze 준비
   - 환자 인적 사항 수면 · 비수면 여부 재확인한다.

   * Mouth piece

   (기도 유지 위해 혀를 아래로 내린 상태에서 유지)

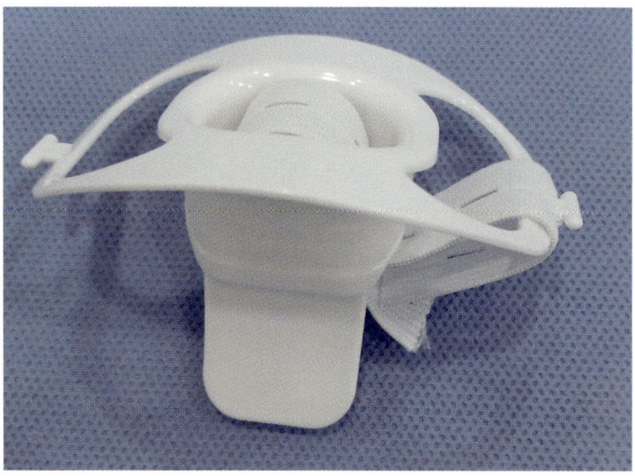

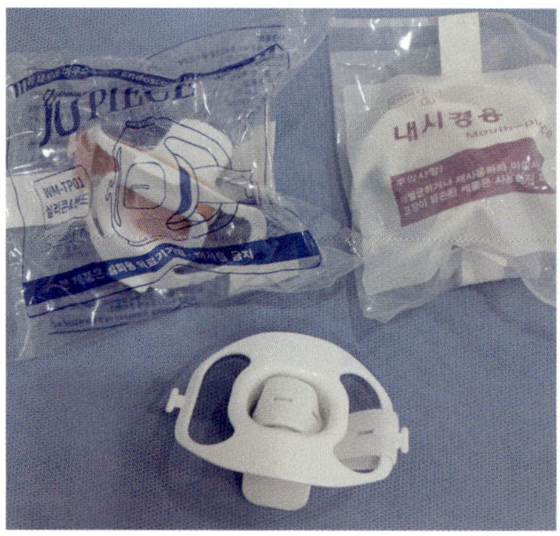

8. 보조자 2(환자 모니터)는 환자만 집중적으로 관찰한다.
9. O_2, Ambu-bag 등은 보조자 1이 준비한다.
   1) 검사 중 Forcep이나 기타 재료 필요시 10 cm 정도 남긴 후 시술 의사 손에 전달하되 손바닥에 강하게 준다(Forcep, snare, injecter 등은 시술 의사에게 전달 시 line이 꼬이지 않게 준다).

- 진정내시경인 경우
  시술 후 진정 약물 사용량 Midacum / propofol (　)cc/(　)cc 용량 확인 및 바로 시술 의사에게 알려준다.

2) 검사 후 바로 양쪽 침상 난간 올린다.
3) 기계 담당 보조자는 Scope 받고 바로 단백질 티슈로 닦고 효소 → 오물 순으로 Suction 시행한다(정수X).

환자 준비 순서

1. 수검자의 이름, 생년월일 확인한다.
   1) 정확한 환자 확인을 위해 환자 이름을 개방형 질문으로 한다.
   2) 환자 등록번호 또는 주민번호, 환자 이름 정확하게 확인한다.
   3) 동명이인일 경우 - 등록번호나 주민번호, 생년월일로 확인한다.
   4) 필요시 환자 확인용 팔찌나 환자 인식 라벨 이용한다.
2. 검사 동의서, 체크리스트, 경구약 복용 유무 및 치아 상태, Allergy 등 재확인한다.
3. 혈관 확보
   1) 생리식염수액 250 cc 준비 후 24G(필요시 22G 가능)로 I.V 확보한다.
      (I.V 위치는 가능한 한 오른쪽 손목 위쪽에 확보한다)
   2) 시술 중 정맥 확보 및 약물 주입 잘 되도록 수액 주입 확인한다.
   3) I.V site redness, swelling, pain, phlebitis sx. 유무 확인한다.
4. 투여 약물 준비 - 주사제로 진정제 및 진경제 준비
   1) 진경제(알피트, cimetropium)는 내시경방 입실 후 누운 상태에서 정확한 부위 확인 후 I.M한다.
   2) 약물 부작용 유무 확인한다.

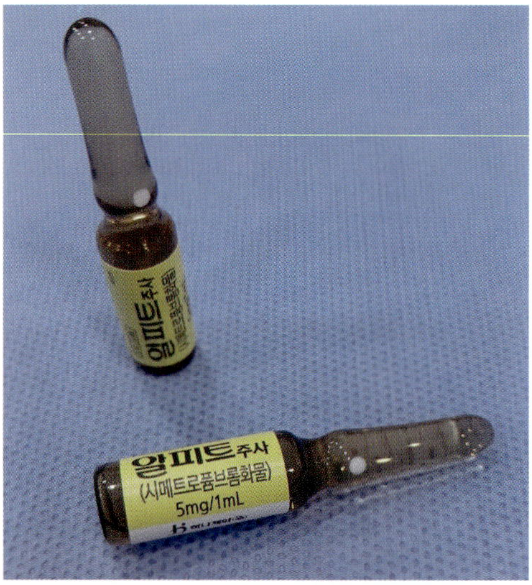

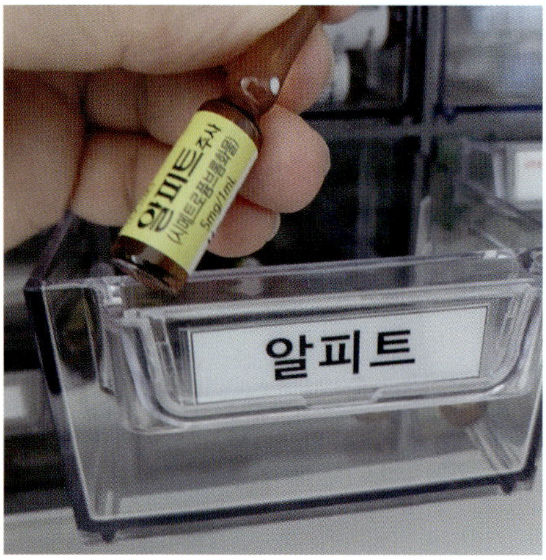

권정현 댓글

〈알피트, cimetropium〉
내시경 시 위장관 운동을 억제하고 분비물 감소시켜 검사를 원활하게 함

5. 가소콜 1포 설명 후 복용한다.

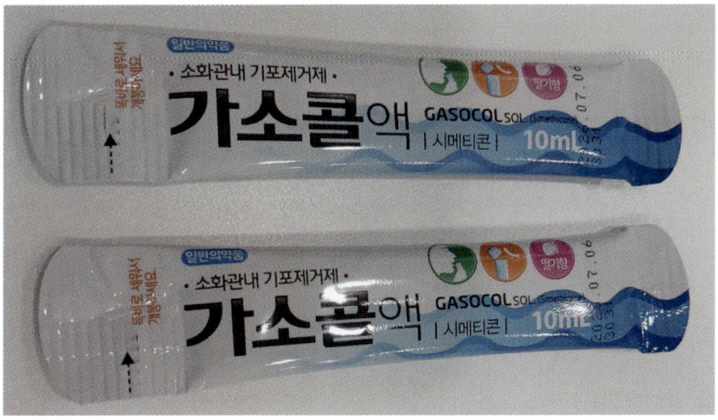

6. 내시경실 안으로 환자 이동 후 침대에 Lt. rateral position으로 눕고 처방 확인 후 알피트 처방 있는 경우 I.M으로 처치 시행 후 침상 난간을 올린다.
7. 침대와 환자 자세 및 위치를 설명한다.
   1) 침대 높낮이 조절 부분이 머리 쪽 / 침대 고정장치 부분이 다리 쪽으로 오도록 한다.
   2) 베개 위치는 침대 머리끝 부분에서 한 뼘 아래 앞쪽으로 맞춘다.
   3) 시선은 앞 사람 신발을 볼 것을 권유한다.
   4) 왼쪽 다리는 피고 오른쪽 다리는 직각으로 굽히고 왼쪽 손은 오른쪽 액와선 쪽으로 넣도록 한다.

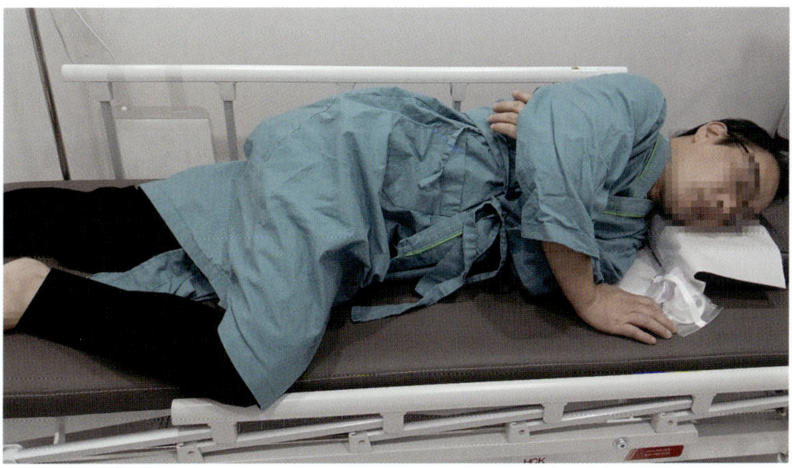

위내시경 검사 시 자세

5) 침상 높이는 내시경 본체(회색 모서리 부분) 높이 정도로 한다.
6) 환자에게 "침대 올라갑니다."라고 설명 후 침대 높이 조절한다.
7) Mouth piece, 거즈 준비해 놓고 Mouth piece는 시술 의사 도착 시 확인 후 적용한다.
8) Mouth piece 적용 시 환자에게 "혀는 아래로 내리고 치아로 꽉 깨물어 주세요."라고 설명한다.
9) 2번째 보조자는 Mouth piece 양손으로(왼손은 뒷목 부분 지지하고 오른손은 Mouth piece 잡고) 환자 호흡이 양호한지, 무호흡이나 호흡곤란, 청색증 등이 없는지 수시로 확인한다.
(필요시 침상 난간 내리고 환자 지지한다)

8. 손가락에 SPO_2 sensor 끼우고 산소 포화도 모니터링한다.
환자 상태 이상 시 바로 말한다.
9. 위내시경 종료 시 양쪽 침상 난간 올리고 산소 포화도 의사에게 알린 후 양호할 경우 Mouth piece를 제거한다.
→ 대장내시경 함께 할 경우에는 모든 시술 종료 시 SPO_2(산소포화도) 수치 시술 의사에게 확인 후 sensor 제거한다.
(침상 난간 올릴 때 환자 손이 다치지 않게 주의한다)

검사 후 환자 및 정리

1. 내시경 검사실에서 회복 구역으로 침상째로 나온 후 침상 높이 가장 낮게 맞춘 후 낙상 주의 관찰한다.
2. 침상 내 SPO_2 monitoring keep하고 환자의 호흡, 의식 등을 지속적으로 모니터링한다.
3. 수시로 Mentality, V/S, 호흡 양상, 이상 변화 등 관찰한다.
4. 환자 상태에 따라 수십 분 후 환자 깨운 후 호흡 양상, 의식, 활력징후, 산소 포화도, 이상징후 등 확인 후 양호할 경우 회복 구역에서 일반 구역(또는 병원 대기실)으로 안내한다.
5. 기립 상태에서 어지럼증, 불편감 등이 없는지 확인 후 대기 중인 보호자에게 안내하고 안정 후 탈의실에서 환복 후 대기한다.
6. 대기 후 시술 의사에게 진료 및 상담하고 내시경에 대한 결과설명 듣는다.
7. 해당 환자의 수납대기 시 처방 확인 및 필요시 보완한다.
8. 수납 전 마약 및 향정 사용 시 약 종류, 용량, 잔량, 폐기 등 확인 및 사진 촬영 후 저장, 전산-마약 관리 프로그램 입력한다.
9. 검사 후 주의 사항, 금식이나 식이 섭취 시간, 경구약 처방 등 확인하고 수납 후 귀가시킨다.

4

대장내시경 (Colonoscopy)

대장내시경 시 준비물품

1. 기본 수액: Normal saline 500 cc + I.V set
2. Angio needle cath. 24G(22G 이상도 가능)
3. 반창고 or multifix I.V
4. Nasal O_2 cannular(2way nasal prong)
5. Mouth piece(Air-way) & gauze 4×4 1장(필요시)
6. 환자 이름 라벨 + 주사 라벨 (Midacum, Propofol)
7. 알피트(시메트로퓸브롬화물, Cimetropium Bromide) 1amp. I.M

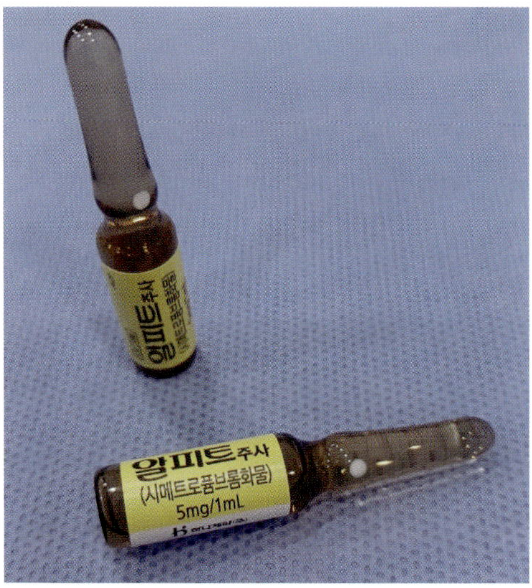

권정현 댓글

〈알피트, cimetropium〉
내시경 시 위장관 운동을 억제하고 분비물 감소시켜 검사를 원활하게 함

8. 가소콜(시메티콘) 1포 - 검사 30분 전 복용(가급적)

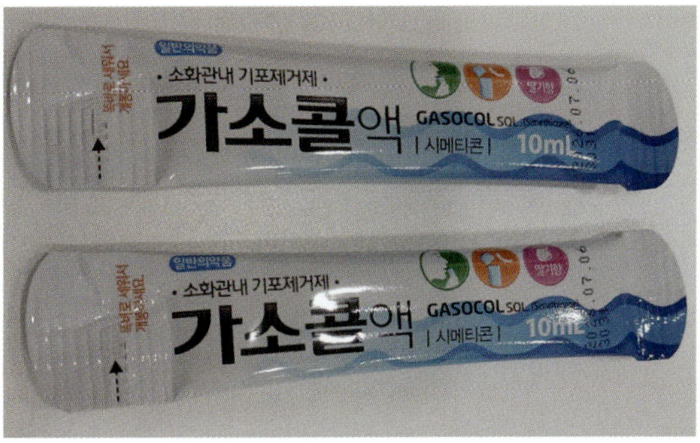

권정현 댓글

〈시메티콘 - 가소콜〉
위장관 표면에 기포와 점액 있어 거품 발생
→ 검사 시 거품 발생 줄여 깨끗한 시야 확보 위함

9. 마약 및 향정 준비
: Midacum 1amp (5 mg) - 5 cc syringe,
Propofol 1amp(12 cc) - 10 cc syringe(12 cc까지 재어지는 것)
10. 베개 위: 패드 1장 / 디펜드 1장(대장내시경 시)
- 엉덩이 부분에 올려둔다.
11. 루브겔 및 Gauze 3-4장 준비

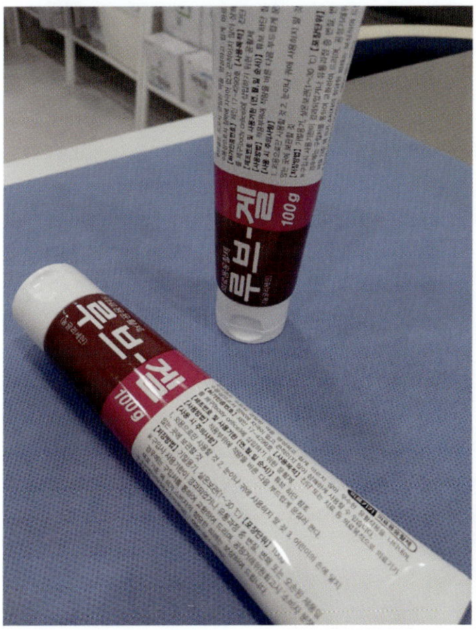

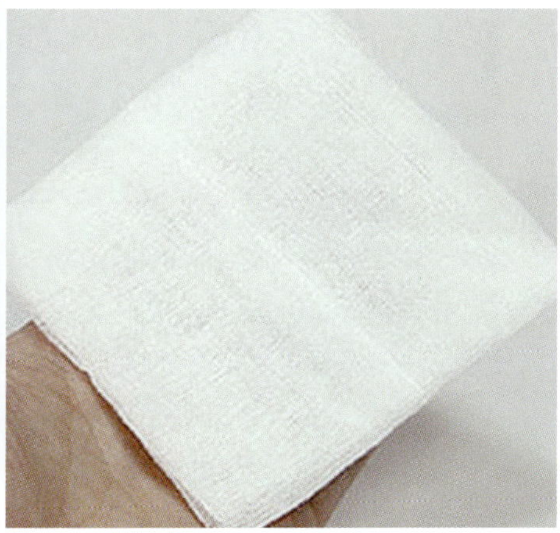

12. 가소콜 용액 준비

- 멸균증류수 500 cc + 가소콜 1-2포 용해 후 50 cc synge 2-3개 정도 재어둔다.

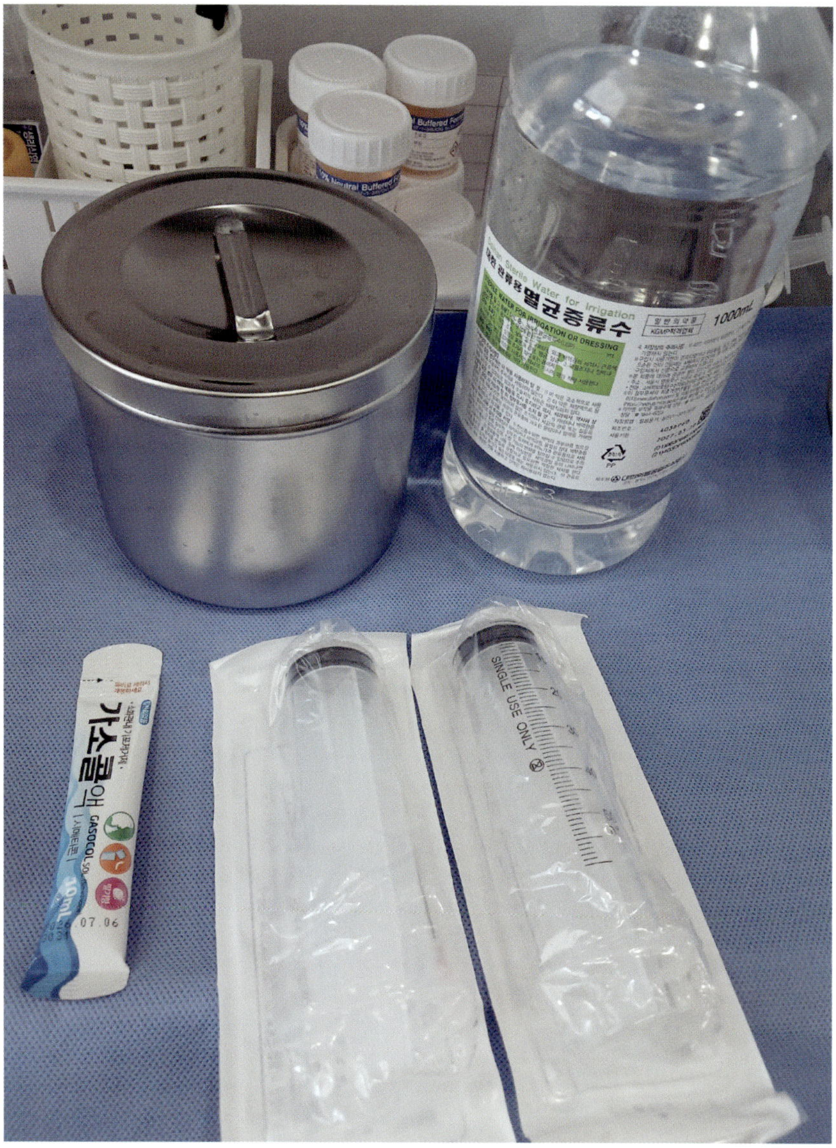

13. Distal attachment

- 멸균상태로 1통에 1개씩만 담아서 준비한다.

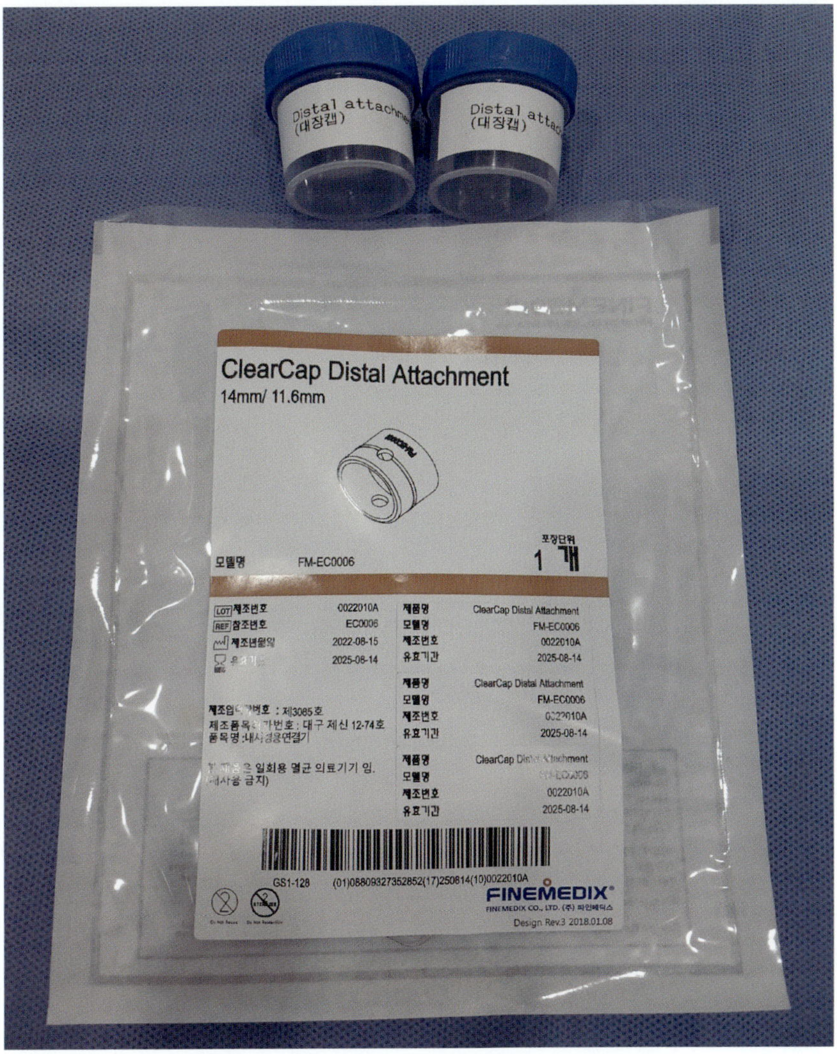

[Distal attachment]

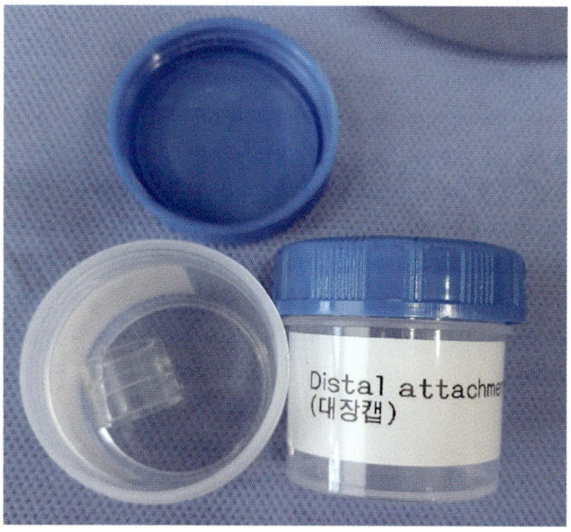

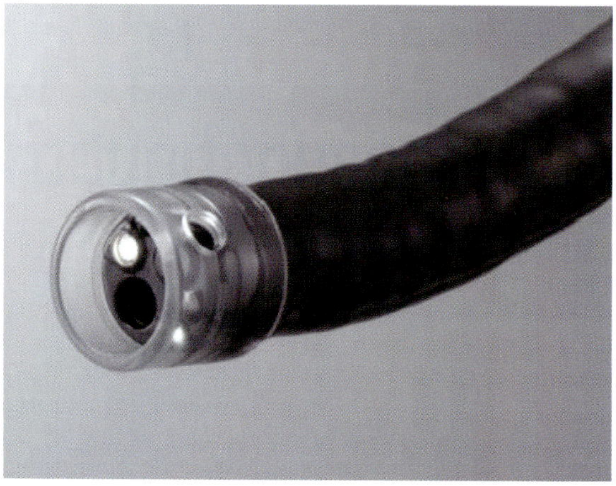

14. 지혈용 수액

① Normal saline 100 cc + Epinephrine 4amp. mix
→ 20 cc syringe로 잰다(필요시).

② Normal saline 250 cc + Epinephrine 10amp. mix
→ 50 cc syringe로 잰다(필요시).

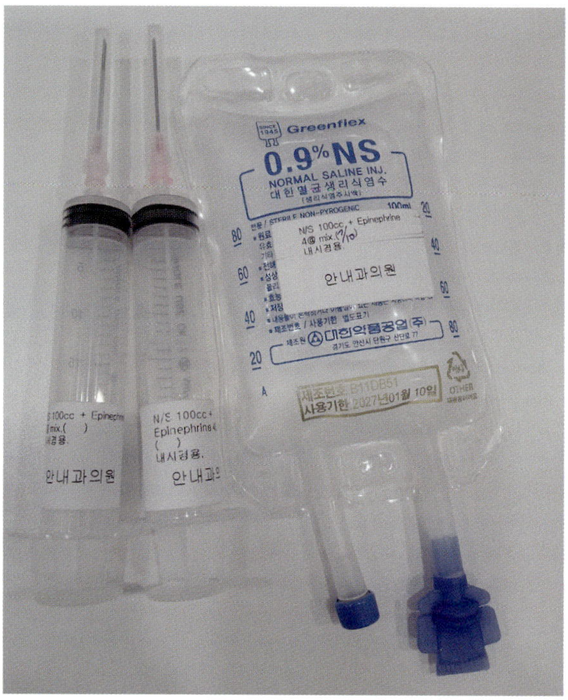

15. 카르민 수액(대장내시경 시 준비 - 용종제거술 위함)

: Normal saline 250 cc + Epinephrine 1 amp. + 카르민 2.5 cc mix

→ 10 cc syringe로 잰다(2개 정도).

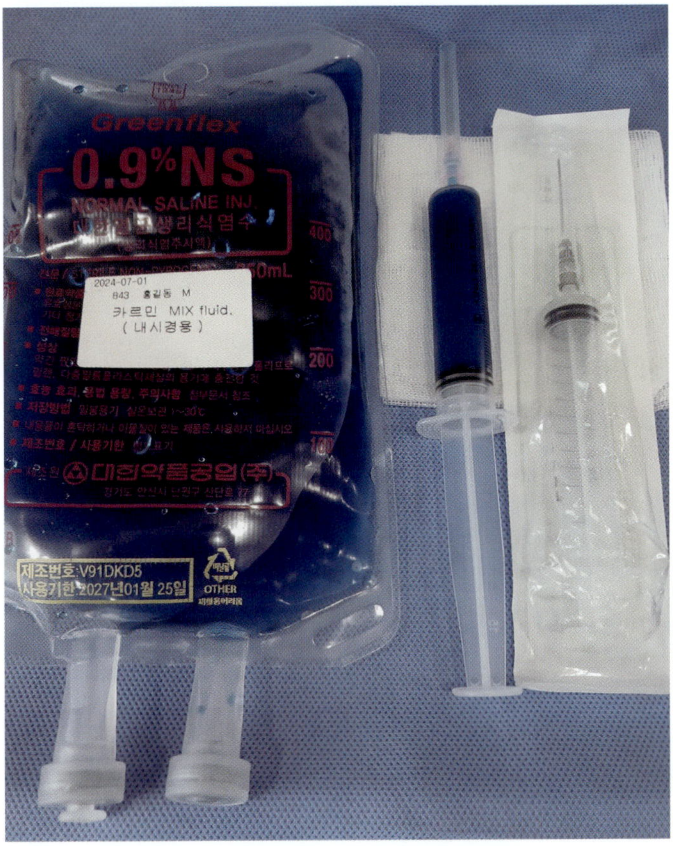

권정현	댓글

카르민 수액(Carmine +N/S mix)

: Epinephrine+Carmine+Normal saline mix fluid로 점막하 주입 시 염색 효과로 점막하 주입의 범위와 정도 결정 및 병변의 경계 명확

16. 조직 수집용 용기: Trap(Polyp trap) 1-2개 준비
   → 절제된 조직을 번호별 돌려가며 검체통에 수집한다.
      (중요사항: 순번별 번호대로 잘 담기)

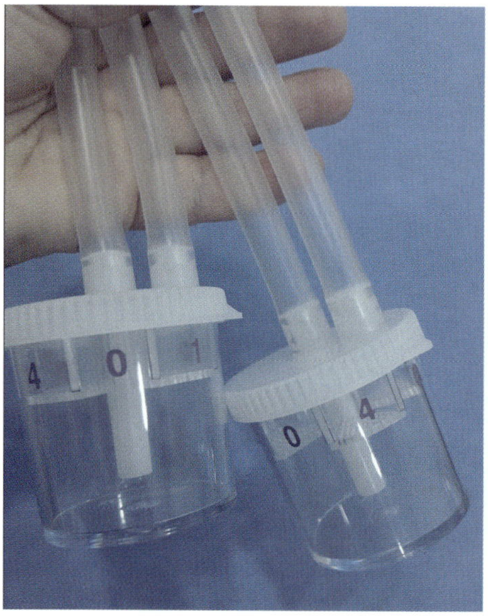

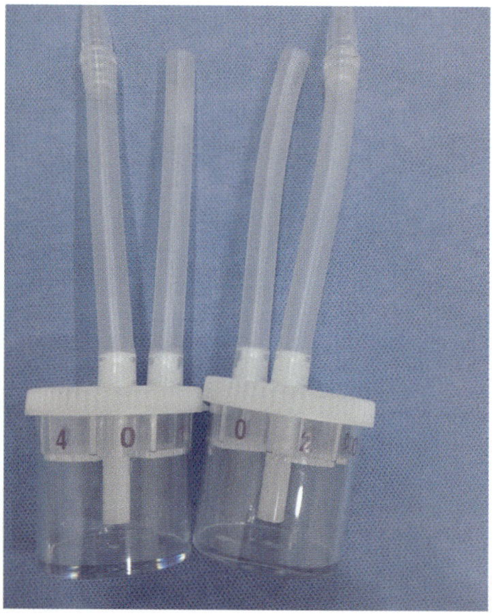

권정현 댓글

〈Polyp trap〉
→ 절제된 병변이나 조직을 Suction 통해 담기 위한 검체 수집 용기

17. 내시경 시 각종 필요 카테터, Forcep, snare 등 준비한다.
   1) 일반적으로 Forcep, Snare 준비
   2) 가소콜 혼합 용액 넉넉히 준비
   3) 주사기 사이즈별 준비

18. 조직 및 기타 검사 등

1) 조직검사: 포르말린 검체통

→ 정확한 위치와 순번별 조직 검체통에 표기 후 채취한다.

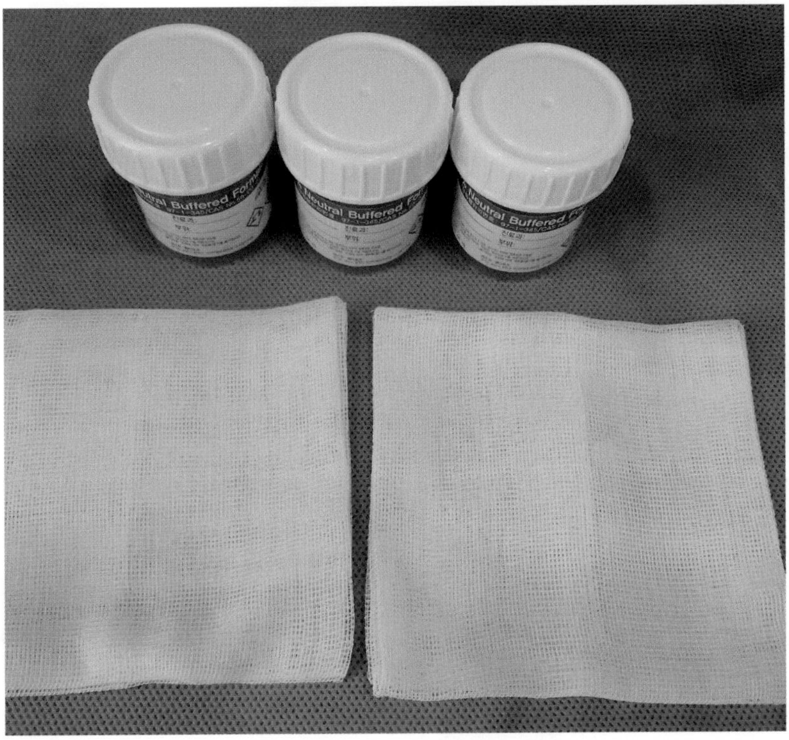

2) 용종절제술 준비

① Bovie(본원 ERBE 사용)는 대장내시경 시 미리 콘센트 꽂아둔다.

② 용종절제술 시 Bovie(본원 ERBE 사용)의 전원 버튼 누른다.

③ 전기 패드를 팀원에게 전달 후 환자의 대퇴부나 둔부에 부착한다.

④ 1A(기본 설정모드)로 해서 Soft COAG로 설정해 둔다.

⑤ Foot pedal(노랑, 파랑)을 시술 의사의 발 위치에 둔다.

⑥ 절제술 시작 전 준비 단계에서 Snare에 연결해서 사용한다.

[Bovie] 준비 상태

: 안내과의원: ERBE 제품 사용

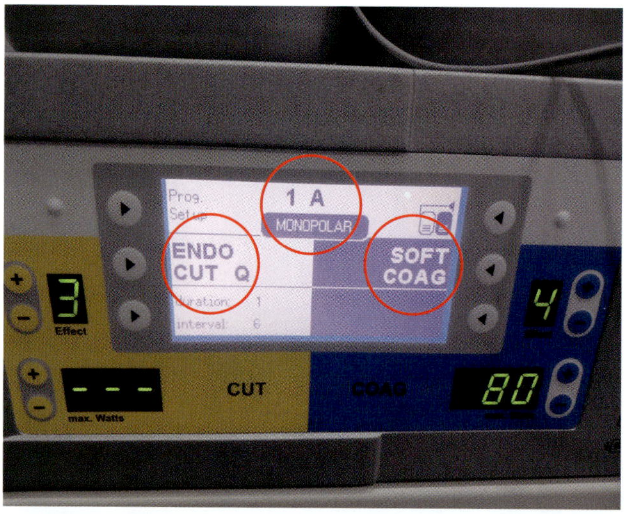

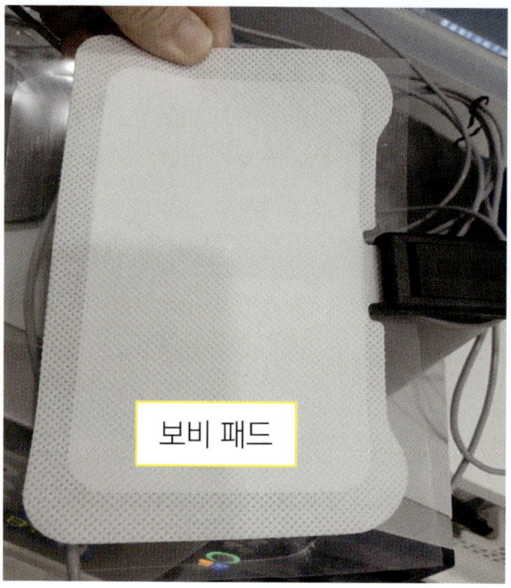

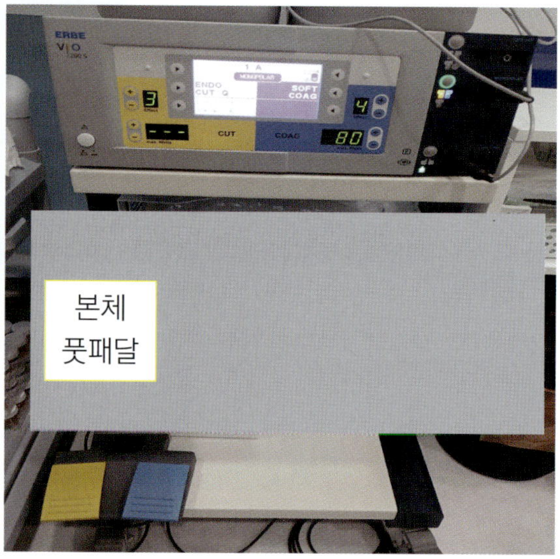

19. 조직 검사 시행 시: 조직병리의뢰서 작성 후 검체 확인 후 인수인계한다.
(등록번호, 환자 이름, 검체 정확히 확인)

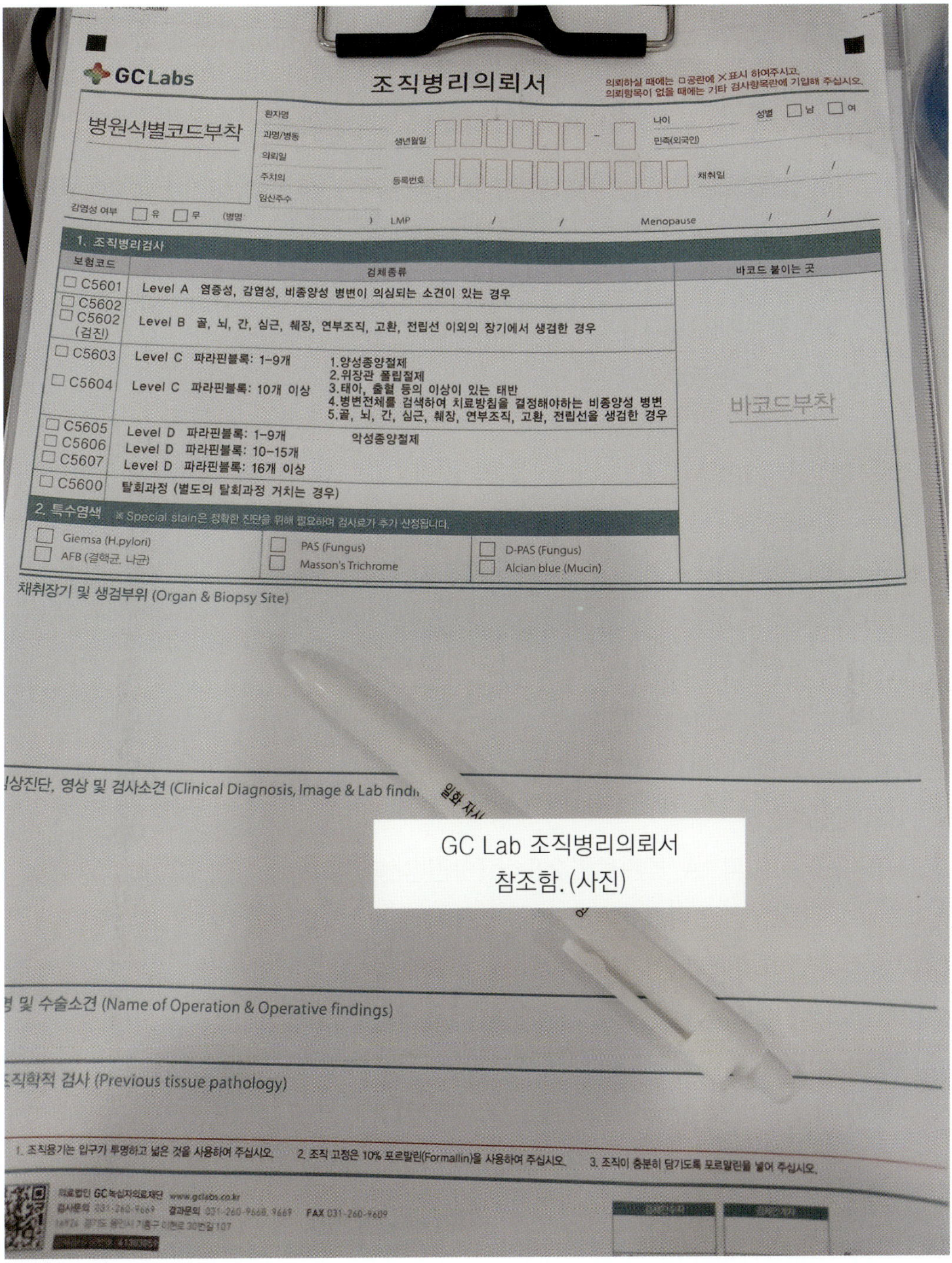

GC Labs 조직병리의뢰서

의뢰하실 때에는 □공란에 ×표시 하여주시고, 의뢰항목이 없을 때에는 기타 검사항목란에 기입해 주십시오.

병원식별코드부착

환자명 / 과명/병동 / 의뢰일 / 주치의 / 임신주수 / 생년월일 / 등록번호 / 나이 / 성별 □남 □여 / 민족(외국인) / 채취일

감염성 여부 □유 □무 (병명:) LMP / / Menopause / /

1. 조직병리검사

보험코드	검체종류	바코드 붙이는 곳
□ C5601	Level A 염증성, 감염성, 비종양성 병변이 의심되는 소견이 있는 경우	바코드부착
□ C5602 □ C5602 (검진)	Level B 골, 뇌, 간, 심근, 췌장, 연부조직, 고환, 전립선 이외의 장기에서 생검한 경우	
□ C5603 □ C5604	Level C 파라핀블록: 1-9개 Level C 파라핀블록: 10개 이상 1.양성종양절제 2.위장관 폴립절제 3.태아, 출혈 등의 이상이 있는 태반 4.병변전체를 검색하여 치료방침을 결정해야하는 비종양성 병변 5.골, 뇌, 간, 심근, 췌장, 연부조직, 고환, 전립선을 생검한 경우	
□ C5605 □ C5606 □ C5607	Level D 파라핀블록: 1-9개 Level D 파라핀블록: 10-15개 Level D 파라핀블록: 16개 이상 악성종양절제	
□ C5600	탈회과정 (별도의 탈회과정 거치는 경우)	

2. 특수염색 ※Special stain은 정확한 진단을 위해 필요하며 검사로가 추가 산정됩니다.

□ Giemsa (H.pylori)	□ PAS (Fungus)	□ D-PAS (Fungus)
□ AFB (결핵균, 나균)	□ Masson's Trichrome	□ Alcian blue (Mucin)

채취장기 및 생검부위 (Organ & Biopsy Site)

임상진단, 영상 및 검사소견 (Clinical Diagnosis, Image & Lab findi...

...명 및 수술소견 (Name of Operation & Operative findings)

...조직학적 검사 (Previous tissue pathology)

1. 조직용기는 입구가 투명하고 넓은 것을 사용하여 주십시오. 2. 조직 고정은 10% 포르말린(Formalin)을 사용하여 주십시오. 3. 조직이 충분히 담기도록 포르말린을 넣어 주십시오.

의료법인 GC녹십자의료재단 www.gclabs.co.kr

GC Lab 조직병리의뢰서
참조함.(사진)

대장내시경 기계 및 환경 준비

1. 산소 확인(필수)
   - Nasal prong(2way O_2 cannular) O_2 tank 연결 후 산소 나오는 것을 확인한다(멸균 증류수로 습윤병 Water level까지 채운다).
2. Scope
   1) 본체를 연결한다(feed water connector, ventilation connector, water tank, Air-jet, suction).
      (1) 본체 기계 파워 버튼은 항상 On으로 한다.
      (파란불 상태로 유지한다)
      (2) Air 켜져 있는지 확인한다.
      (3) CO_2 전원 켜고, flow 켠다.
      램프만(가운데 버튼) 노란불 상태로 둔다.
3. Gate-way 화면
   1) 위 · 대장이면 위내시경 검사 끝나고 대장-Scope 연결 후
   2) 모니터에 환자 이름 확인 후 대장내시경 검사로 변경한다.
4. 가소콜 용액 및, Epinephrine mix fluid 준비
   (위내시경 준비 만드는 법 참고)
5. Distal attachment(뚜껑만 열어둔다), 루브겔, Injecter, snare, bovie
6. 카르민 용액 준비
   : N/S 250 + 에피 1A + 카르민 2.5 cc(확인받는다)
7. Bovie(ERBE) 전원 켜고 설정은 SOFT로 유지한다.
   (가운데 화살표를 누른다)
8. 용종제거 시
   1) 전기 패드 보조자 2에게 전달 후 환자에게 부착하고 발판 놓고 Injecter, snare 함께 개봉 준비 후 snare 연결해서 준비해 둔다.
   2) 용종 제거에 필요한 모든 재료는 10 cm 길이를 남겨두고 시술의사에게 전해준다.
      - Injecter와 카르민 주사기 연결 후 flushing을 미리 하고 시술의사에게 전하거나, 연결 전 Injecter를 시술자에게 주고 Scope 진입 시 카르민 연결하고 알린 후 flushing 시행한다.

3) Injecter 뺀 후 바로 snare를 시술 의사에게 전달한다.
(Injecter & snare의 교체 시간을 최대한 단축해서 빠르게 진행하는 것이 좋다)
4) 용종 제거되면 본체 연결된 scope의 Suction line에 트랩을 연결하며 "Suction 하지 마세요."라고 알린다.
5) 트랩에 용종(조직) 확인 후 번호를 바꾼다.
(1 → 0 → 2)으로 0은 1번 용종 제거 후 텀이 생기면 0으로 해 놓는다. 역류 위험으로 바로 다음 번호로 바꾸지 않고 0으로 먼저 바꾸고 용종 제거 시 "Suction하지 마세요."라고 알린 후 다음 번호로 빠르게 돌리고 suction할 것을 말한다.
6) 트랩 전체 1통에 용종(조직) 4개까지 수집 가능
→ 모두 차면 상황 봐서 다른 트랩으로 바꾼다.
(반드시 트랩 바꾸겠다는 것 알린 후 바꾼다)

환자 준비 순서

1. 수검자의 이름, 생년월일을 확인한다.
(정확한 환자 확인 - 개방형 질문으로 한다)
2. 검사 동의서, 체크리스트, 경구 약 복용 유무 및 장정결제 복용 후 배변 양상 확인한다.
3. 진정: 알피트, 진정제, 생리식염수액 5,000 cc 준비 후 I.V 확보
(I.V 위치는 가능한 오른쪽 손목 위쪽 방향에 확보한다)
4. 가소콜 1포 설명 후 복용한다.
5. 내시경실 안으로 환자 이동 후 침대에 Lt. rateral position으로 눕히고 처방 확인 후 알피트 처방 있는 경우 I.M으로 처치 시행 후 침상 난간을 올린다.
6. 침대와 환자 자세 및 위치
1) 침대 높낮이 조절 부분이 머리 쪽 / 침대 고정장치 부분이 다리 쪽으로 오게 한다.
2) 베개 위치는 침대 머리 끝부분에서 한 뼘 아래 앞쪽으로 맞춘다.
3) 시선은 앞 사람 신발로 볼 것을 권유한다.
4) 왼쪽 다리는 피고 오른쪽 다리는 직각으로 굽히고 왼쪽 손은 오른쪽 액와선 쪽으로 넣도록 한다.

5) 침상 높이는 내시경 본체(회색 모서리 부분) 높이 정도로 조절한다.

6) 환자에게 "침대 올라갑니다."라고 설명 후 침대 높이를 조절한다.

7. 손가락에 SPO_2 sensor 끼우고 산소 포화도 모니터링한다.
   환자 상태 이상 시 바로 말한다.
8. 위내시경이 끝나면 바로 양쪽 침대 난간 올린 후 침상 돌려서 위치 정하고 대장 자세를 준비한다.
   (산소 흡입 중이라면 SPO_2 수치 및 상태 확인 후 시술 의사에게 알리고 진정제를 사용한다)
9. 대장 Scope 연결되면 침대 및 환자 위치를 최종으로 잡는다.
   (시술 의사 확인)
10. 산소 포화도 모니터링 환자 연결 후 환자 다리 구부리고 자세를 잡은 후 진정제 투여를 시술 의사에게 알리고 투여한다.
11. 환자 상태를 지속적으로 모니터링하며 이상 시 시술 의사에게 알린다.
12. 대장 Scope 50 cm 정도 남았을 때 시술 의사에게 보고 후 진정제(propofol 1 cc) 추가 투여한다.
13. 진정제 투여 시에는 항상 시간 및 환자 상태 주의 깊게 확인한다.

[중요 확인 사항]

1. **산소 용량 매일 확인 및 필요시에는 신속하게 산소를 사용 가능하도록 준비한다.**
2. **Ambu-bag & Emergency kit는 매일 확인 후 비치하고 응급상황 시 대처법을 숙지한다.**

하제 종류 - 참고

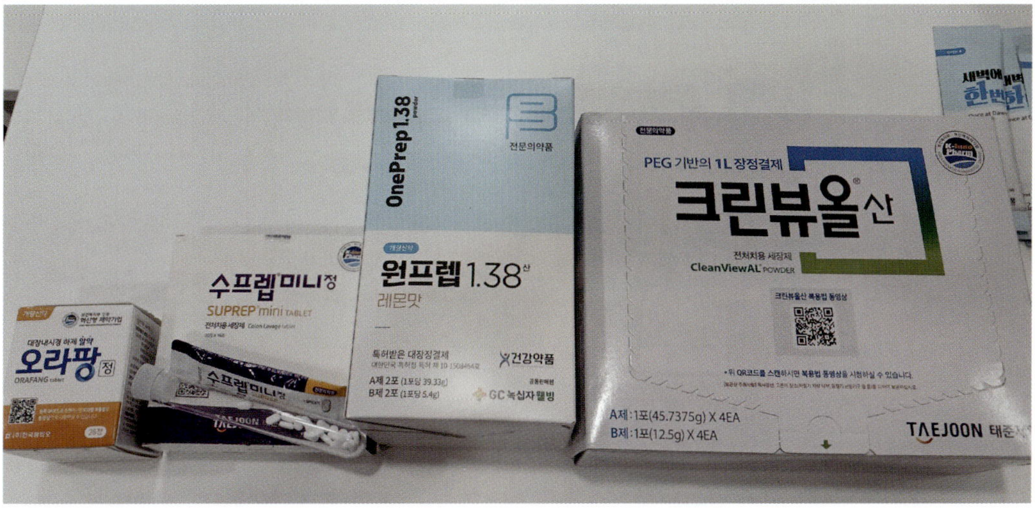

1. 장정결제는 제약사별 다양
2. 약품의 복용법 정확히 숙지하고 설명함
3. 환자가 직접 약품 선택할 수 있도록 함
4. 약 복용법, 날짜, 시간, 부작용에 대해 충분히 설명함
5. 급여 및 비급여 약물
6. 알약 & 물에 희석해서 먹는 약물

- 안내과의원 사용 제품 중 일부: 참고 자료 첨부

<table>
<tr><th colspan="4">제 품 명</th></tr>
<tr>
<td>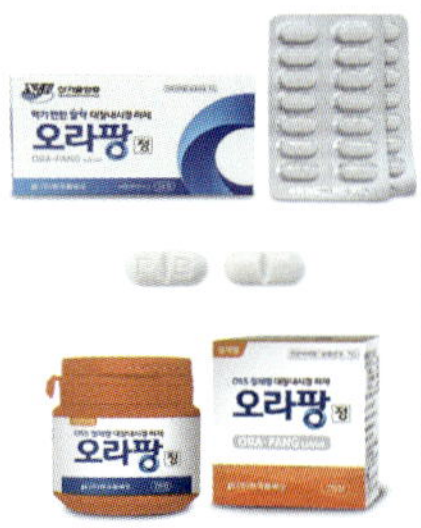</td>
<td>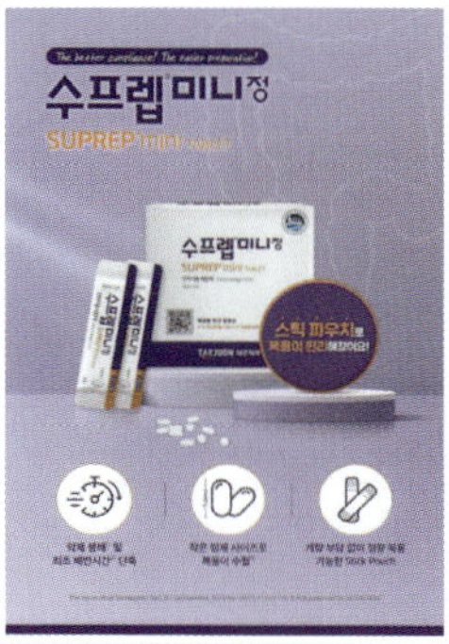</td>
<td>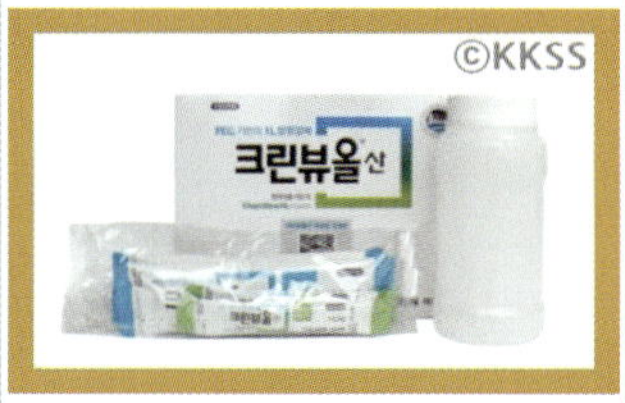</td>
<td>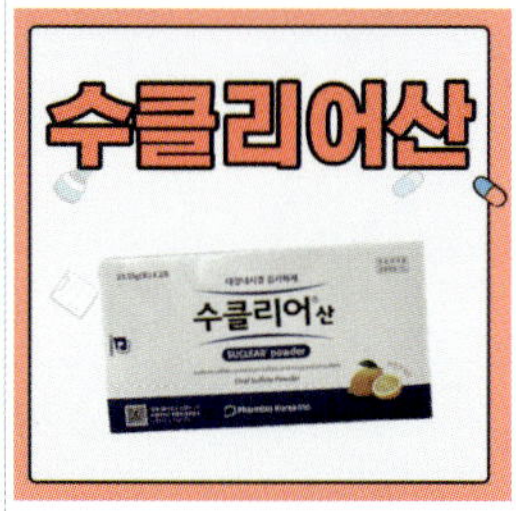</td>
</tr>
<tr><td>오라팡
(28정)</td><td>수프렙미니정
(16포)</td><td>크린뷰올산</td><td>수클리어산</td></tr>
<tr><td>28정
+ 물 1리터 이상</td><td>16포
+ 물 1리터 이상</td><td>1리터
+ 물 1리터 이상</td><td>1리터
+ 물 1리터 이상</td></tr>
<tr><td colspan="4">전날 저녁 1회
당일 새벽 1회</td></tr>
</table>

오라팡_정 대장내시경 장정결제 복약 안내문

정확한 대장내시경 검사를 위해 아래와 같은 주의사항을 꼭! 지켜 주셔야 합니다.

__________ 님의 검사 시간은 ____월 ____일 ____시 ____분입니다.

복용법(오라팡정은 28정이 들어 있습니다.)

1차 복용

검사 전날

____일

저녁 7시

먼저, 물을 한 컵 마신 후, 오라팡정 14정을 1-2정씩 나누어 물(약 500ml)과 함께 30분 동안 천천히 복용합니다. 그 후, 물 또는 무색의 이온음료 1L 이상을 1시간 동안 천천히 마십니다.

(PM 7:00 ~ 7:30)

1. 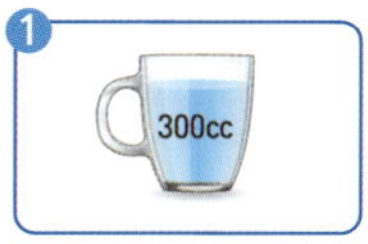

복용 전 물을 한 컵 마십니다.

2. 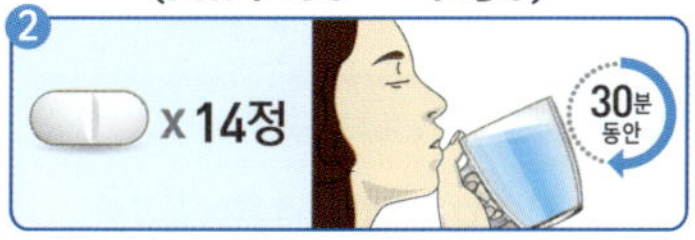

오라팡정 14정을 준비합니다. 14정을 1-2정씩 나누어 물(약 500ml)과 함께 30분 동안 천천히 복용합니다.

3. 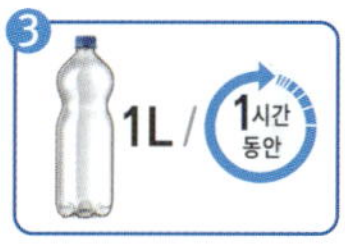

그 후, 1시간 동안 물 또는 무색의 이온음료 1L 이상을 천천히 마십니다.

※ 물이나 무색의 이온음료는 충분히 드시는 것이 좋습니다.

2차 복용

검사 당일

____일

검사 4시간전

먼저, 물을 두 컵 마신 후, 오라팡정 14정을 1-2정씩 나누어 물(약 500ml)과 함께 30분 동안 천천히 복용합니다. 그 후, 물 또는 무색의 이온음료 1L 이상을 1시간 동안 천천히 마십니다.

(:   ~   :   )

1. 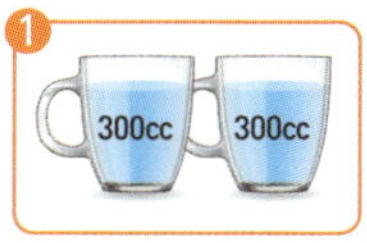

복용 전 물을 두 컵 마십니다.

2. 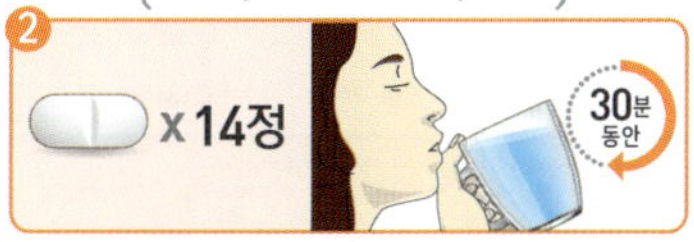

오라팡정 14정을 준비합니다. 14정을 1-2정씩 나누어 물(약 500ml)과 함께 30분 동안 천천히 복용합니다.

3. 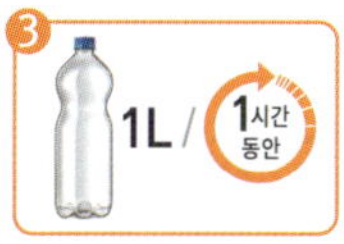

그 후, 1시간 동안 물 또는 무색의 이온음료 1L 이상을 천천히 마십니다.

※ 적어도 검사 2시간 전 또는 의사가 지시한 시간까지 이 약 복용 및 추가 물 섭취를 완료합니다.

대장내시경 검사 전 주의사항

- 심장질환이나 신장질환, 천식, 만성폐질환, 고혈압, 협심증, 당뇨 등으로 현재 약물을 복용 중이거나 인슐린 주사를 맞고 계시는 분은 사전에 상담 바랍니다.
- 현재 복용 중인 처방 약물 중 항응고제(와파린, 헤파린)나 항혈전제(아스피린, 플라빅스) 관련 약을 복용하시는 경우, 미리 말씀하여 주십시오.
- 고혈압이나 심장질환으로 약을 드시는 분은 검사 당일 아침에 소량의 물과 함께 약을 드십시오. 혈당 조절 약물이나 인슐린 주사는 투여하지 마십시오.
- **장 정결 상태가 불량할 시에는 검사가 제대로 진행되지 못할 수도 있으므로 안내 받으신 대로 모두 복용하셔야 검사가 가능합니다.**

수프렙®미니정 복용 안내문

✓ 수프렙®미니정 구성품

★ 약을 개봉한 경우 환불이 안됩니다. 검진 확정 후 개봉해주세요.

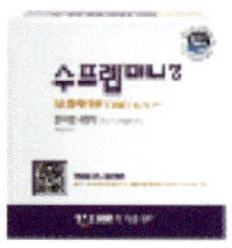

X 16포

◉ 수프렙미니정은 총 16포가 들어있습니다(20정/1포).

✓ 수프렙®미니정 복용방법

✓ 복용 간격을 지켜주세요. (5분)
✓ 빠르게 드시면 구역, 구토 증상이 나타날 수 있습니다.

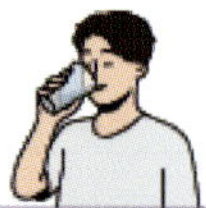

X 8포

수프렙미니정 8포를 30~40분 동안 충분한 물과 함께 복용

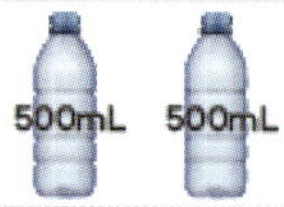

1시간

❶ 수프렙미니정 **8포를 30~40분 동안 충분한 물과 함께 천천히 복용**합니다(1포당 4~5분 간격으로 복용).

❷ 수프렙미니정 복용 후, 1시간 동안 **물 500mL를 두 번 더** 복용합니다.

✓ 수프렙®미니정 복용시간

1차 복용 | 검사 전날 (/)

❶ 오후 6 시 * 5분마다 1포씩 (5분 간격)	300cc 복용 전 물 한 컵 복용	8포 복용	500mL	❷ 오후 7~8 시 * 한 시간 동안 물 500mL 두 번 추가 복용	7:00 500mL	7:30 500mL

2차 복용* | 검사 당일 (/)

❶ 오전 4 시 * 5분마다 1포씩 (5분 간격)	300cc 복용 전 물 한 컵 복용	8포 복용	500mL	❷ 오전 5~6 시 * 한 시간 동안 물 500mL 두 번 추가 복용	5:00 500mL	5:30 500mL

* 1차 복용(검사 전날 저녁) 후 10~12시간 뒤 동일한 방법으로 복용합니다.

✓ 수프렙®미니정 복용 시 주의사항

- ◉ **해당 장정결제는 설사(묽은 변)를 유도하여 대장을 비우는 약으로, 약 복용 전후 및 약 복용 중에도 적절하게 수분을 보충하여 탈수를 예방해 주셔야 합니다.**
- ◉ 단, 검사 당일 2차 복용 시 마지막 물 복용은 **검사 2시간 전까지 완료**해야 합니다.
- ◉ 수프렙미니정 복용 시 여러 개의 포를 한꺼번에 드시면 **구역, 구토 및 목걸림** 현상이 발생할 수 있습니다. **1포 단위로 섭취하는 것을 권장**하며, 30~40분에 걸쳐 물과 함께 복용 완료 할 수 있도록 합니다.
- ◉ 수프렙미니정 8포를 전부 복용 후, 반드시 물 500mL를 두 번 더 추가로 복용합니다.
- ◉ 수프렙미니정 복용 후에는 충분히 움직여 주셔야 배변활동이 잘 이루어집니다.

크린뷰올산 복용 안내문

| 검사 날짜 :
| 검사 시간 :
| 등록 번호 :
| 이 름 :

| 크린뷰올산 조제 방법

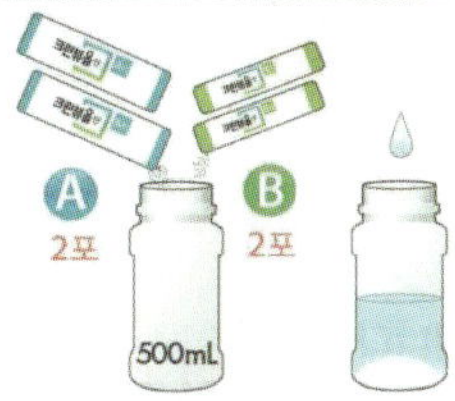

① A제 2포와 B제 2포를 500mL 용기에 넣은 후, 적당량의 찬물을 넣고 가루를 녹입니다.

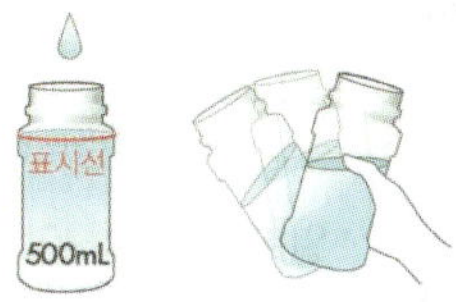

② 다시 용기의 500mL 표시선까지 찬물을 채운 다음 충분히 흔들어 줍니다.

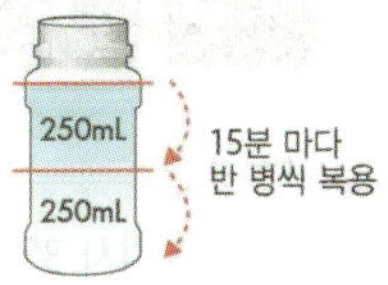

③ 조제한 크린뷰올산 500mL를 15분 간격으로 30분 동안 천천히 복용합니다.

| 크린뷰올산 복용 방법

이틀 분할 (분할) 복용 방법 ☐

① **대장내시경 검사 전날 저녁,** 조제한 크린뷰올산 500mL를 15분 간격으로 250mL씩 30분 동안 복용합니다. 추가로 물 500mL를 마십니다.

② **검사 당일 아침,** 전날 저녁과 동일하게 복용합니다.

1차

검사 전날
복용시간 오후
시간 : ________

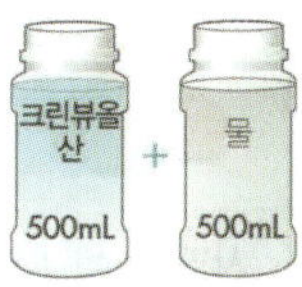

2차

검사 당일
복용시간 오전
시간 : ________

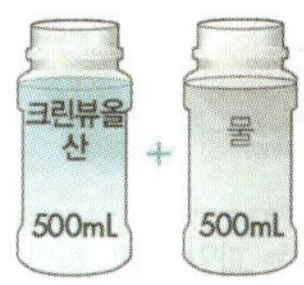

당일 분할 (비분할) 복용 방법 ☐

① **대장내시경 검사 전날 또는 당일,** 조제한 크린뷰올산 500mL를 15분 간격으로 250mL씩 30분 동안 복용합니다. 추가로 물 500mL를 마십니다.

② **1~2시간 후,** 이전과 동일하게 복용합니다.

1차

검사 전날/당일
복용시간 오전/오후
시간 : ________

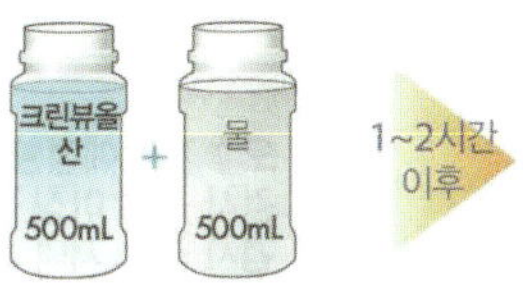

2차

검사 전날/당일
복용시간 오전/오후
시간 : ________

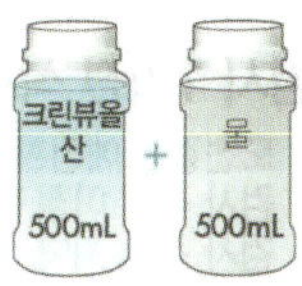

| 추가 물 복용의 중요성

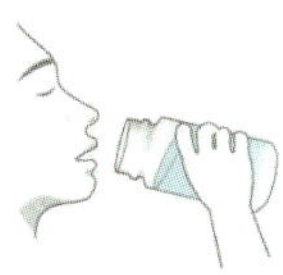

해당 장정결제는 설사(묽은 변)를 유도하여 대장을 비우는 약으로, 복용하는 약액량 및 물의 양보다 대변 및 소변의 총 배설량이 많으며, 보통의 장정결제 복용 후 대변 및 소변으로 배설되는 총 량은 약 2~3L 정도입니다.
따라서, 충분한 수분섭취를 해주셔야 탈수 및 전해질 불균형을 예방할 수 있습니다.

Ref) GASTROENTEROLOGY & ENDOSCOPY NEWS SPECIAL EDITION 2007;23-31

크린뷰올산 복용 시 섭취하는 물(1L) 이외에도 추가적인 물이나 맑은 차 등을 꾸준히 섭취하여 탈수를 예방해주셔야 합니다. (단, 원활한 검사를 위해 검사 예정 3시간 전부터는 추가적인 물 음용을 삼가주세요.)

원프렙1.38산 복용안내문

예약시간 : 20 . . . (오전/오후) 시 분

성 명 :

조제법

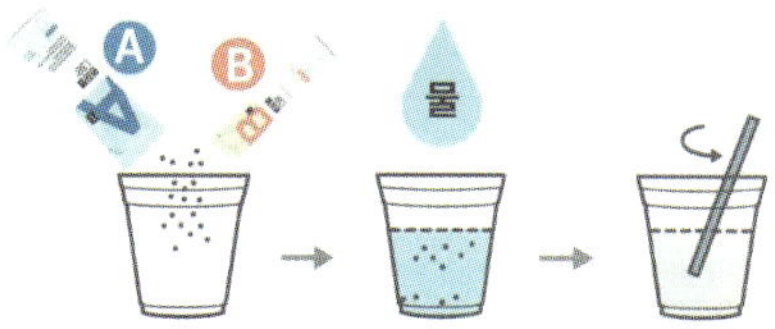

A 제 1포와 B 제 1포를 컵에 넣고,
물을 230ml 표시 선까지 채워 잘 녹여줍니다.

복용방법

검사당일 20 . . . 검사 4시간 전 (오전/오후) 시 분

1차 복용

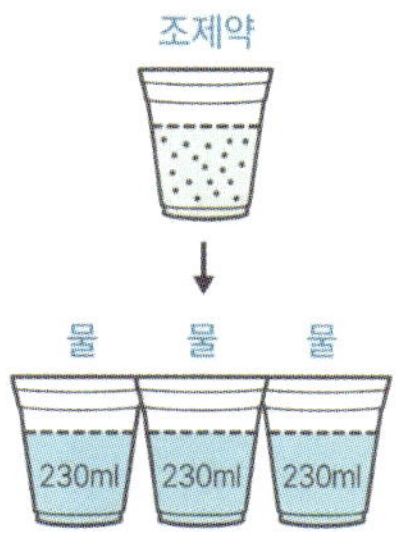

1차 조제한 원프렙1.38산을
10분 동안 한 모금씩 복용

물 세컵(총 690ml)을
20분 동안 한 모금씩 복용

2차 복용

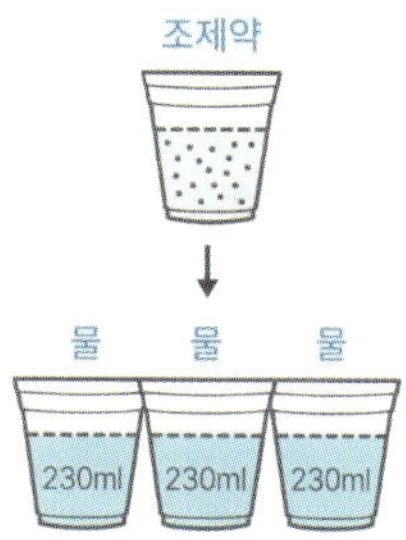

2차 조제한 원프렙1.38산을
10분 동안 한 모금씩 복용

물 세컵(총 690ml)을
20분 동안 한 모금씩 복용

마지막! 원프렙 복용 후 맨 마지막에 거품방지제를 쭉 짜서드세요.

* 조제한 약과 물은 1분에 두세 모금 속도로 천천히 드시기 바랍니다. (빨대를 사용하시면 더 좋습니다.)
* 복용 과정에서 울렁거림이나 구토 증상이 있으면 10~20분 중단하셨다가 다시 시작하십시오. (심호흡을 반복하시면 도움이 됩니다.)

→ 전날 저녁엔 0.5~1L의 스포츠 음료나 물을 드시고, 일찍 잠자리에 드셔서 충분한 숙면을 취하십시오.
→ 검사 2~3시간 전까지 어지럼증, 탈수(심한 갈증)가 느껴지면 물을 추가로 드셔도 됩니다.
→ 마지막 설사가 소변처럼 맑게 나오면 장정결이 잘 된 것입니다.

복용시 주의사항

① 복용 중 혹은 배변 중에 심한 어지러움증이 나타나면 즉시 바닥 등에 앉거나 누우십시오.

② 구역(구토) 및 심한 복통이 있는 경우 복용을 중단하였다가 호전된 후 다시 드십시오.

③ 검사 7일 전부터 아스피린, 혈전 용해제, 철분제제는 중단하시기 바랍니다.
(단, 심장 질환이나 뇌졸중 등으로 상기 약을 드시는 분들은 반드시 담당 의사의 지시에 따라 중단 여부를 결정하셔야 합니다.)

④ 혈압약과 당뇨약 복용 여부는 반드시 담당 의사와 사전 상의 후 지시를 따라야 합니다.
(보통, 혈압약은 평소대로 드시고, 당뇨약은 중단합니다.)

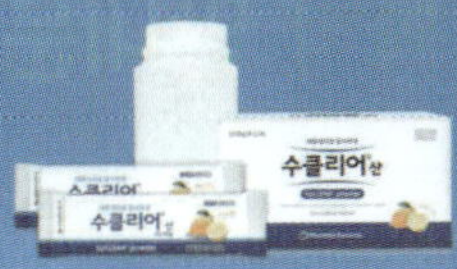

수클리어®산 대장내시경 검사 안내문

정확한 대장내시경 검사를 위해 아래와 같은 주의사항을 **꼭!** 지켜 주셔야 합니다.

_______ 님의 검사 시간은 ____ 월 ____ 일 ____ 시 ____ 분입니다.

복용법

1차 복용 ▶

☐전날 ☐당일

☐오전 ☐오후

________ 일

____ 시 ____ 분

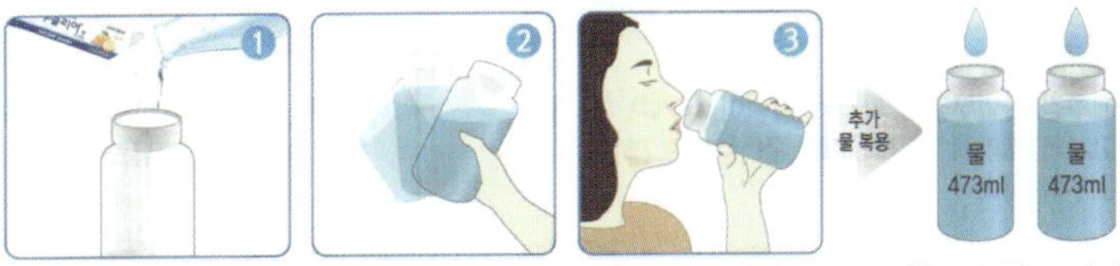

1. 수클리어®산 1포를 동봉된 용기에 넣고 적량의 물을 가하여 용해시킵니다.
2. 용기의 표시선(473ml)까지 물을 붓고 잘 흔들어 섞습니다.
3. 혼합된 용액을 천천히 나누어 모두 마십니다.

이후, 표시선(473ml)까지 물을 채워 두 차례 추가로 마십니다.

2차 복용 ▶

☐전날 ☐당일

☐오전 ☐오후

________ 일

____ 시 ____ 분

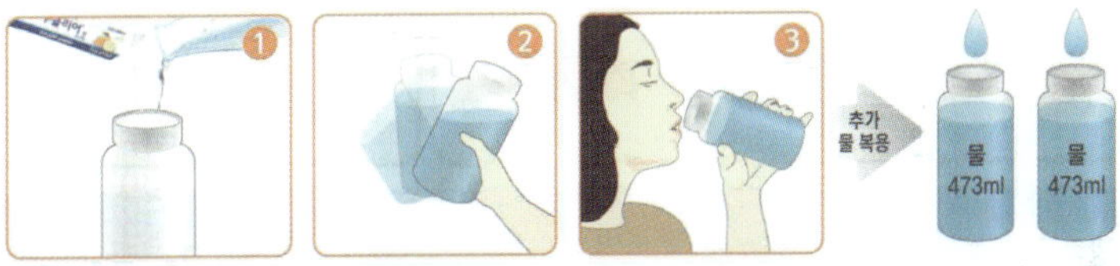

1. 수클리어®산 1포를 동봉된 용기에 넣고 적량의 물을 가하여 용해시킵니다.
2. 용기의 표시선(473ml)까지 물을 붓고 잘 흔들어 섞습니다.
3. 혼합된 용액을 천천히 나누어 모두 마십니다.

이후, 표시선(473ml)까지 물을 채워 두 차례 추가로 마십니다.

※ 적어도 검사 2시간 전 또는 의사가 지시한 시간까지 이 약 복용 및 추가 물 섭취를 완료합니다.

복용시 주의사항

- 심장질환이나 신장질환, 천식, 만성폐질환, 고혈압, 협심증, 당뇨 등으로 현재 약물을 복용 중이거나 인슐린 주사를 맞고 계시는 분은 사전에 상담 바랍니다.
- 현재 복용 중인 처방 약물 중 항응고제(와파린, 헤파린)나 항혈전제(아스피린, 플라빅스) 관련 약을 복용하시는 경우, 미리 말씀하여 주십시오.
- 고혈압이나 심장질환으로 약을 드시는 분은 검사 당일 아침에 소량의 물과 함께 약을 드십시오. 혈당 조절 약물이나 인슐린 주사는 투여하지 마십시오.
- **장 정결 상태가 불량할 시에는 검사가 제대로 진행되지 못할 수도 있으므로 안내 받으신 대로 모두 복용하셔야 검사가 가능합니다.**

오라팡$_{정}$ 대장내시경 장정결제 복약 안내문

대장내시경 전 주의해야 할 음식

검사 3일 전부터 ~ 2일 전까지

피할 음식

잡곡밥, 검은쌀, 콩나물밥, 현미밥, 깨죽, 녹두죽, 잣죽, 고춧가루, 참기름, 들기름 등...

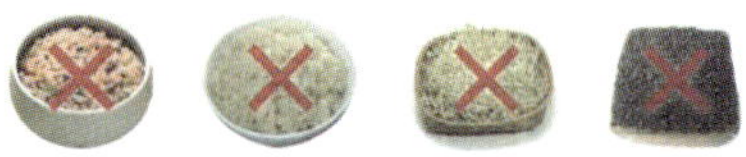

배추김치, 열무김치, 파김치, 얼갈이, 우거지, 콩나물, 고사리, 도라지, 미나리, 미역, 김, 설렁탕, 곰탕, 삼겹살, 고구마, 사과

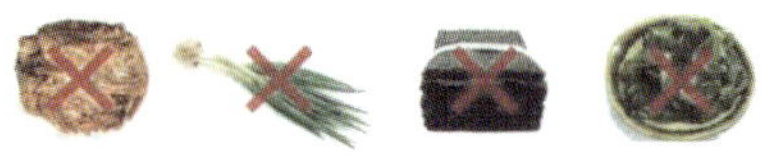

씨 있는 과일 (수박, 참외, 딸기, 포도, 토마토, 키위, 메론 등) 고추씨, 옥수수, 견과류 (땅콩, 잣, 호두)

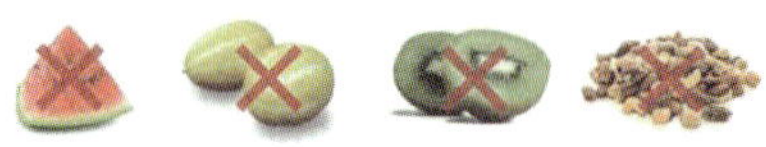

드실 수 있는 음식

흰쌀밥, 흰죽만 가능

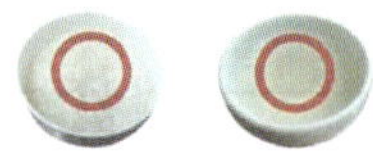

계란류, 두부류, 묵, 생선류, 국물류, 빵종류, 음료류(탄산음료, 맑은 쥬스, 우유, 커피, 녹차 등), 감자, 바나나

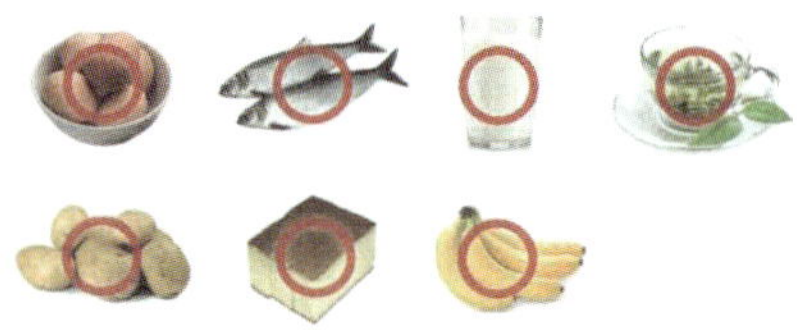

검사 전날

- 아침, 점심 : 반찬없이 흰쌀 죽
  : 식사는 오후 2시 이전에 끝내시고 물은 충분히 드세요.

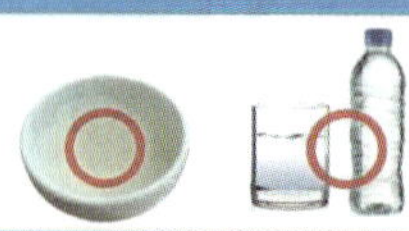

대장내시경 검사 전 자가진단 (변 색깔을 비교해보세요)

정확한 검사를 위해서는 장을 깨끗이 비우는 것이 매우 중요합니다.

The American Journal of Gastroenterology 2011;106:875-883

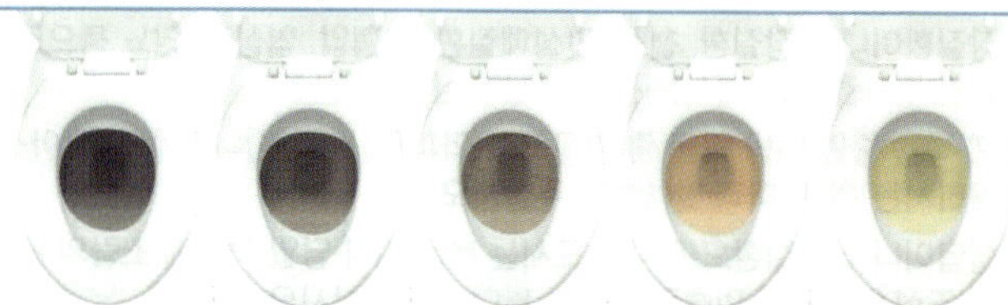

어두운 갈색 (준비 전)	갈색 (준비 전)	어두운 오렌지색 (준비 전)	연한 오렌지색 (준비 직전)	맑은 노란색 (소변색) 준비된 상태

내시경 사용법 FUJIFILM 내시경 참고자료 첨부

(안내과의원 FUJIFILM 내시경 사용)

1. scope 구조의 이해

1) 내시경 기본 구조

2) 노즐 구조

내시경 기본 구조

스콥 부분별 명칭

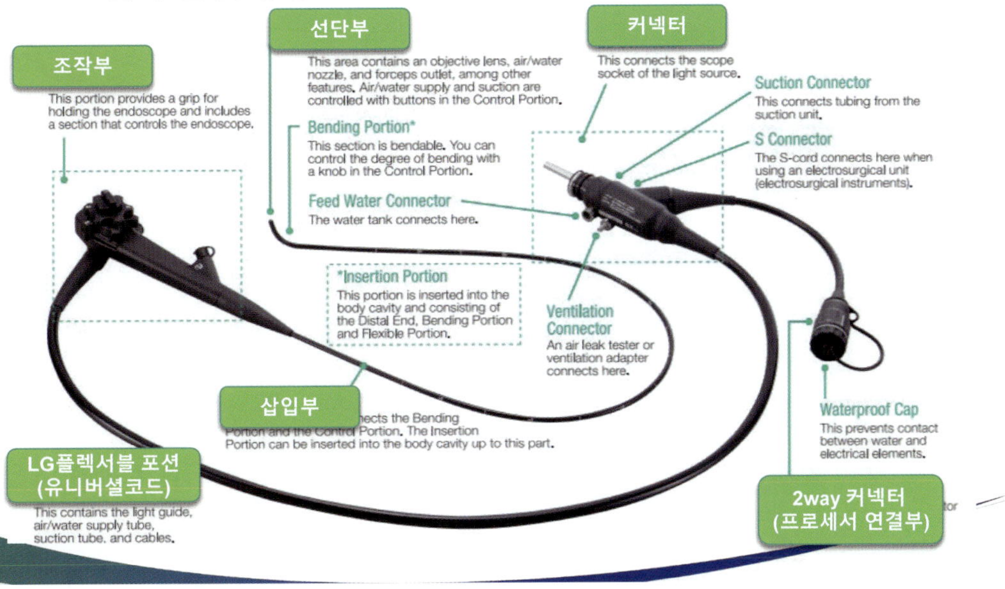

내시경 기본 구조

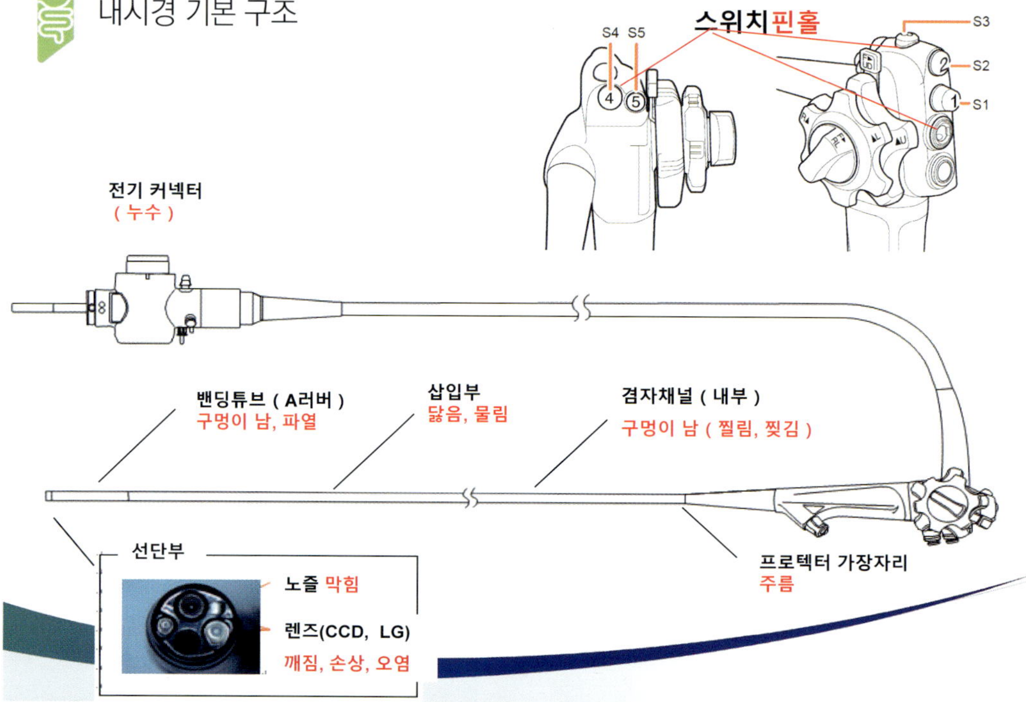

내시경 기본 구조
선단부 명칭 / 위치

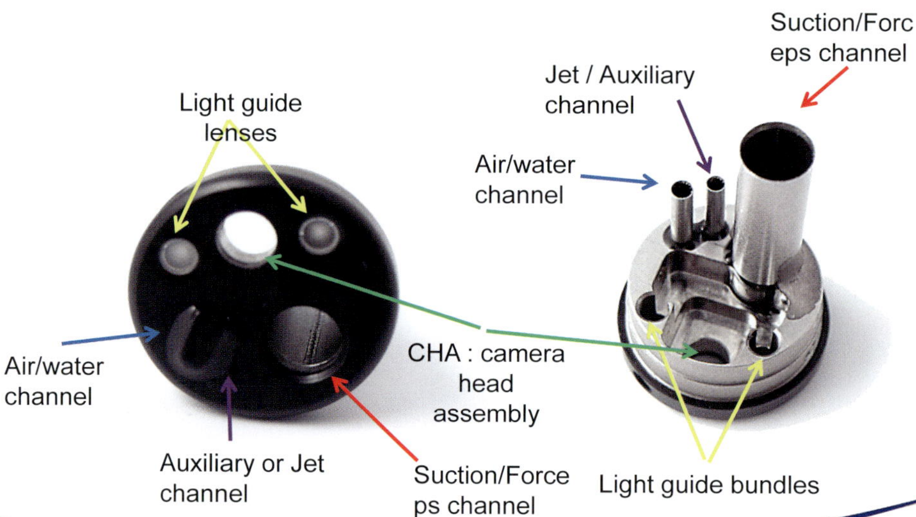

내시경 기본 구조

노즐 구조

총 3개 채널

- Air supply channel (Light blue)
- Water channel (Dark blue)
- Suction channel (Red)
- Water jet channel (Green)

* When cleaning the water jet channel, do not connect t

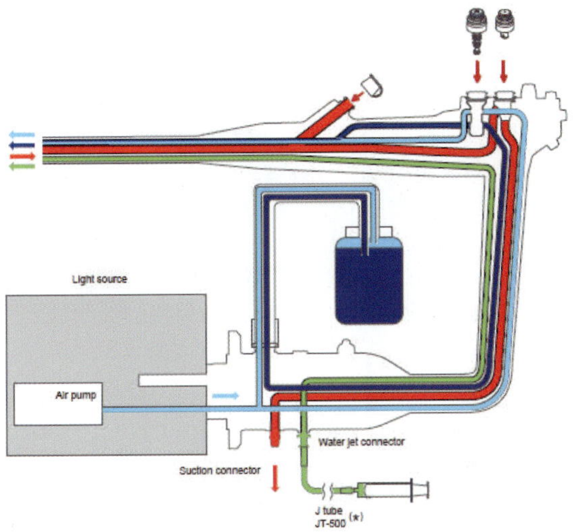

2. scope 상태 확인 및 핸들링 주의사항

상태 확인

스콥 상태 확인 (삽입부)

- Boot 아래 꺾임, 스크래치 유무, 부풀어짐 유무 확인

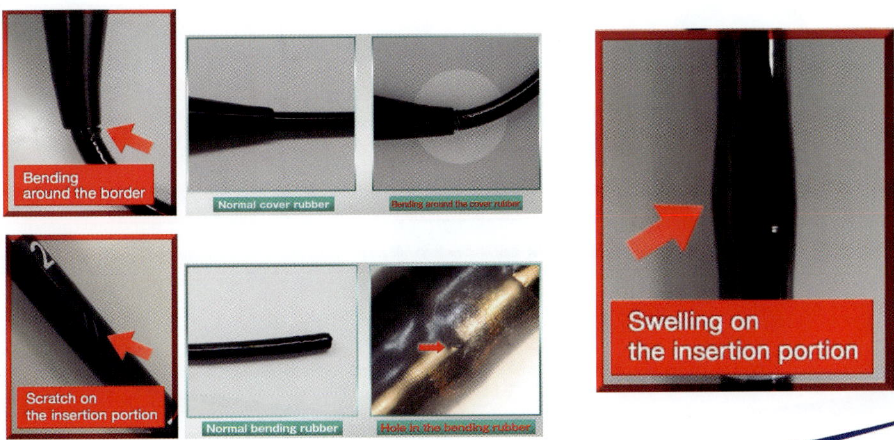

상태 확인
스콥 상태 확인 (삽입부)

- Objective lens, Light guide lens, Air/Water Nozzle, Distal End 확인

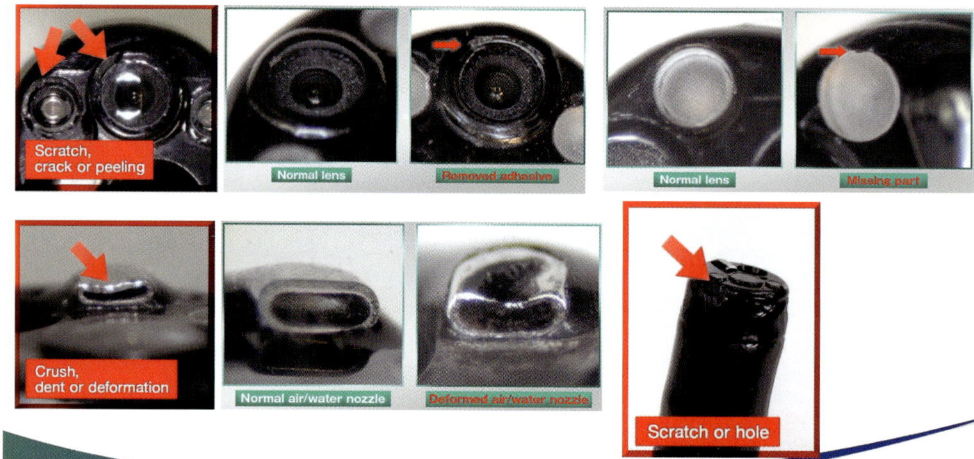

핸들링
스콥 확인 시

삽입부 확인 시, 20 cm 폭으로 확인해 주세요(비틀거나 강한 힘을 주면 안됨).

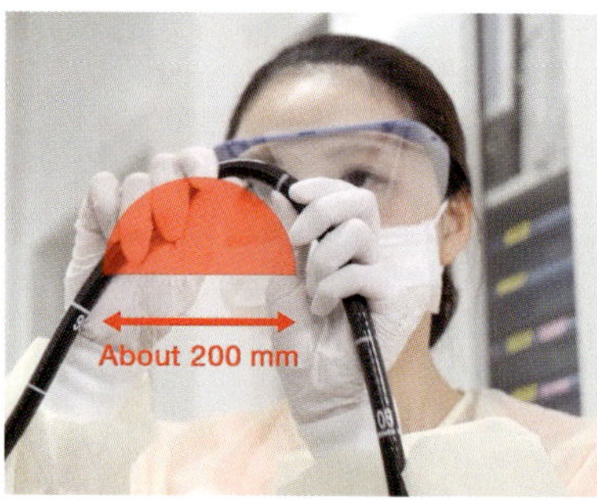

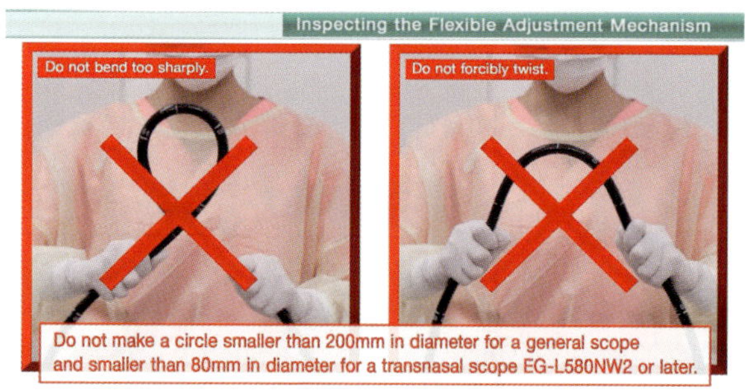

핸들링

스콥 이동 시

선단부를 꼭 한 손으로 들어주세요. 커넥터 부분과 조작부를 함께 잡아주세요.
한 손으로 들어야할 경우, 손가락을 이용하여 3 파트가 부딪히지 않도록 잡아주세요.

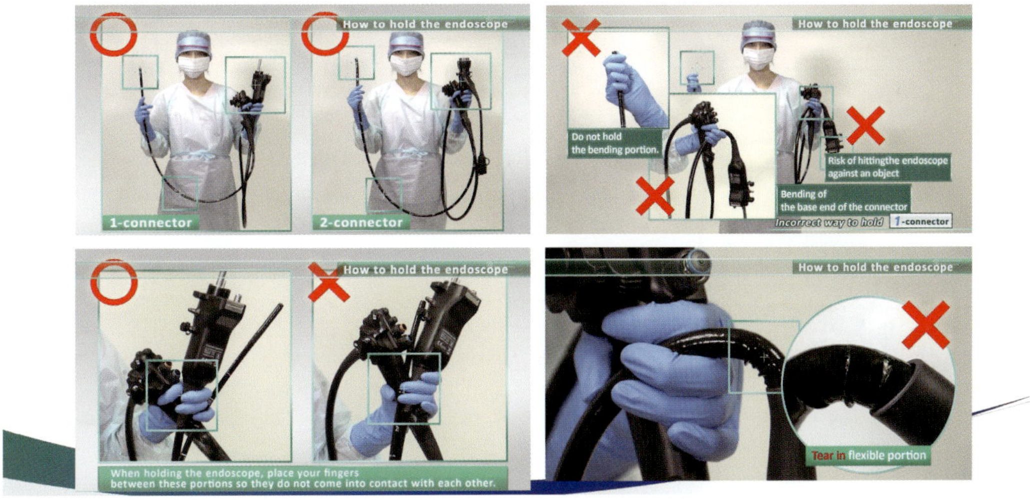

3. 후지필름 내시경 사용법

- 내시경 본체

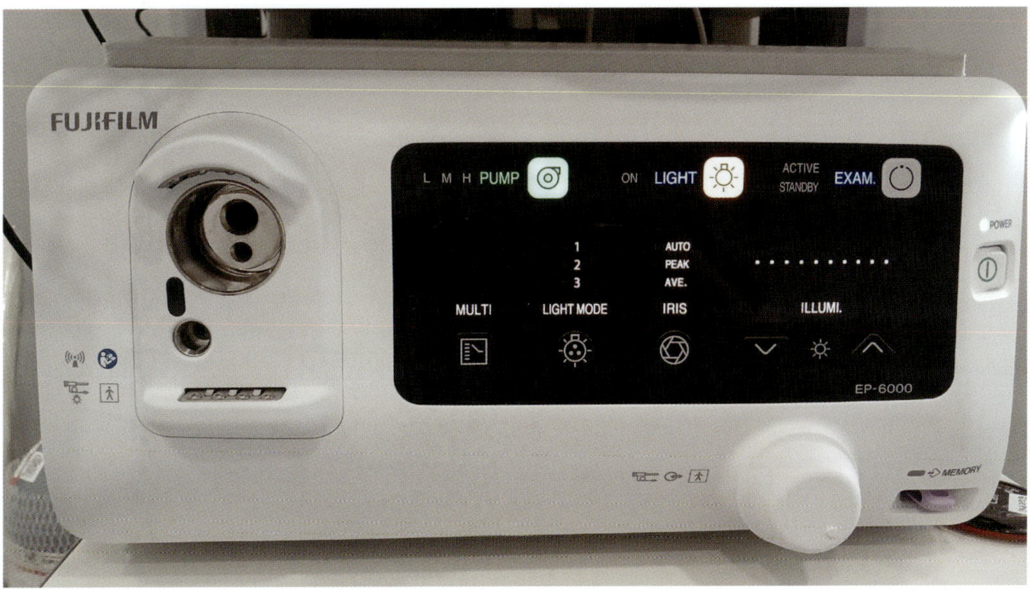

후지필름 내시경 사용법
전원 ON / OFF

[전원 ON]

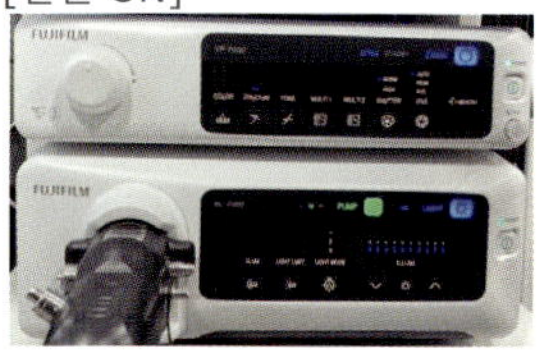

- 프로세서, 라이트소스 각 전원 버튼을 누른다.
- 프로세서 EXAM 버튼을 3초 이상 누른다.
  (버튼 색상: 주황색 > 파란색)
- 라이트소스 Light 버튼을 3초 이상 누른다.
  (버튼 색상: 주황색 > 파란색)

[전원 OFF]

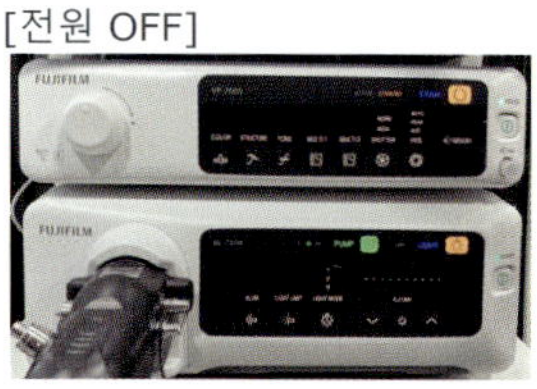

- 프로세서, 라이트소스 각 버튼등이 주황색으로 바뀔 시, 스콥을 제거한다.
  (버튼 색상: 파란색 > 주황색)
- 라이트소스 Light 버튼을 3초 이상 누른다.
  (버튼 색상: 파란색 > 주황색)

※ 프로세서 EXAM 버튼이 주황색으로 깜빡일 시, 스콥을 제거하지 마십시오.

후지필름 내시경 사용법
스콥 연결 / 스콥 제거

Light Source(광원장치) Scope 장착

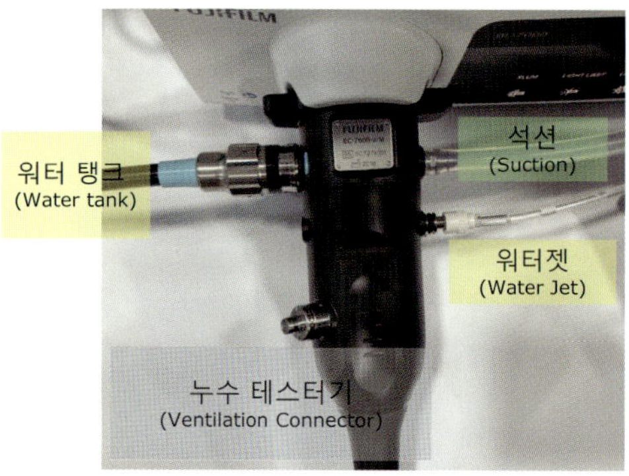

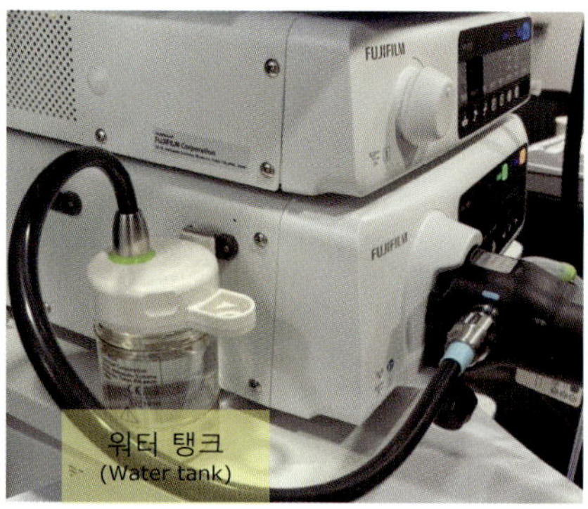

5

내시경 세척

1. 세척법 및 재처리 주의사항

세척법

내시경 재처리 과정 (Reprocessing)

Step1 전세척	Step2 세척	Step3 소독
PRECLEANING	CLEANING	DISINFECTION
✓ Bed Side 세척 ✓ 시술 직후 분비물 제거	✓ 실직적인 세척과정 ✓ 이물질 제거	✓ 고수준 소독 실현 ✓ 내·외부의 소독
내시경을 몸 속에서 제거 후 분비물이 마르기 전, 내시경의 표면과 선단부, 채널 안의 오염물질을 제거하는 과정	내시경에 남아있는 체내 각종 미생물로부터 내·외부의 모든 이물질을 제거하는 과정	고수준의 소독제를 사용하여 외부환경으로부터 세균, 바이러스 및 일부 세균 아포를 제거하는 과정
1-1. 표면 세척 1-2. 채널 세척	2-1. 누수 검사 2-2. 1차 세척 2-3. 채널 세척 (2차 세척) 2-4. 헹굼 및 건조	3-1. 소독제 유효성 확인 3-2. 자동세척기로 소독

* 대한소화기내시경 가이드라인 : 내시경 재처리 과정 6단계

세척법

내시경 재처리 과정 (Reprocessing)

Step4 헹굼	Step5 건조	Step6 보관
RINSING	DRYING	STORAGE
✓ 소독제 헹굼	✓ 내시경 내·외부의 습기 제거	✓ 세척이 끝난 내시경 보관
내시경에 남아있는 소독제는 피부와 점막에 손상을 줄 수 있으므로 마실 수 있을 정도의 깨끗한 물을 이용하여 헹구는 과정	압축공기를 이용해 건조하는 과정	내시경 보관장에 보관하는 과정과 재처리가 완료된 내시경을 시술실로 이동하는 과정
4-1. 헹굼	**5-1. 물기 제거** **5-2. 압축 공기 건조**	**6-1. 보관장 보관** **6-2. 이동**

• 대한소화기내시경 가이드라인 : 내시경 재처리 과정 6단계

세척법

세척 튜브 연결 방법

스콥 세척 튜브 연결 (커넥터)

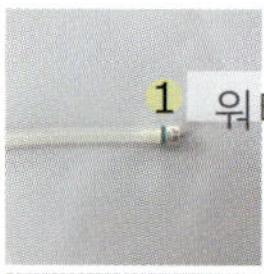

1 워터젯(Water Jet)에 연결

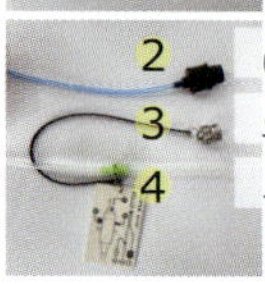

2 에어 가이드 포트(Air Guide Port)에 연결
3 워터탱크(Water tank)에 연결
4 석션(Suction)에 연결

[커넥터 연결 모습]

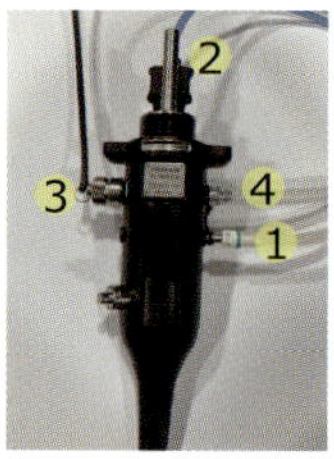

스콥 세척 튜브 연결 (핸들)

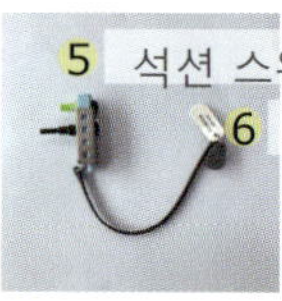

5 석션 스위치 & 에어/워터 스위치에 연결
6 포셉 밸브(Forceps Valve)에 연결

[핸들 연결 모습]

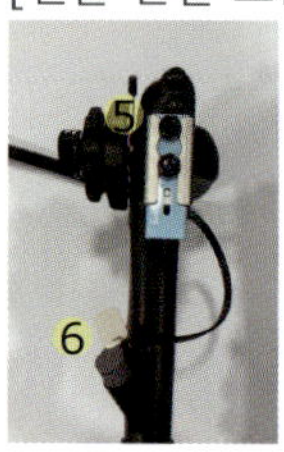

재처리 주의사항

재처리 시 주의사항: 매뉴얼 세척 시

"삽입부" 전세척 시, Enzymatic detergent 사용해야합니다 (알코올 사용 금지).
*알코올 사용 시, 삽입부가 변색됩니다.

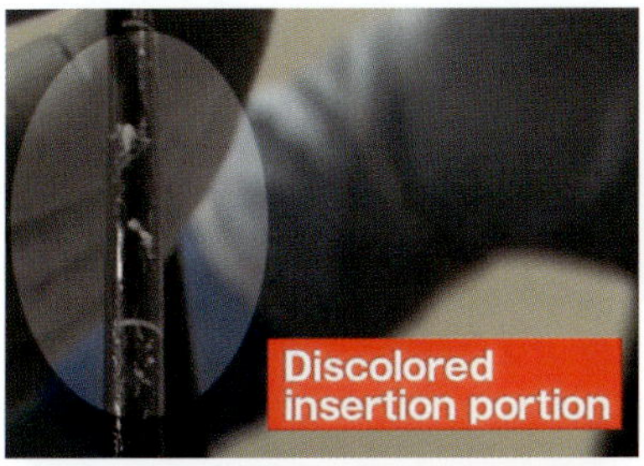

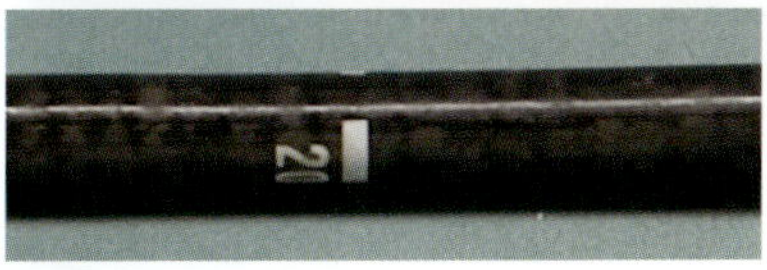

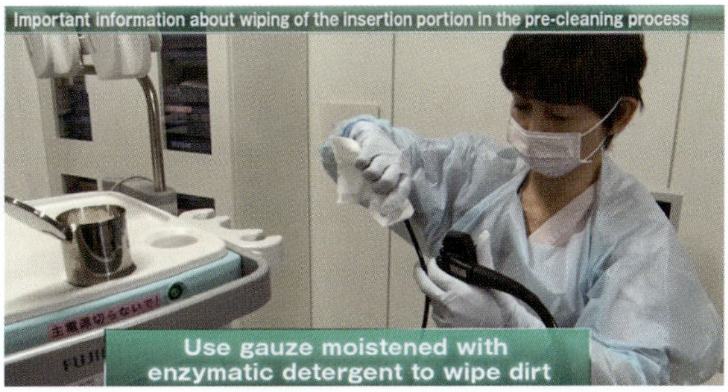

재처리 주의사항

재처리 시 주의사항: 매뉴얼 세척 시

손상된 스펀지나 올 풀리는 거즈는 사용하지 말아주세요. 보풀이 스콥 채널 안으로 들어가 채널이 막힙니다.
솔을 이용한 채널 청소 시 삽입부에 강한 충격을 가하지 않도록 주의합니다.
Boot 부분이 꺾이지 않도록 주의하며, 고무매트 사용 권장 합니다. 또한 스콥이 겹쳐서 서로 부딪히지 않게 위치시켜주세요.

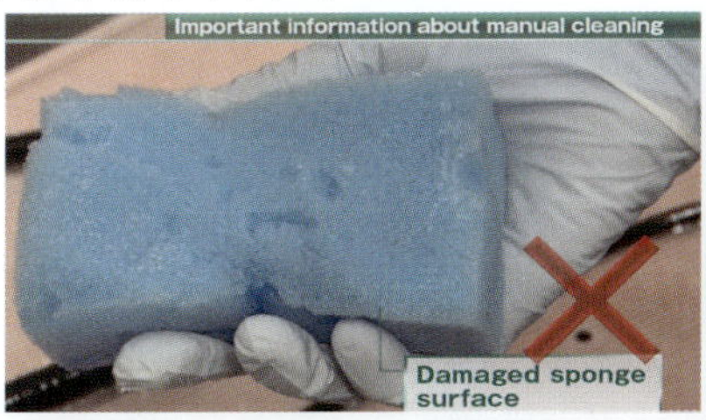

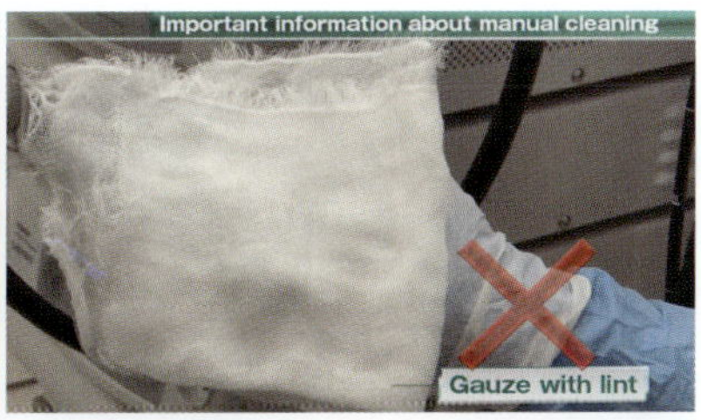

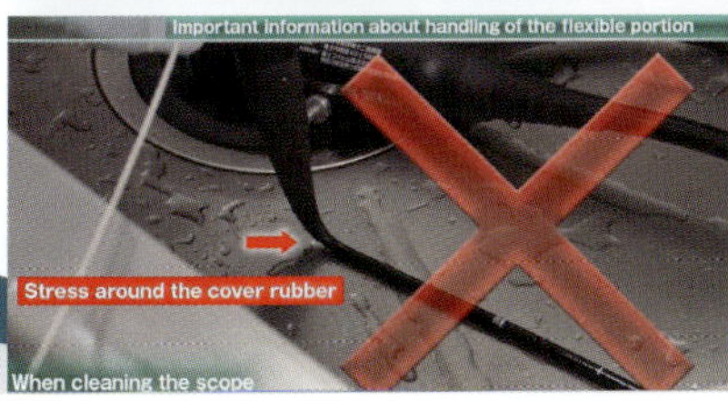

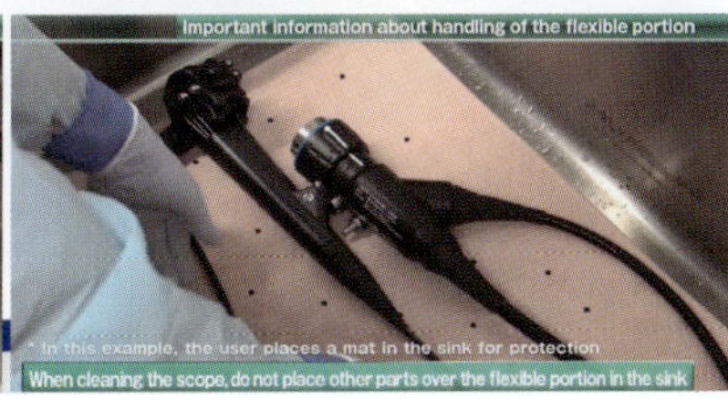

재처리 주의사항

누수 테스트 진행 시

1) 누수테스트기 커넥터 부분 물기 확인 및 제거

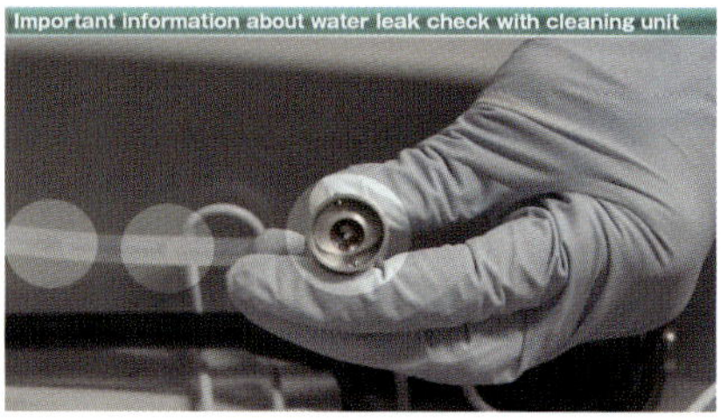

2) Scope 누수커넥터 부분 물기를 제거한다.

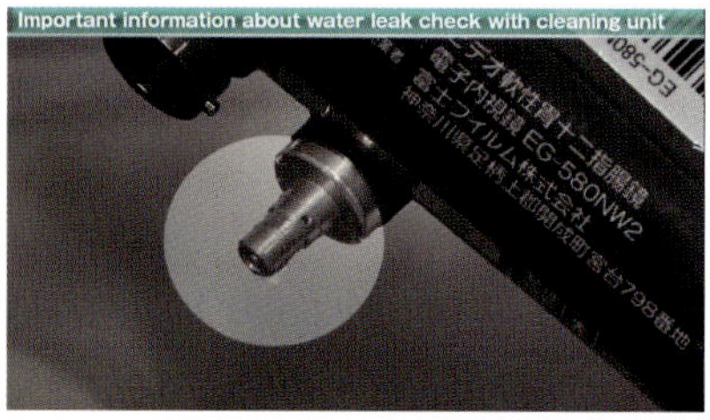

3) 누수테스트기의 튜브에 물기가 있는지 확인하고, 물기가 있을 경우, 에어건 등을 통해 제거하고 사용한다.

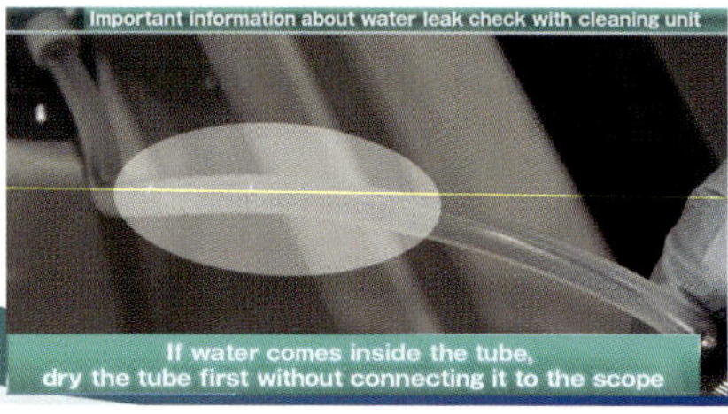

재처리 주의사항

자동세척기 사용 시

1) 세척기에 Scope 을 위치할 때 삽입부가 꽉 끼거나 힘을 받지 않게 주의한다.
2) 뚜껑이나 내부에 끼어서 손상을 입지 않게 주의한다.
3) 커넥터와 선단부가 부딪히지 않게 접은 후, 양손으로 잡아준다.

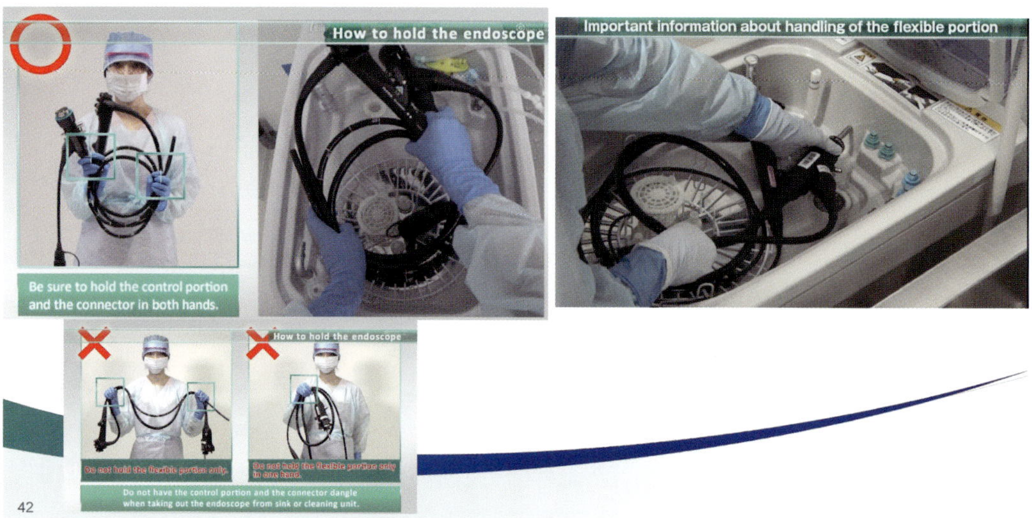

재처리 주의사항

EO가스 멸균

EO(Ethylene Oxide)가스 멸균 후,
반드시 AD-7를 사용해 내시경에 남아있는 가스 배출

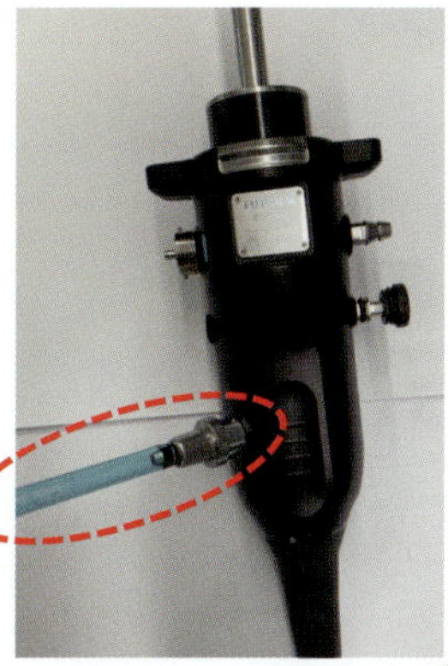

1) scope을 세척하기 전 고무패드를 깔아서 scope과 scope의 렌즈의 손상이 가지 않도록 한다.

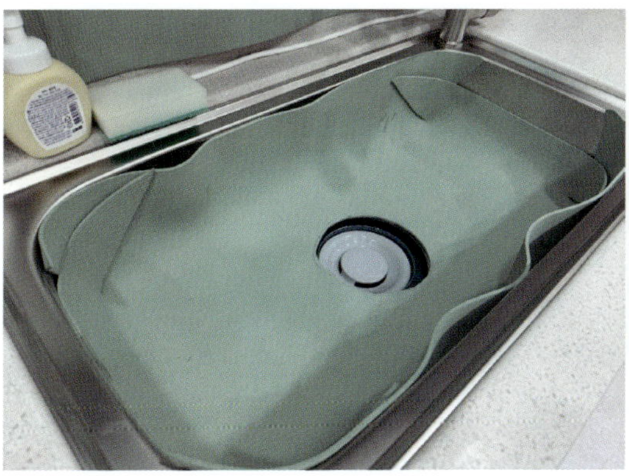

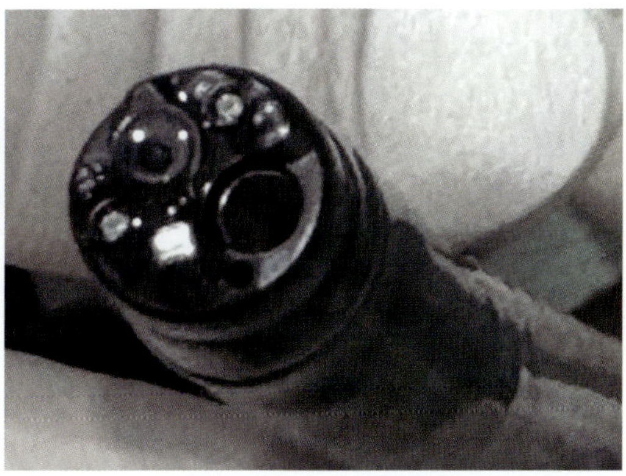

2) Suction valve와 water-jet valve를 제거해서 세척한다.

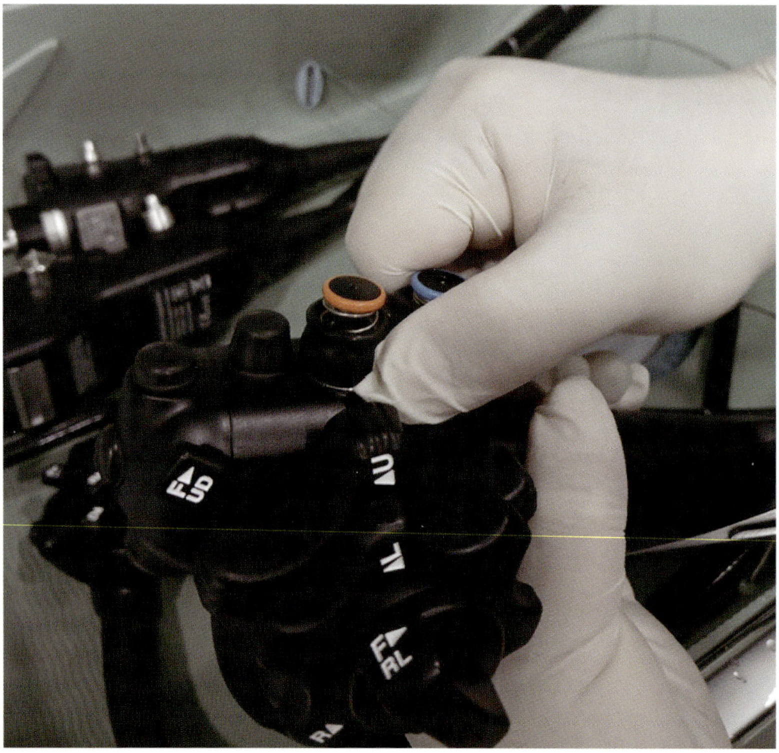

3) 의료용 복합효소 세정제를 묻혀 부드러운 스펀지와 솔로 세척한다.

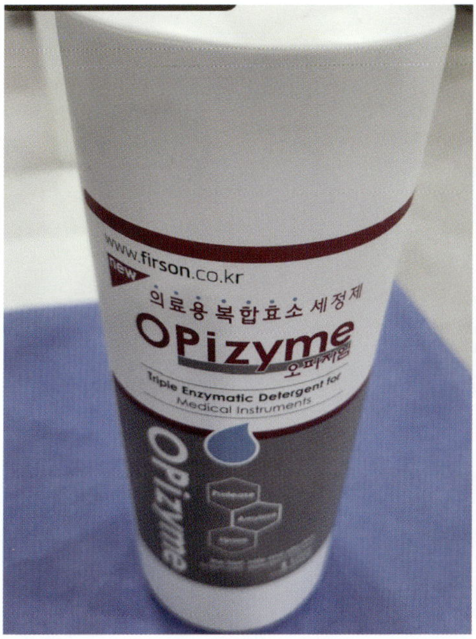

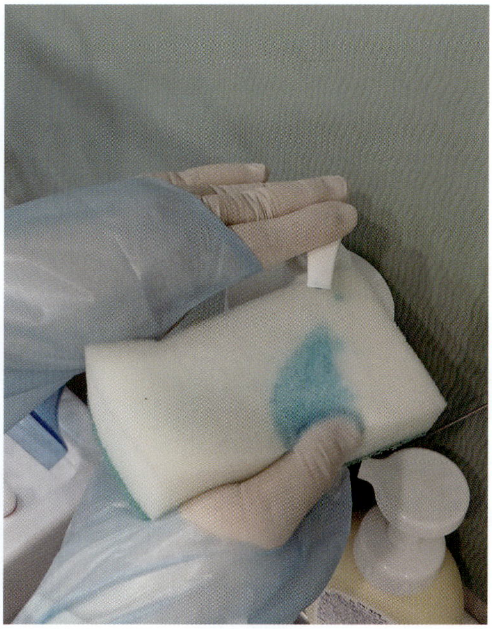

4) 스펀지로 외관을 부드럽게 문질러준다.

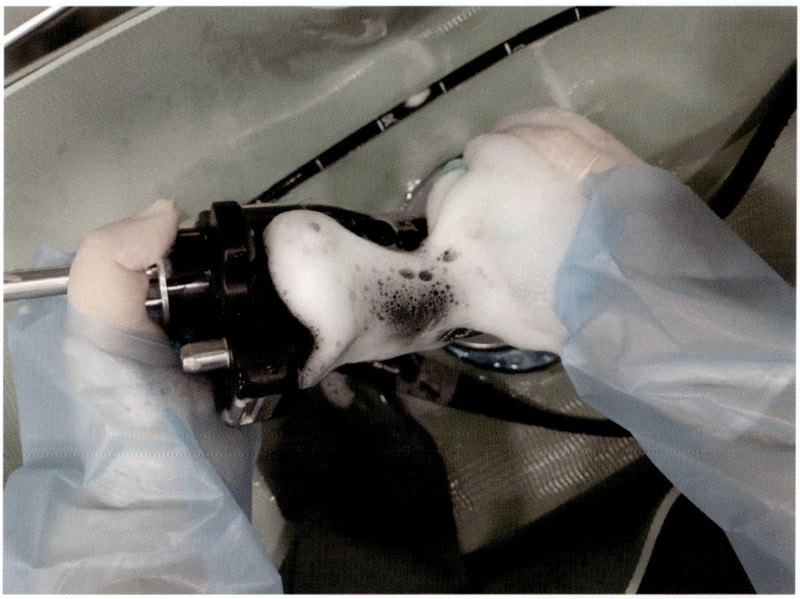

5) 효소세정제 도포한 세척 브러쉬를 이용하여 Suction valve, water-jet valve, forcep valve의 각 connecter 입구를 세척한다.

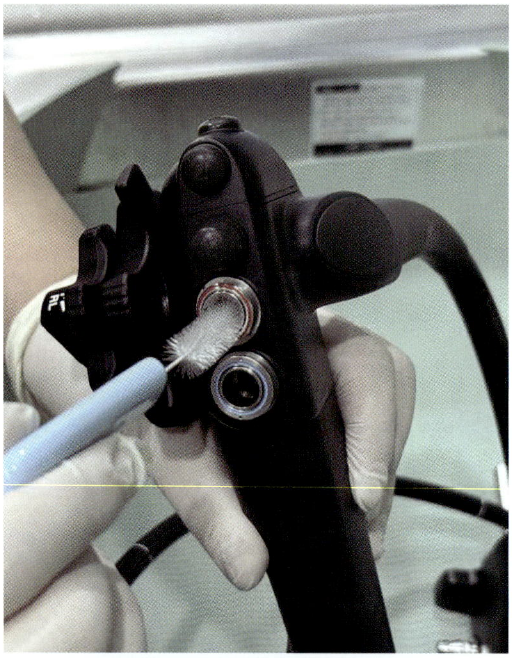

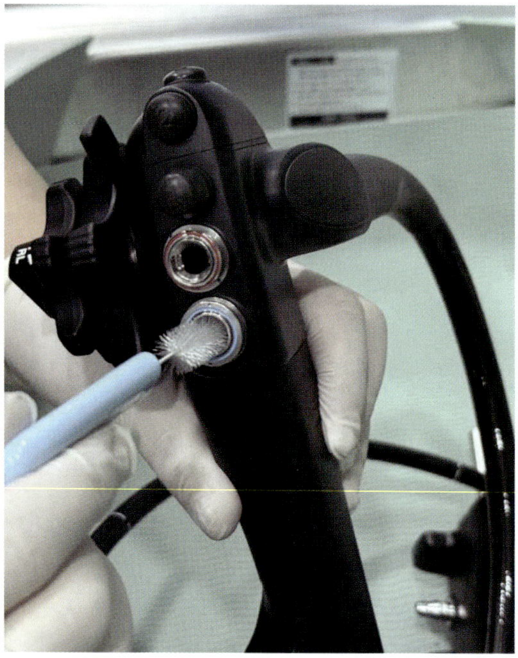

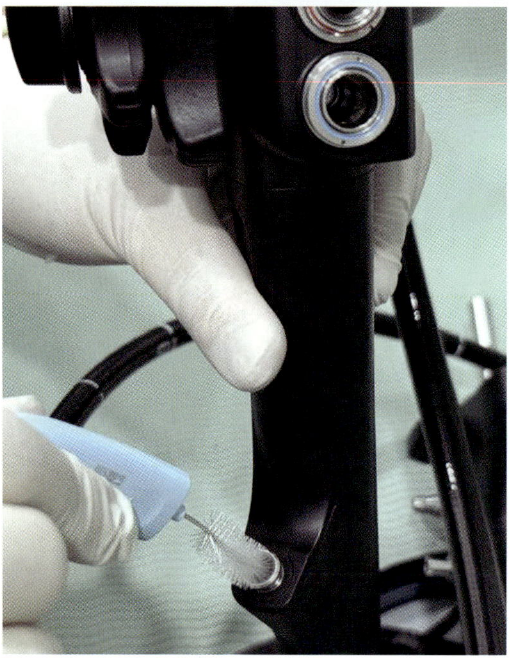

6) Long - 세척 브러쉬로 Suction valve connecter 입구를 통해 세척을 line별로 한다.

① 직선으로 1번(→ Suction line으로 브러쉬 통과해서 나옴)

② 30도 구부려서 1번(선단부의 렌즈쪽으로 브러쉬 통과)

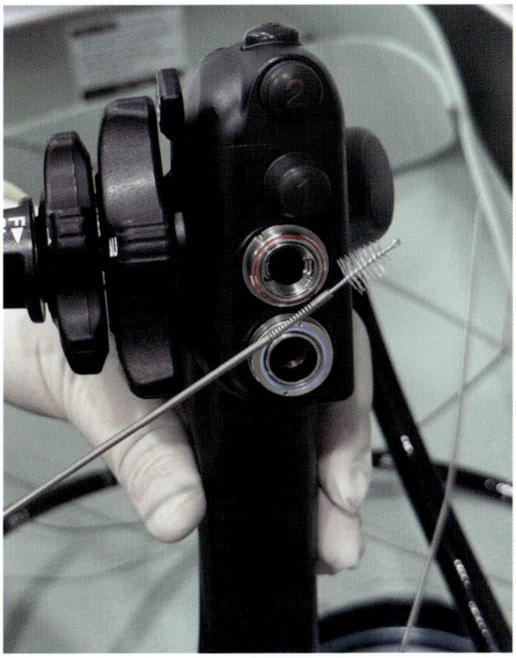

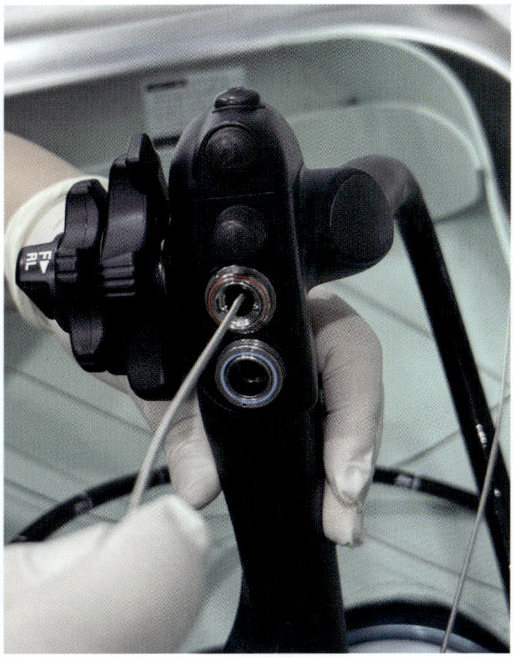

〈 세척 브러쉬 끝까지 통과 확인 〉

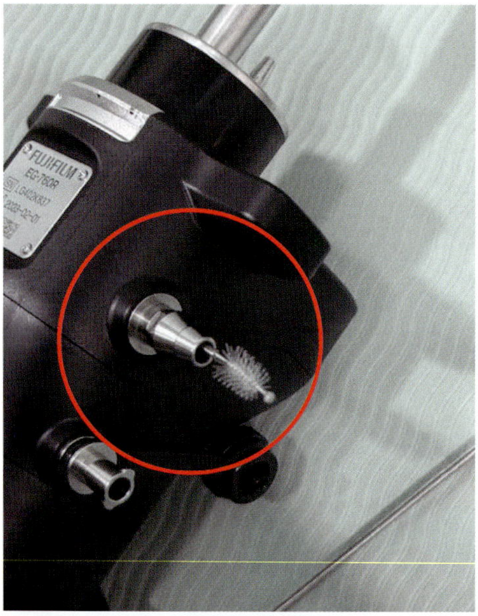

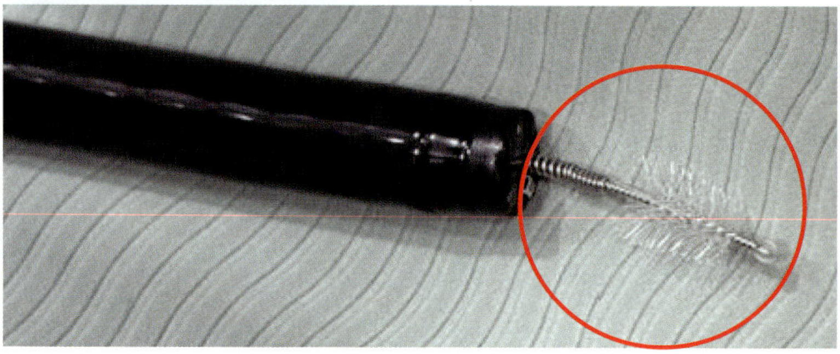

7) Forcep valve connecter에도 브러쉬를 넣고 세척해준다.

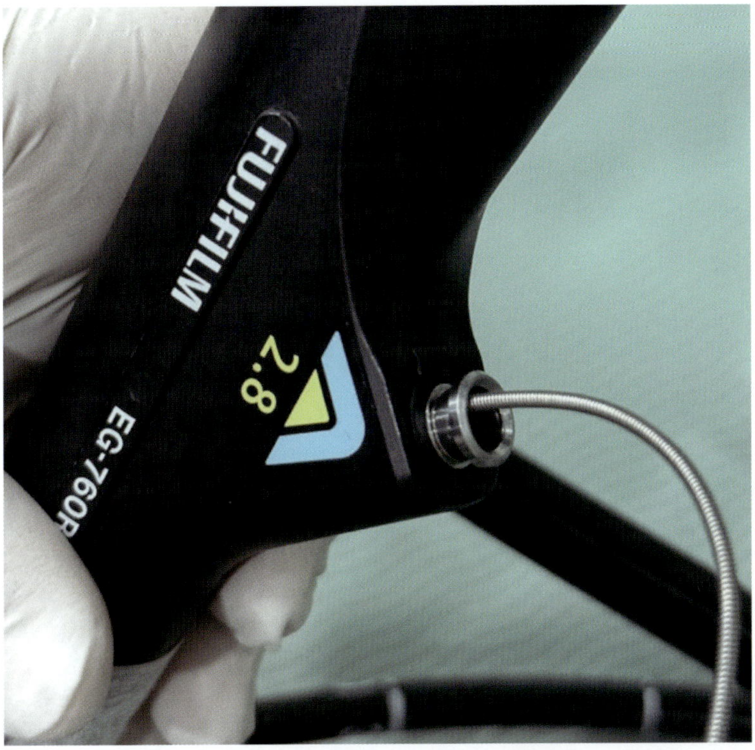

8) Scope를 다음 사진과 같이 렌즈는 다른 손가락에 잡은 채로 자동 세척기로 옮긴다(※ 선을 구부리지 않는다).

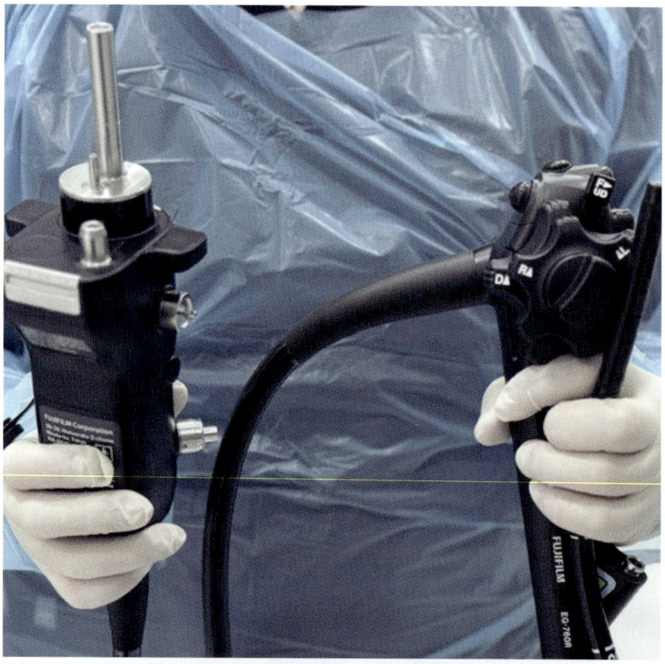

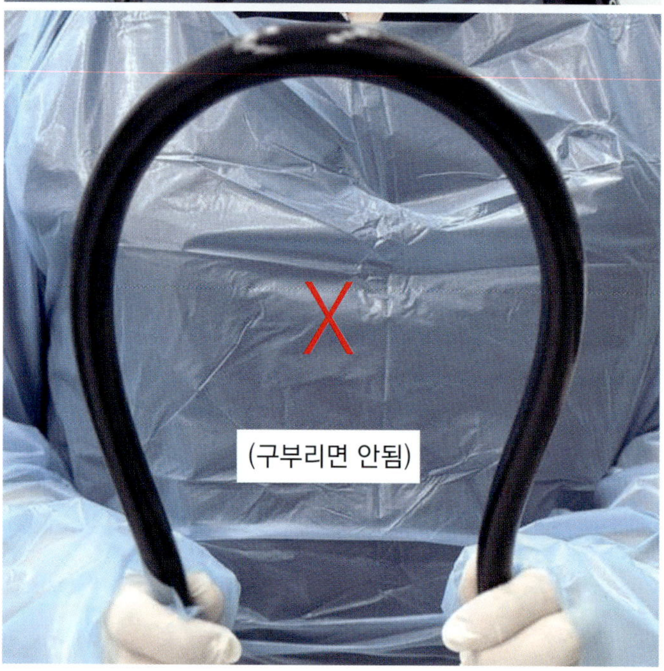

9) 자동 세척기에 선이 꼬이지 않게 가지런히 넣어준다.

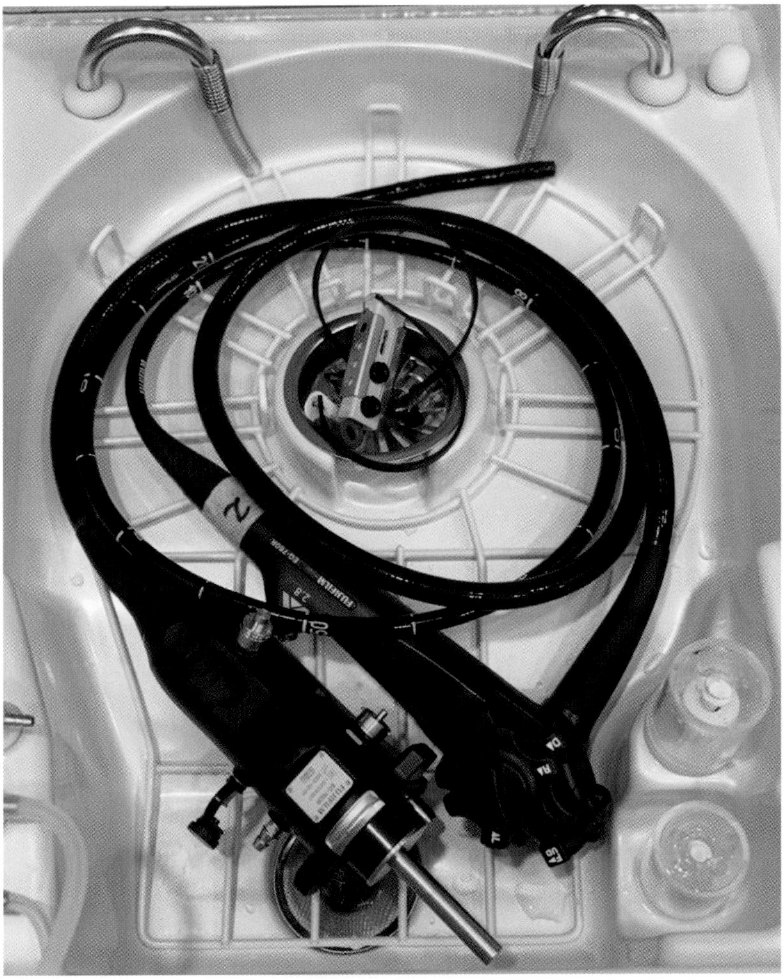

* Tip 렌즈(선단부)는 다른 scope line들 아래 사이에 고정시킨다.

권정현	댓글
: 세척 시 과도한 움직임으로 인한 손상이나 파손 예방 위해	

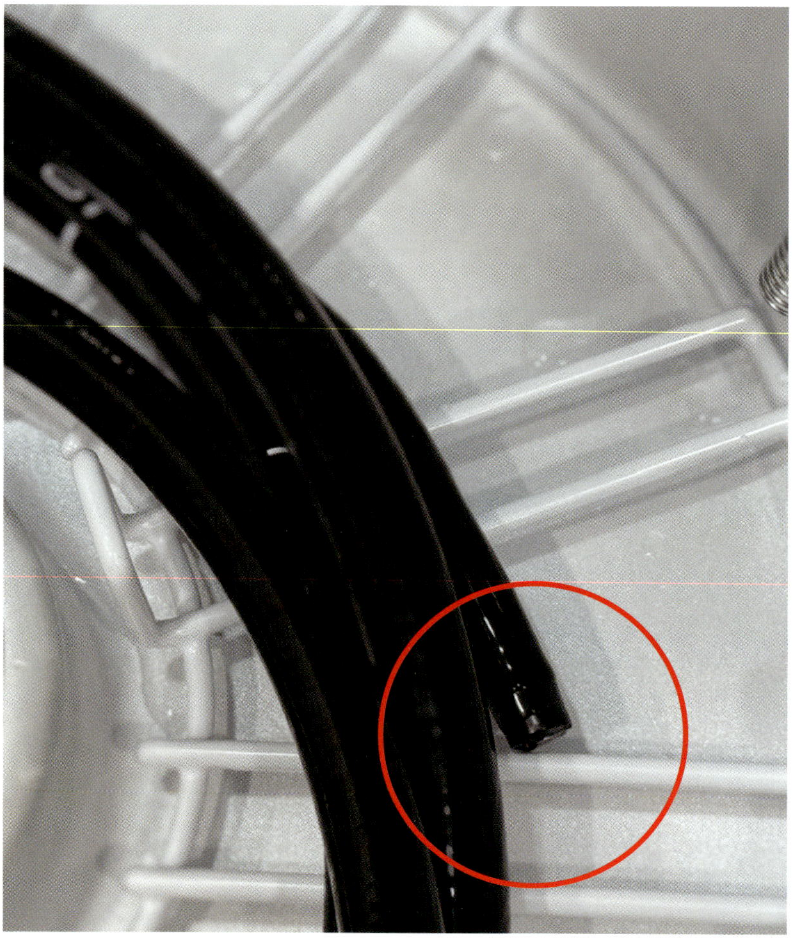

10) 다음 사진과 같이 나머지는 세팅해 주면 된다.
(Scope 세척 튜브 및 Connecter 등 연결한다)

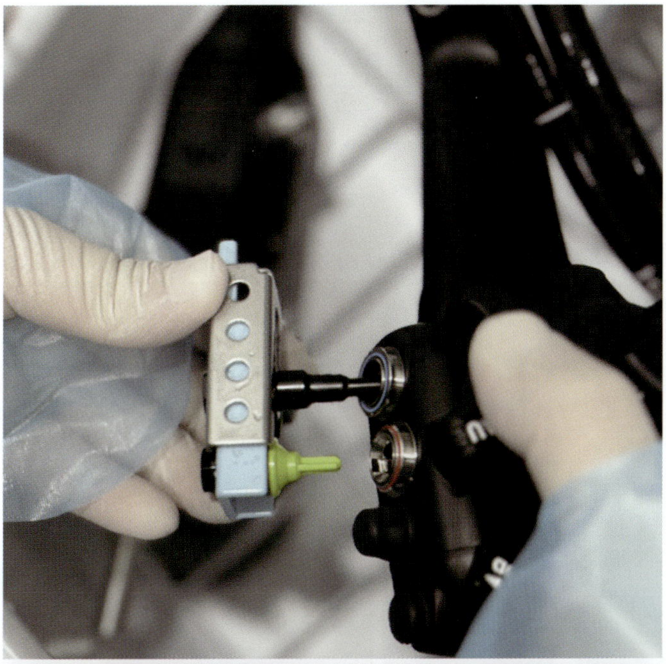

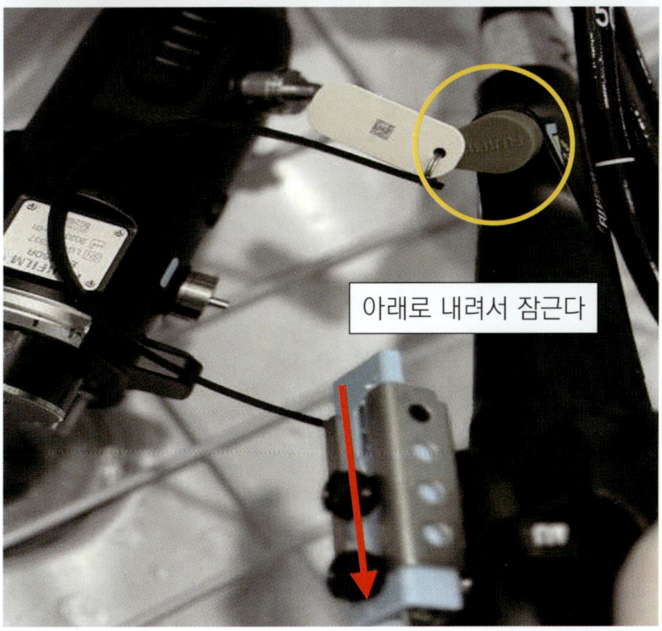

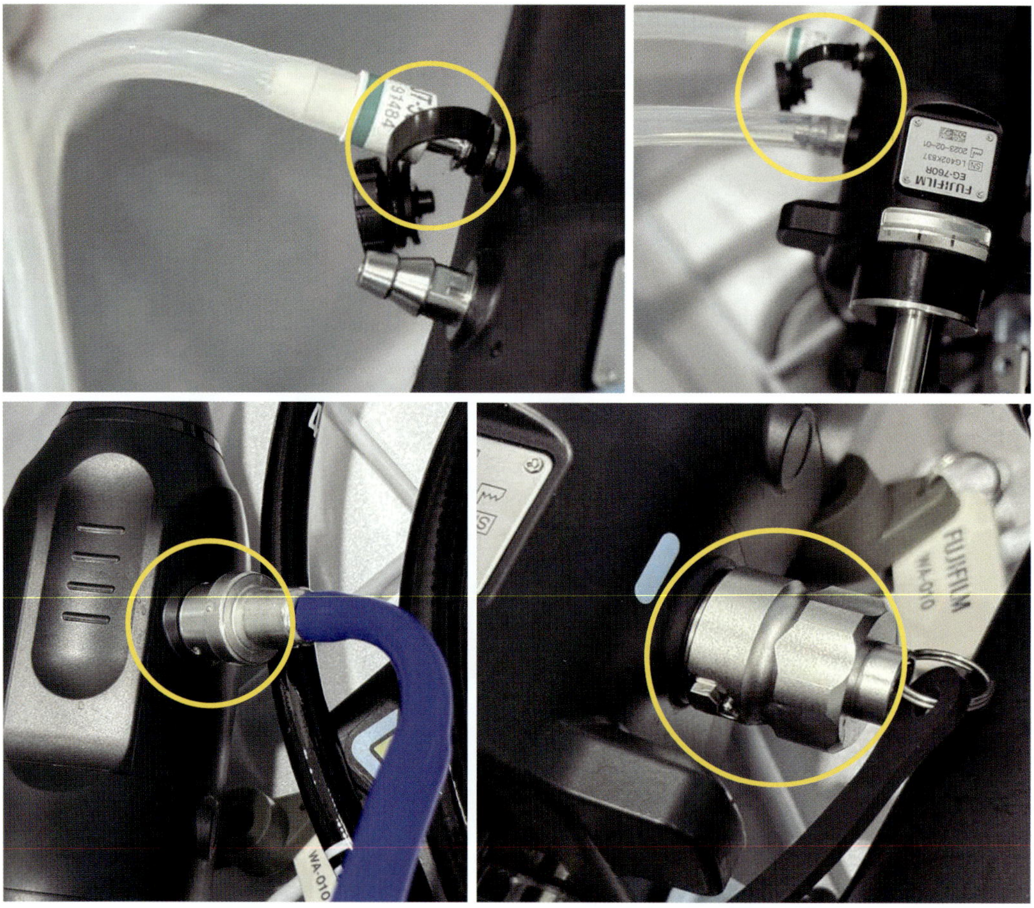
FUJIFILM
EG-760R
WA-O10
FUJIFILM
WA-O10

11) 세척이 끝나면 간단히 에어건으로 물기를 말려준다.

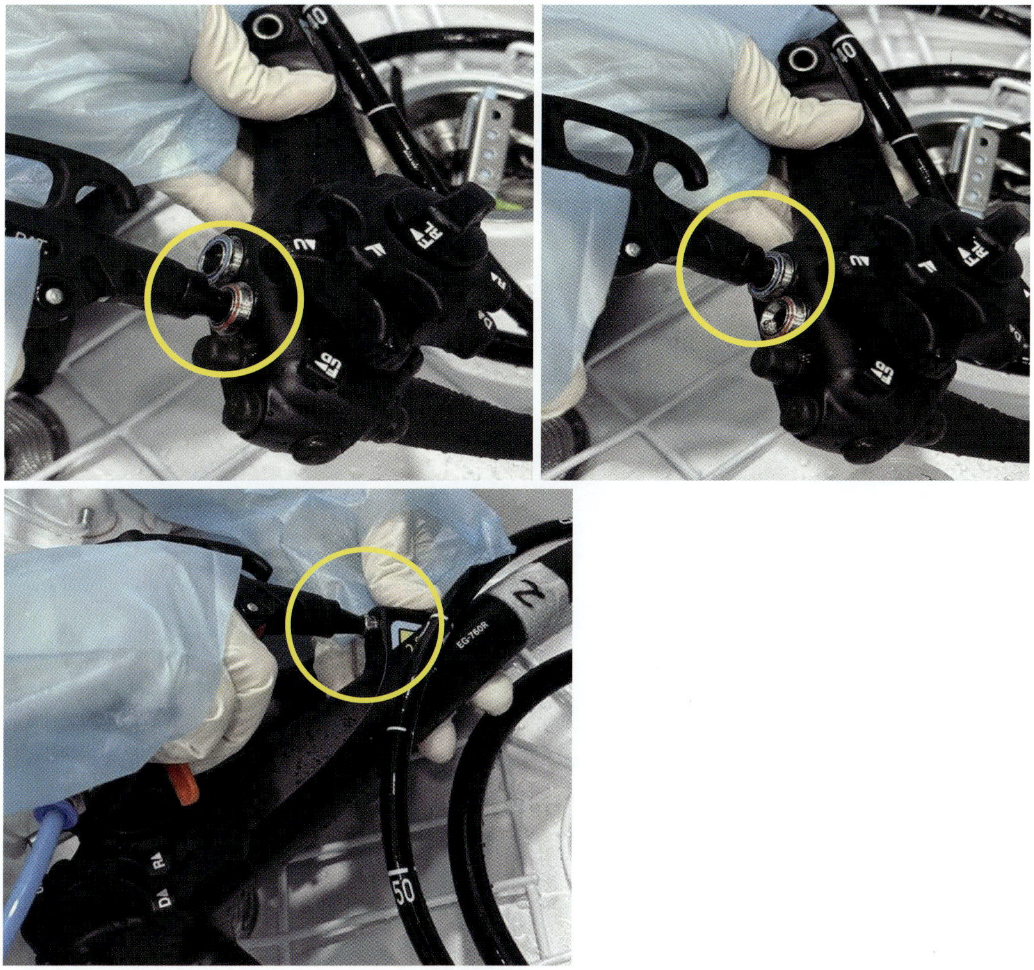

12) 알코올 소독과정을 거친다.

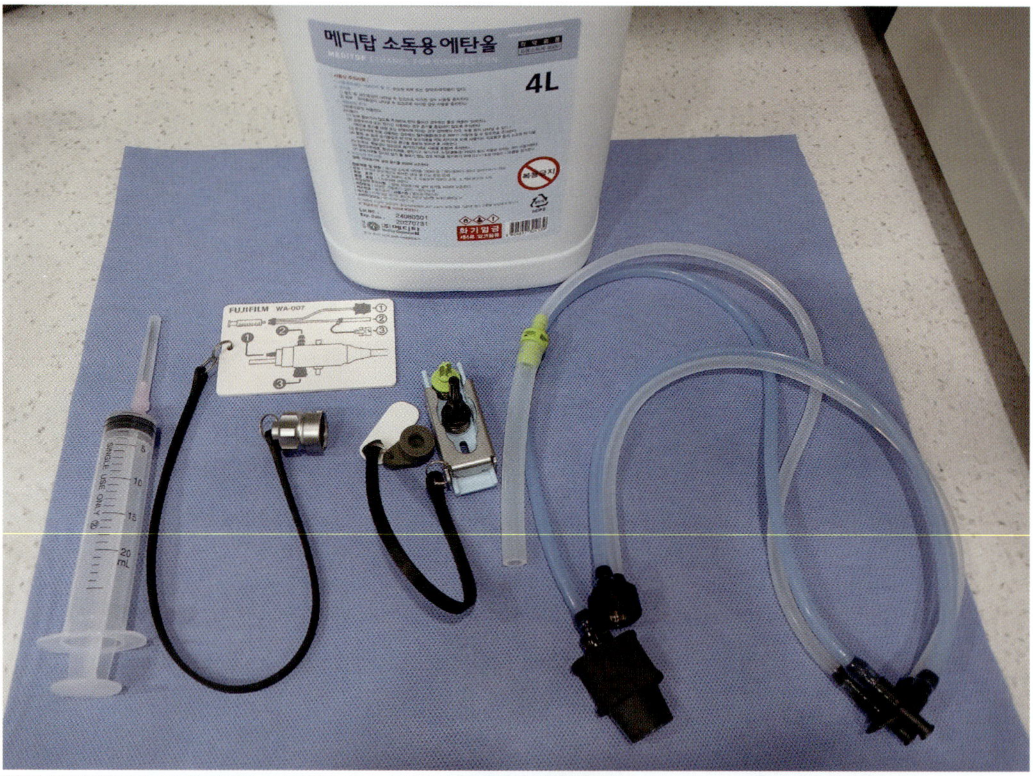

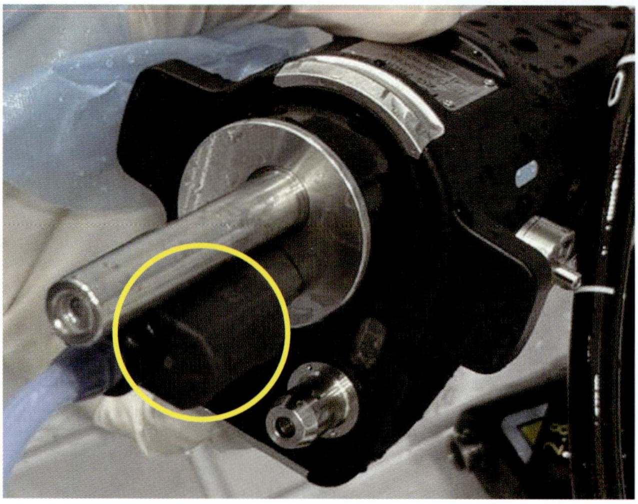

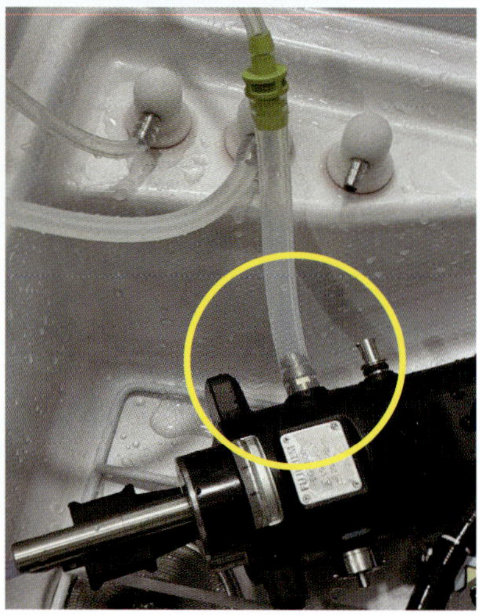

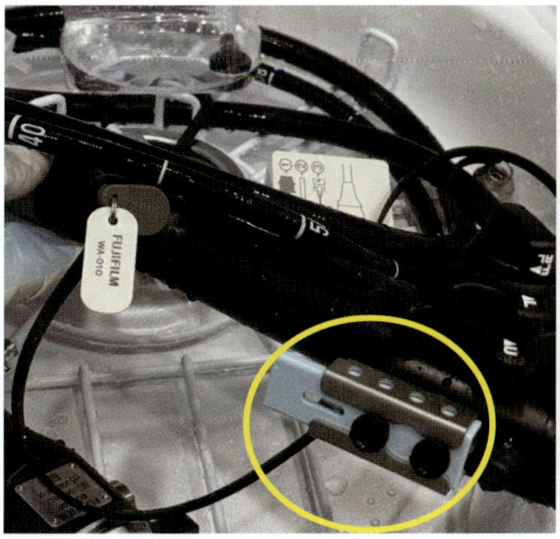

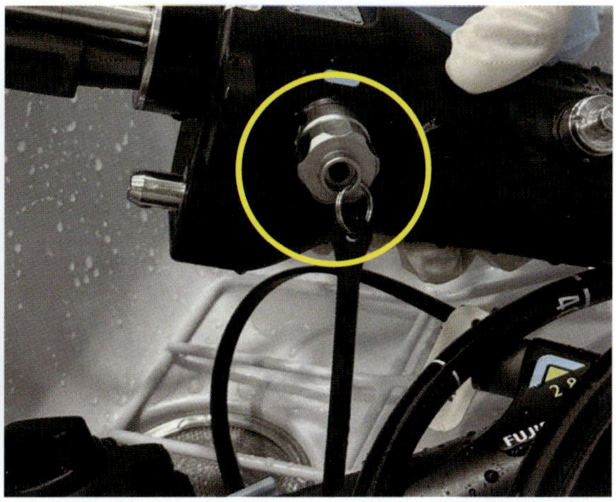

13) 사진과 같이 세척했을 때처럼 세팅을 하면 알코올에 튜브가 담긴 상태에서 알코올 주입하며 세척한다.

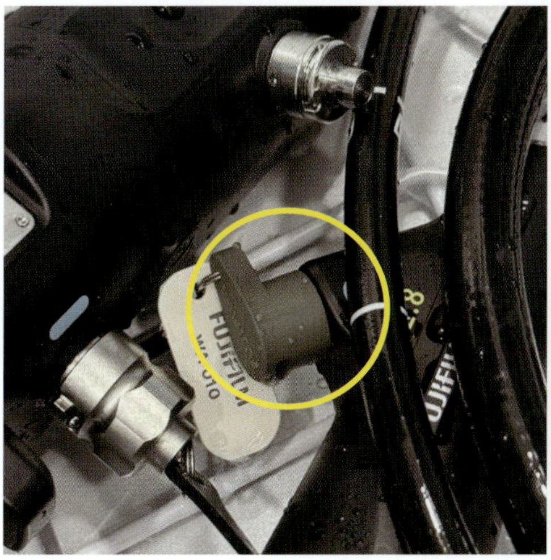

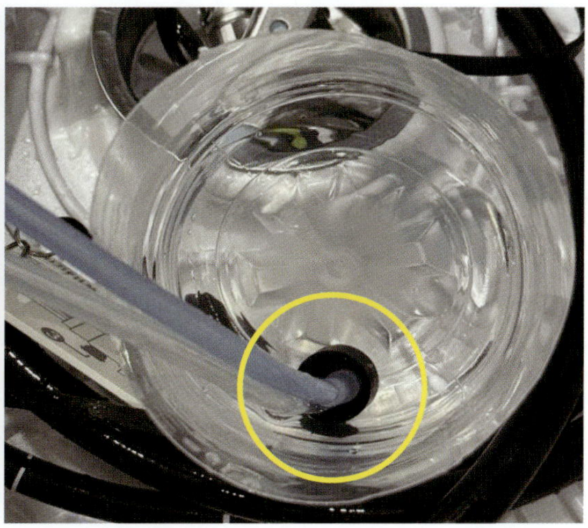

14) 흰색 튜브에 syringe를 연결하고 피스톤을 뒤로 당긴다.
알코올을 약 30 cc까지 당기고 이 과정을 3번 반복한다.

15) 흰색 튜브의 알코올링이 끝나면 파란색 튜브도 같은 방법으로 3번 반복한다.

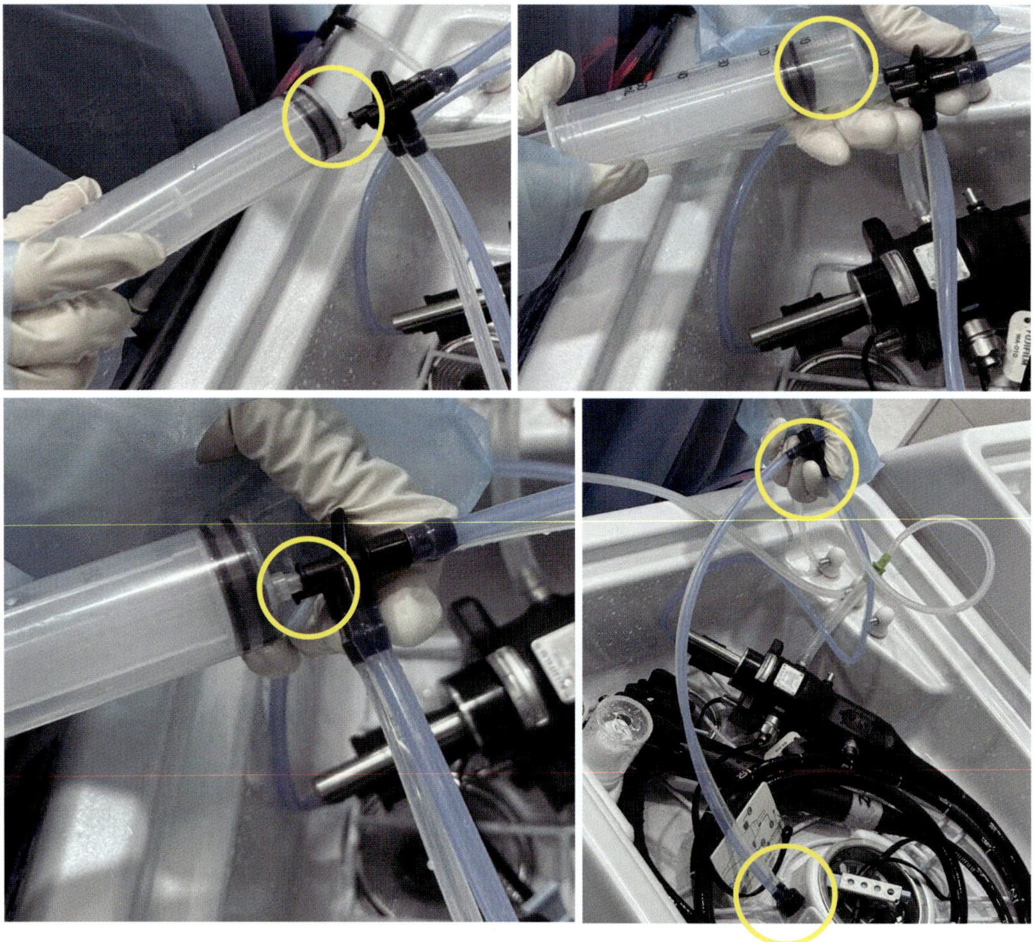

16) 알코올 통에서 튜브선을 빼고 다시 흰색 튜브선에 실린지를 끼우고 scope 안에 남아 있는 알코올을 다 뺀다(공기주입하면서 시행).

17) 흰색 튜브가 끝나면 파란색 튜브도 같은 방법으로 반복한다.

18) 에어건으로 남아 있는 알코올을 모두 건조한후 scope를 보관장에 걸어둔다.

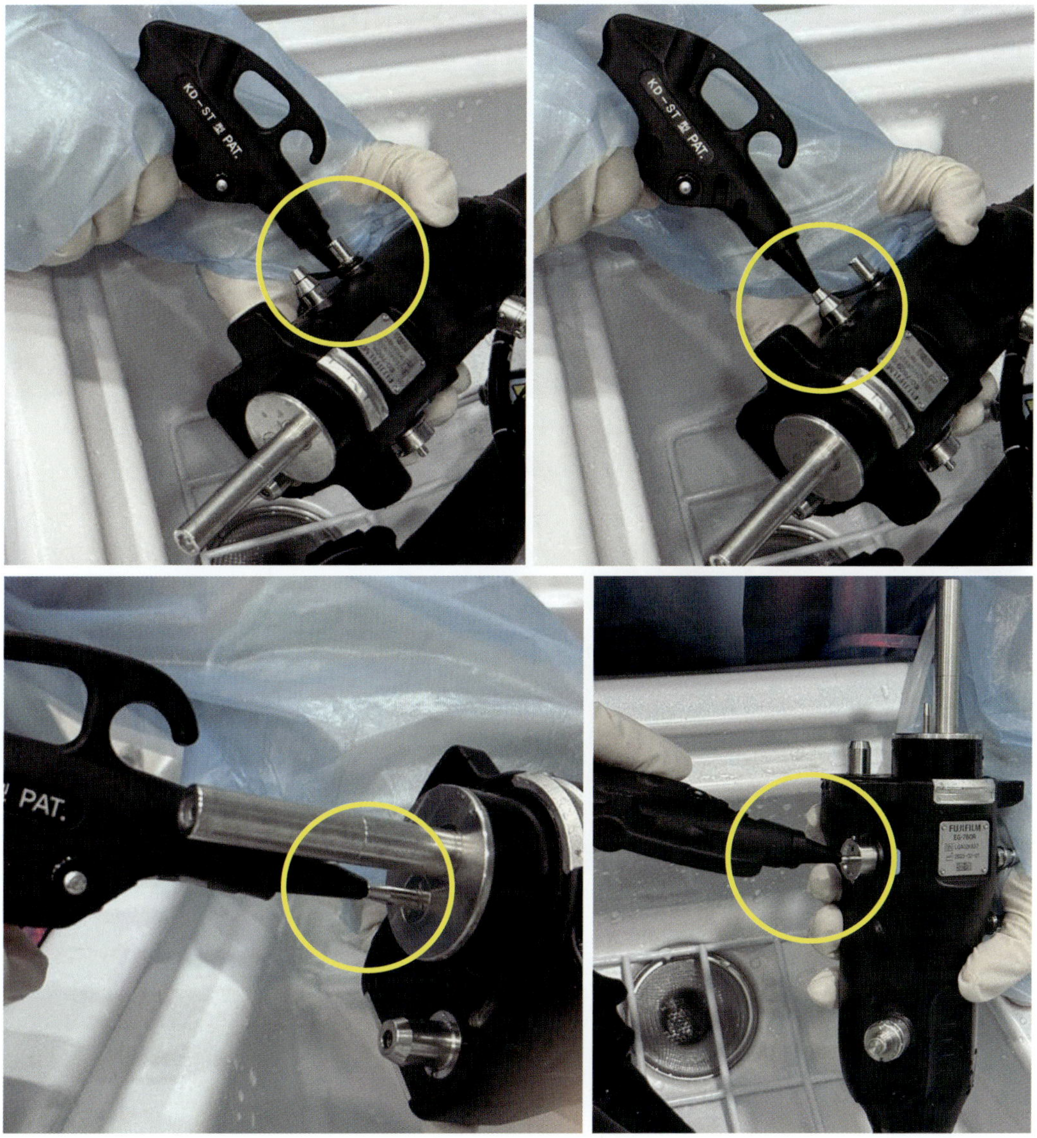

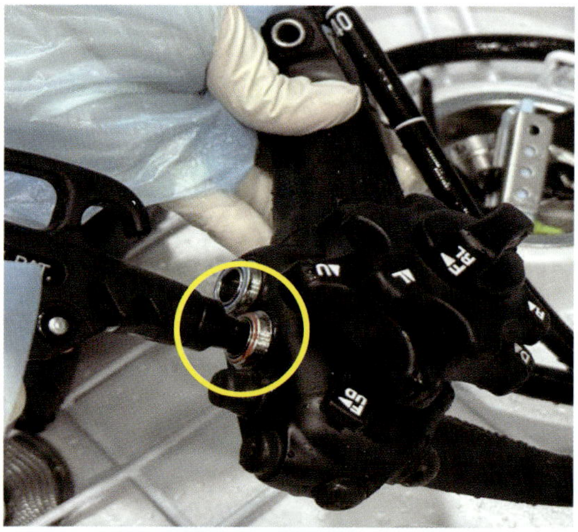

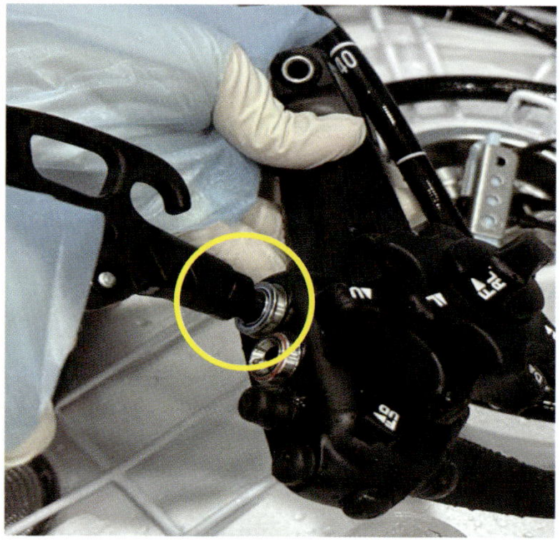

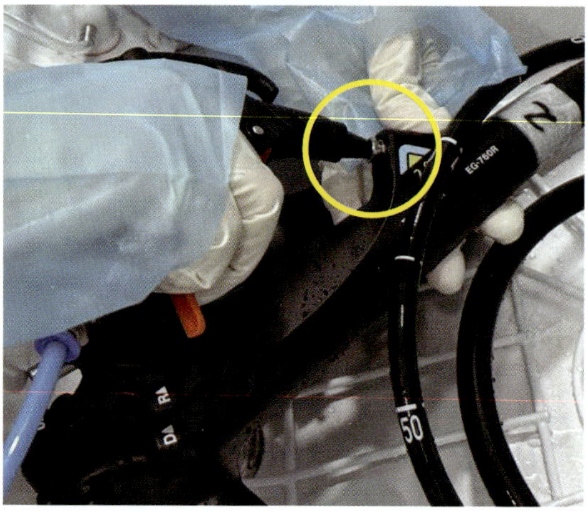

내시경 검사 후 세척

*** 소독액은 28일/80회(소독제 종류 따라 상이)**

순서: 전세척 > 세척 > 소독 순으로 진행한다.

1. 검사 후 단백질 티슈로 Scope 조작구부터 렌즈 끝까지 닦는다.
2. 효소 석션 → 오물 석션 후 세척실로 Scope를 조심히 옮긴다.
   (Scope 이동 시 잡는 법 숙지 및 이동용 통이나 이동 카트 이용 가능)
3. 전세척을 위해 싱크볼에 넣는다.
4. 세척직원은 보호구 착용한다.
   (마스크, 장갑, 앞치마, 고글 등)
5. 브러쉬와 내시경 내시경세척용 브러쉬로 세척액을 묻혀서 각 기구 별 입구와 끝 부위까지 통과 및 세척한다.
6. 전세척 후 자동 세척기 안으로 Scope 렌즈가 파손되지 않도록 하여 둥글게 넣는다.
7. 각 부위별 방수캡을 정확하게 끼우고 확인 후 세척기 뚜껑을 닫는다.
   (상세 방법 따로 그림으로 준비한다)
8. 세척 전 공기검사 버튼 진행 후 → 수중검사 버튼 누른 후 마친다.
   1) 파란색 줄 캡을 제거 후 세척 버튼 A B C 선택 후 시작한다.
      (세척 중 물이 세척기에 찼을 경우 세척액 test strip 시행하여 유효농도 측정한다. - 소독액 교환 후 8일 후부터는 매일 소독 중 측정한다)

2) 일반 검사가 끝나면 보통은 **A모드(표준)**로 세척 진행한다.

(A모드 표준: 8분 / B모드 감염 환자: 15분 / C모드 급속: 6분)

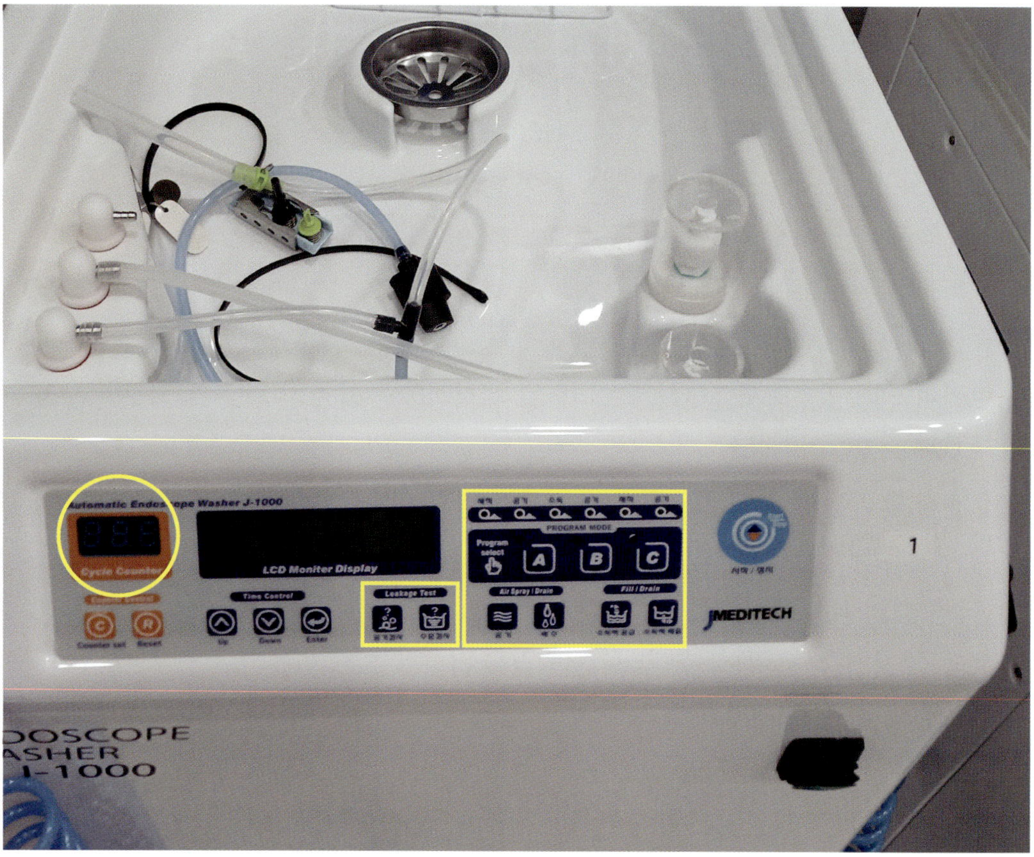

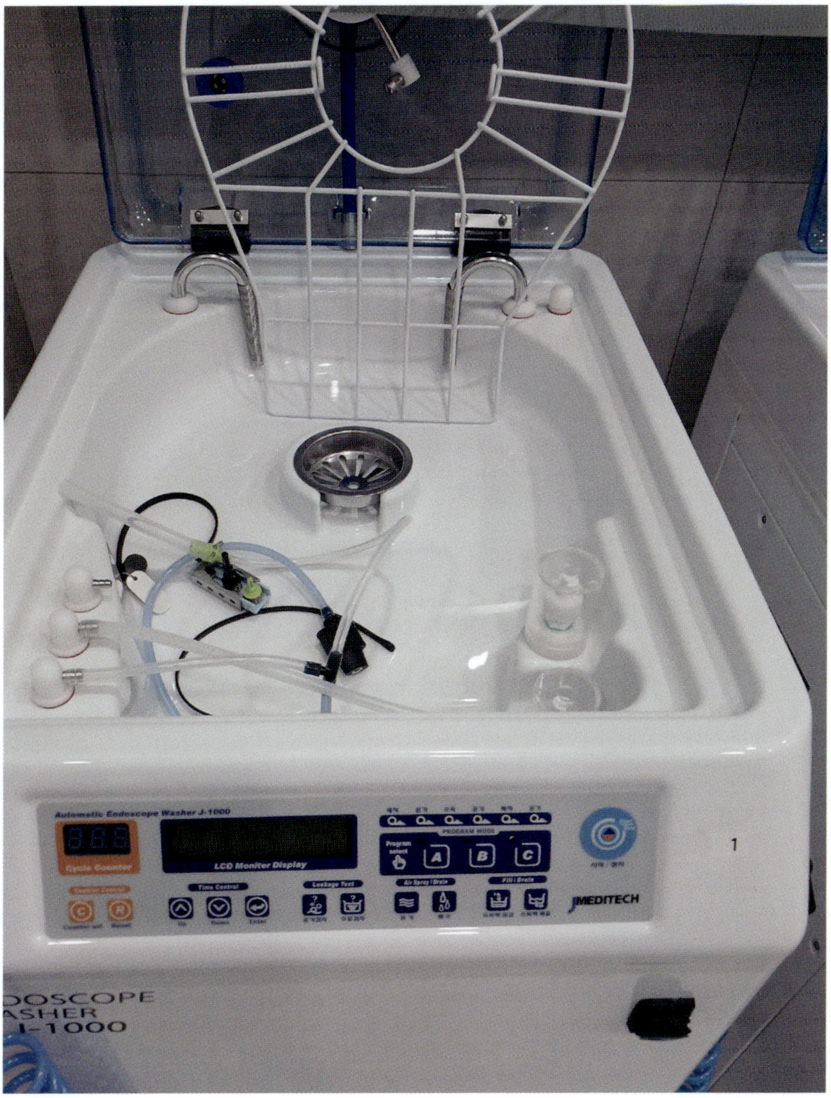

9. 세척이 모두 끝나면 알코올링 시행 → 알코올로 3개 채널을 통과시켜준다.
10. 에어컨으로 물기를 제거 후 내시경장으로 이동하여 보관한다.
11. 세척 시 세척 기계 번호, 세척 횟수 확인 후 내시경 소독 대장에 기재한다.

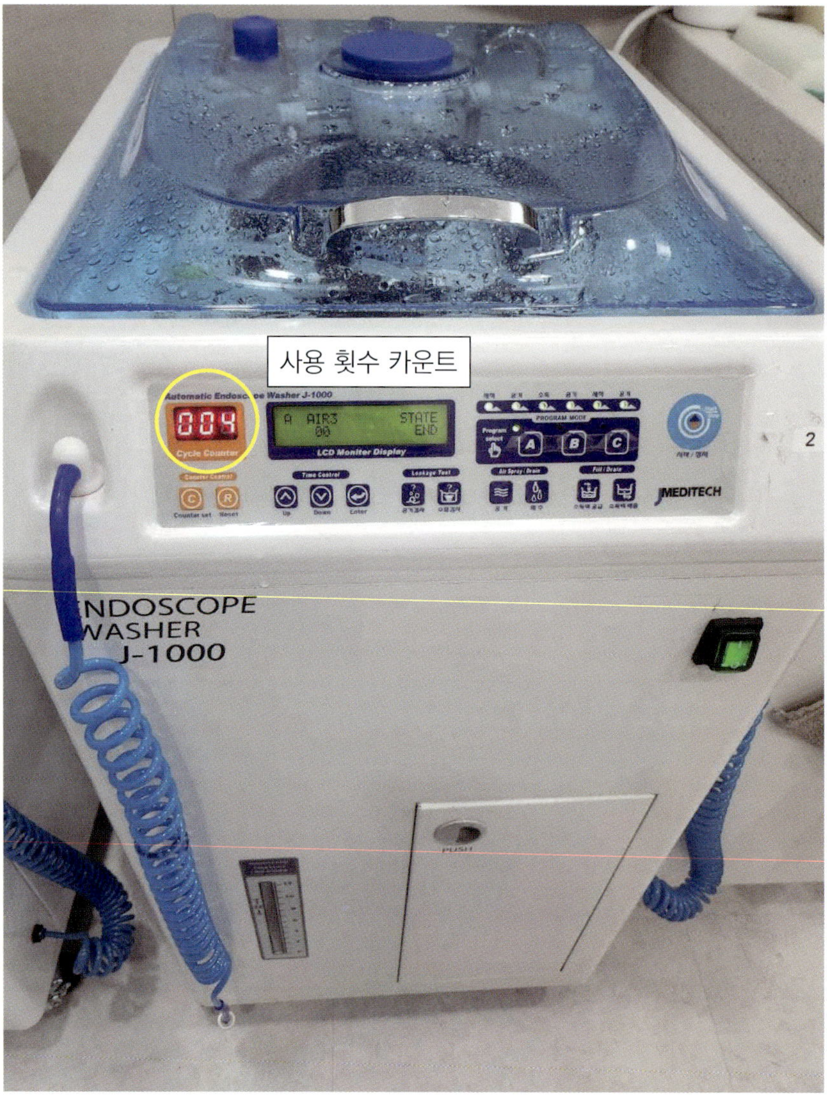
사용 횟수 카운트
Automatic Endoscope Washer J-1000
004
Cycle Counter
A AIR3 STATE
00 END
LCD Monitor Display
PROGRAM MODE
A
B
C
MEDITECH
ENDOSCOPE
WASHER
J-1000
2

소독액 교환 목적

- 내시경 시행 여부와 상관없이 환자에게 영향을 주는 내시경 관련 기구와 소독 관련은 철저한 관리와 무균상태를 유지하여 감염으로부터 환자를 보호하고 병원 위생 및 환자의 건강과 안전을 위해 내시경 소독 준수 및 관리를 철저히 해야 함이 목적이다.

소독액 교환

1. 소독액의 유효농도 테스트 후 필요시 교환한다.
2. 소독액의 유통기한 경과 시 한다.
3. 소독액의 횟수 경과 시 교환하는 것을 원칙으로 한다.
4. 방법
   ① 세척기의 소독액 배출 버튼 눌러서 소독액 배출한다.
   (배출 후 남은 잔량을 아래쪽 배출구에서 깨끗이 배출시킴)
   ② 엔도파 1제+2제의 유통기한 확인 후 혼합한다.
   ③ 1제(4 L) 통에 2제를 혼합하여 소독기 1대당 8 L(1제 두통) 만들어 소독액 공급버튼 누른 후 세척기 뚜껑을 연 상태에서 붓는다.
   ④ 소독액이 모두 세척기에서 잘 빠지고 기능 잘 되는지 확인 후 전원을 끈다.

5. 소독액 교환 후 대장 작성한다.

> 권정현 댓글
>
> 소독액은 입고/출고/잔량 내역이 정확해야 한다.
> 대장 작성 중요!

- 세척액(엔도파 1제+2제) 준비 후 소독기의 전원을 켜고 버튼 조작부에서 소독액 배출 → 공급 선택한다.

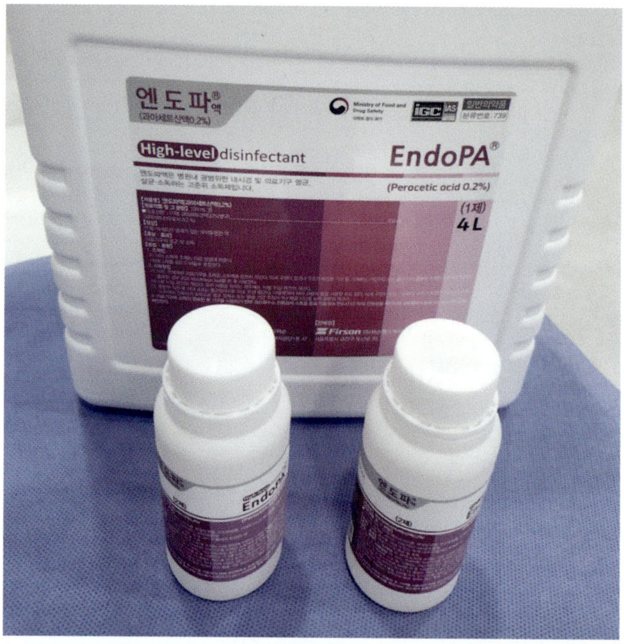

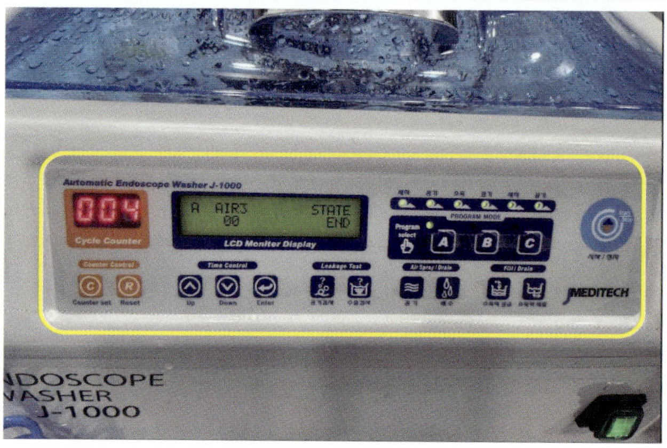

소독액 공급 / 소독액 배출 선택

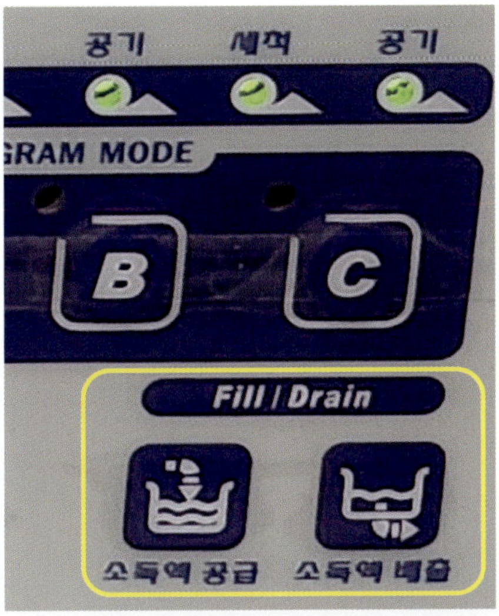

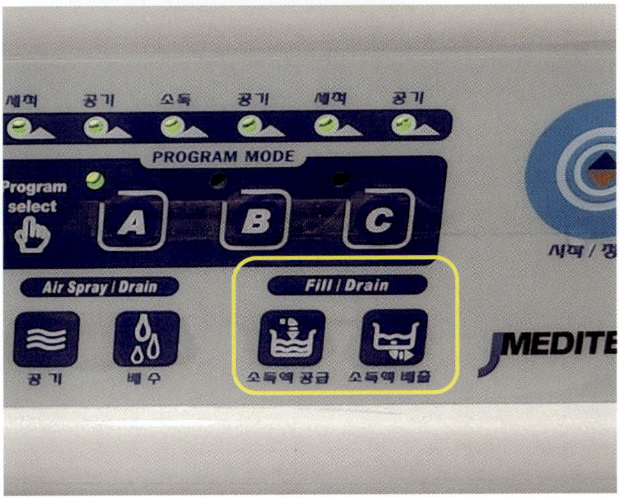

남은 소독액 배출 시 아래쪽 문을 열고 연결 호스 이용하여 잔량 배출

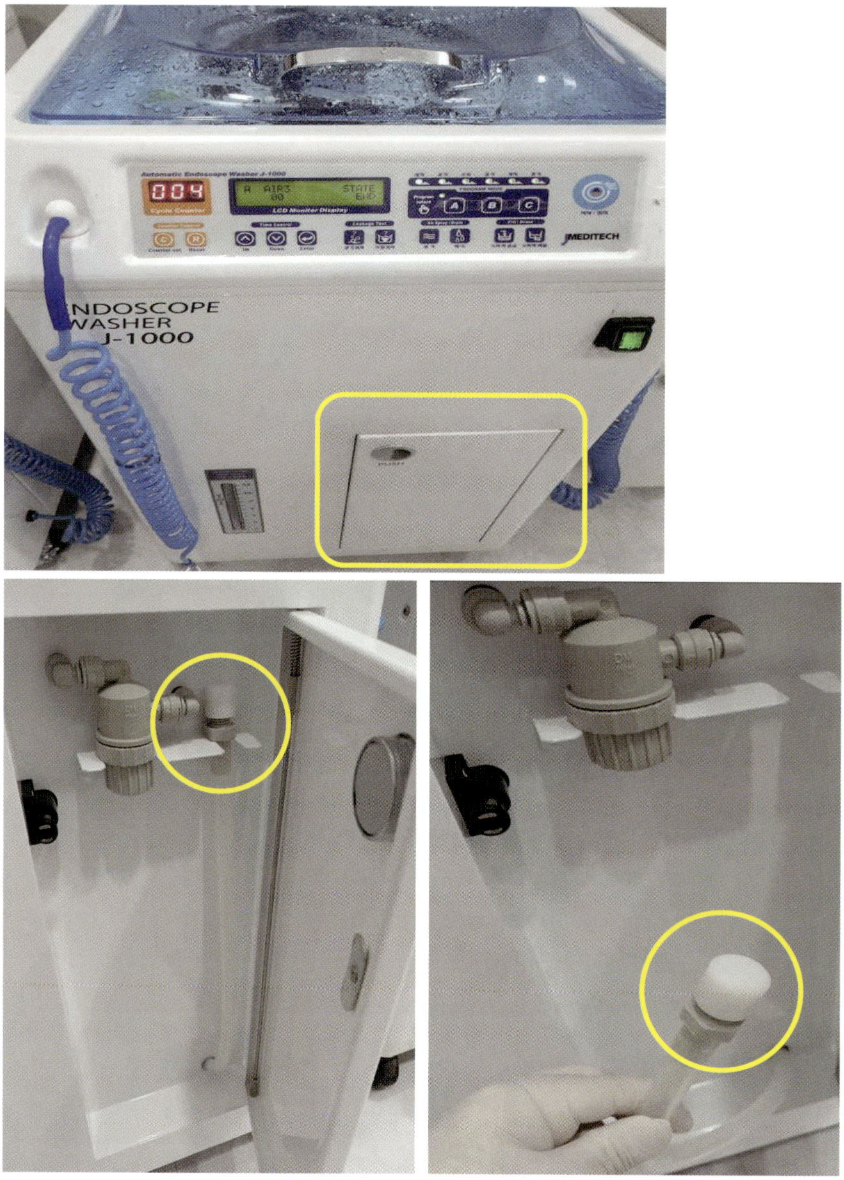

- 남은 소독액 완전 배출 후 소독액 공급 버튼을 누른다. 그리고 소독액(엔도파 1제+2제)을 소독기 내 뚜껑을 열고 모두 부은 후 공급한다.
- 이후 소독액 교환 대장 작성 → 세척기 통한 소독 진행한다.

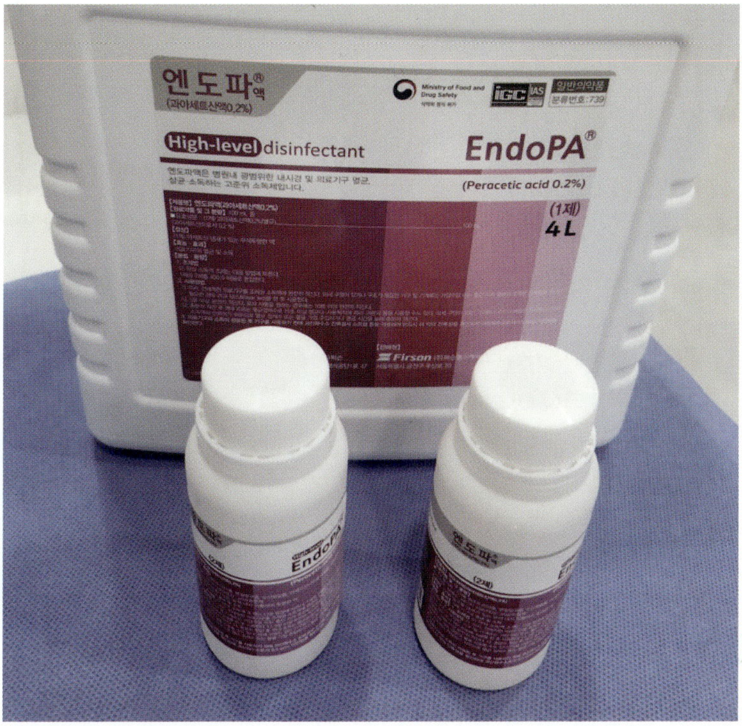

FUJIFILM Quick Guide: 재처리

스콥 세척 튜브 연결 (커넥터)

[커넥터 연결 모습]

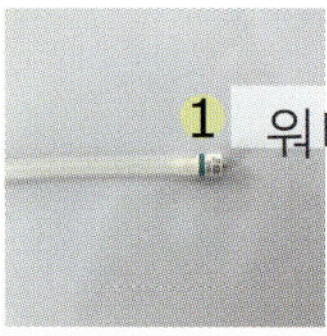

워터젯(Water Jet)에 연결

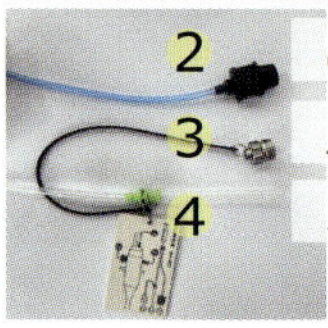

에어 가이드 포트(Air Guide Port)에 연결
워터탱크(Water tank)에 연결
석션(Suction)에 연결

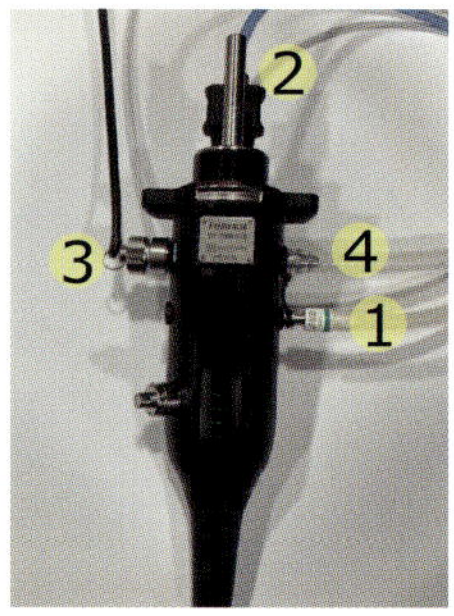

스콥 세척 튜브 연결 (핸들)

[핸들 연결 모습]

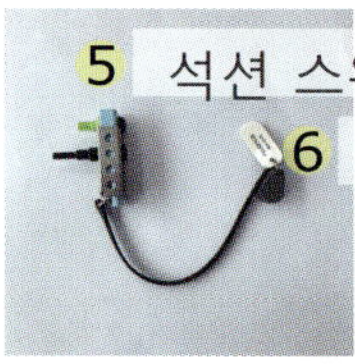

석션 스위치 & 에어/워터 스위치에 연결
포셉 밸브(Forceps Valve)에 연결

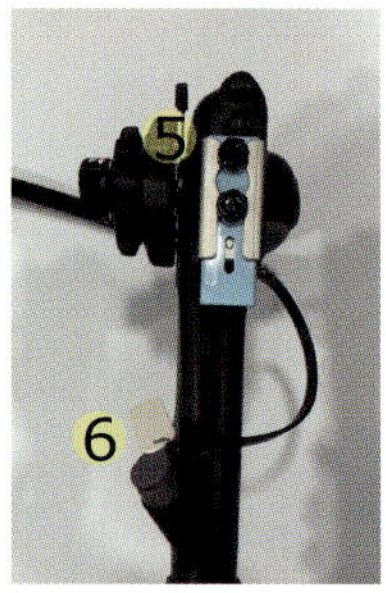

FUJIFILM Quick Guide: 누수 테스트

1. 누수 테스트 커넥터 ↔ 누수테스터기 연결

2. 누수 테스트 진행

3. 이상 없을 시, 세척 진행

누수 테스터 커넥터 ▶

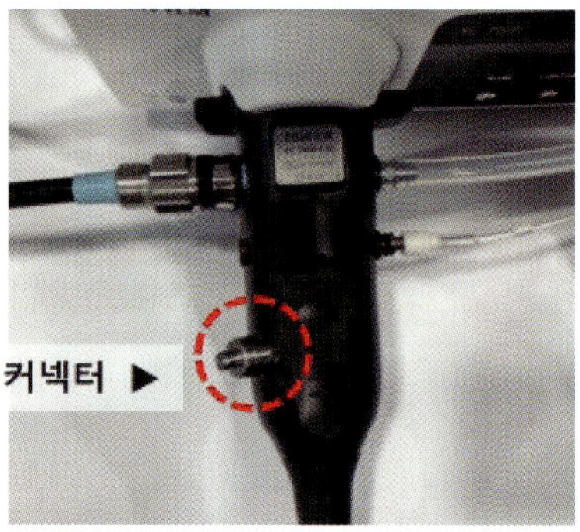

FUJIFILM Quick Guide: EO 가스 배출

EO(Ethylene Oxide)가스 멸균 후,
반드시 AD-7를 사용해 내시경에 남아있는 가스 배출

AD-7 ▶
(Ventilation Adapter)

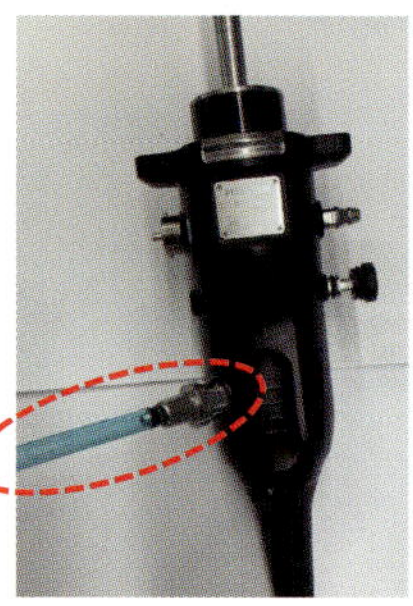

연성내시경용 세정 소독기

J-1000

(참고자료: 제품 사용 설명서 내용 첨부)

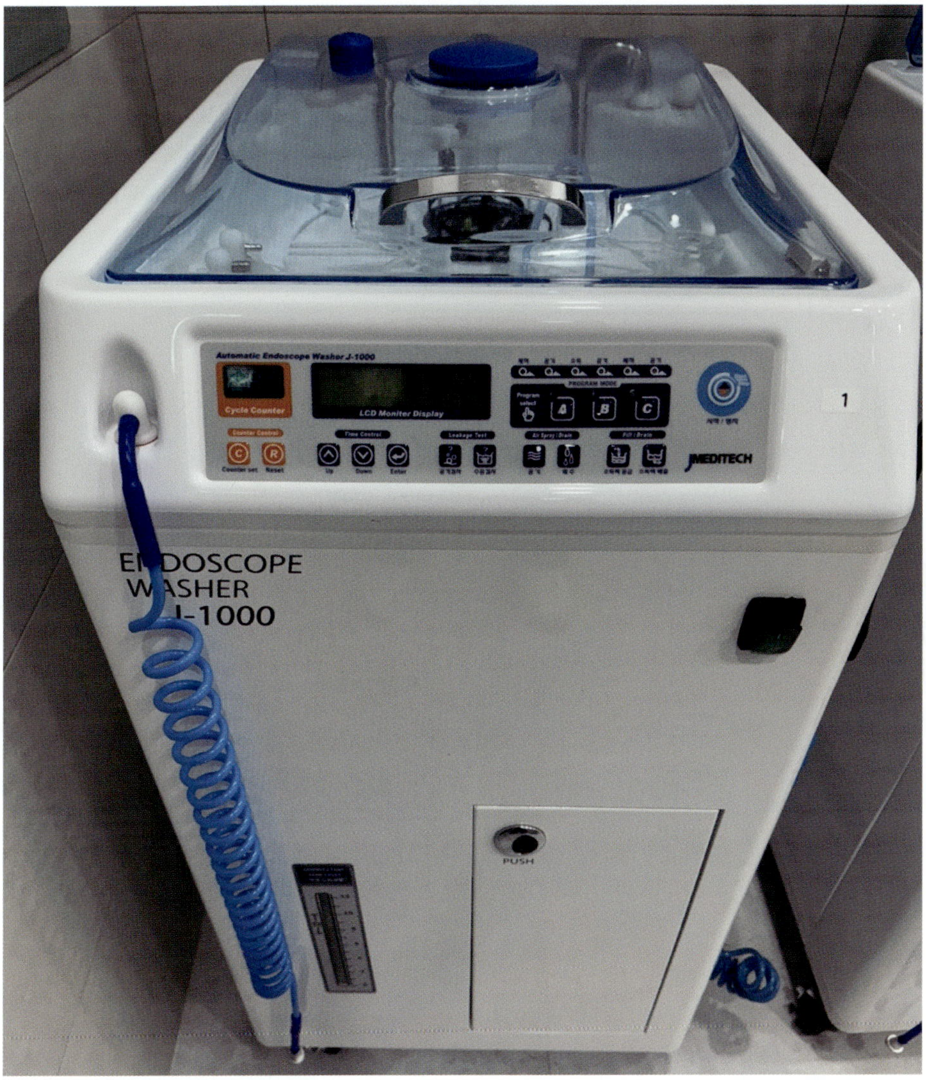

내시경 세척 소독기 사용법

(안내과의원 연성내시경용 세정 소독기 J-1000 사용)

1. 개요

- 본 장비는 병 · 의원에서 소독 약품을 이용하여, 환자에게 사용되었던 내시경의 세척 및 소독을 안전하고 효율적으로 진행함으로써, 내시경에 의한 2차 감염의 불안에서 탈피해 보다 질 높은 내시경 검사를 받을 수 있으며, 병원에서는 환자의 유치에도 큰 도움이 될 것이다.

2. 사용 목적

연성내시경 관강 내에 소독액을 순환시켜 소독하는 기구이다.

3. 구성 및 명칭

정면부

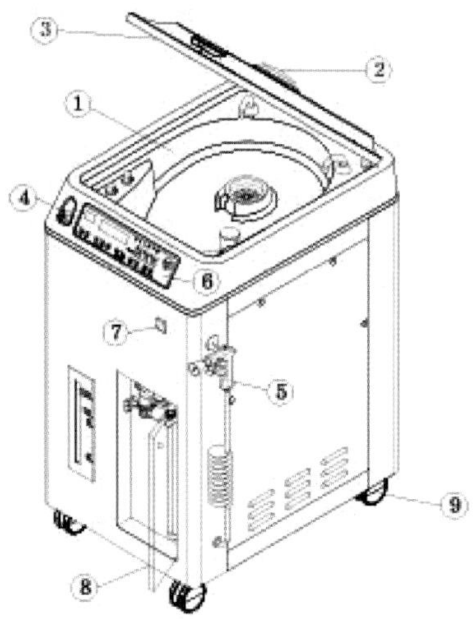

① 바신(소독조)
② 회전로타
③ 바신 뚜껑
④ 방수체크 연결구
⑤ 에어건
⑥ 작동판넬
⑦ 전원 스위치
⑧ 잔량 배출 커버
⑨ 이동용 바퀴

후면부

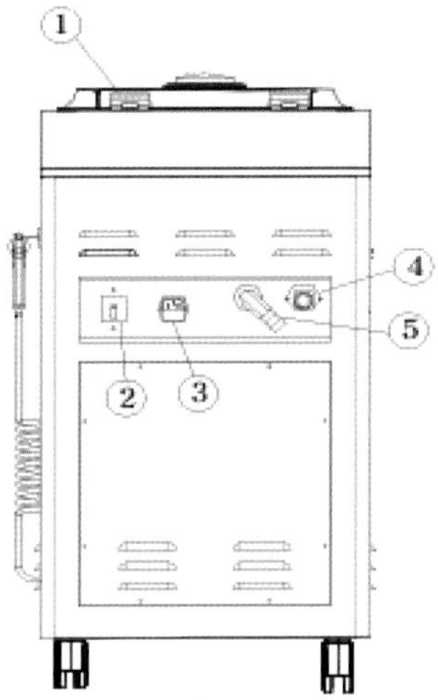

① 경첩
② 누전차단기
③ 노이즈필터
④ 급수구
⑤ 배수구

바신(소독조)의 내부

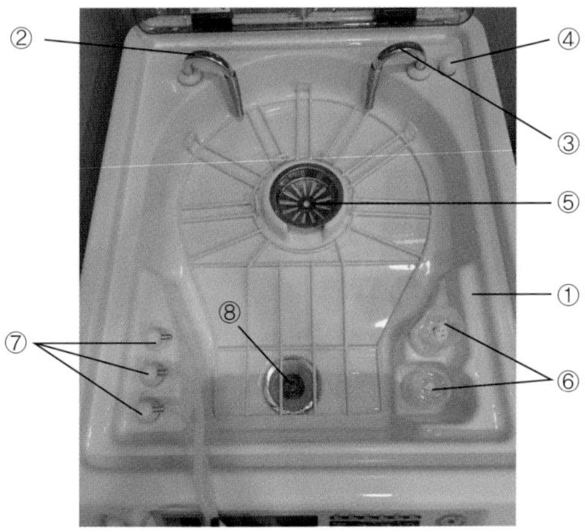

① 내시경 거치대
② 방수체크 공급관
③ 소독액 공급관
④ 가스 배출구
⑤ 액세서리 망
⑥ 수위 센서
⑦ 채널 공급관
⑧ 배수구

4. 설치 조건

① 내시경 세정 소독기는 급수 및 배수가 필요한 장비이므로 설치하고자 하는 장소에 수도관을 필해 설치하시기 바란다.

② 노후화한 건물 등은 수도 배관의 노후로 인하여 녹물 등이 발생할 수 있으므로 세정 소독기 및 내시경 보호를 위하여 정수 Filter를 설치하시기 바란다.

③ 세정 소독기가 동작할 때 세척 과정에서 발생한 물은 배수관을 통하여 버려지므로 설치할 장소에 배수구를 필히 설치하시기 바란다.

◆ 소독기에서 세척 도중 발생하는 물은 배수관을 통하여 원활하게 빠져나가야 하므로 배수 라인이 원활하지 않을 시에는 장비가 오작동할 수 있는 원인이 된다. 따라서 사용자는 배수 라인이 막히거나 흐름이 원활하지 않을 때는 설비업체에 의뢰하여 충분한 배수관을 설치해야 한다.

5. 사용 전 주의 사항

1) 전원이 220 V, 60 Hz의 안정적인 공급이 되는지 확인한다.
2) 공급되는 물에 녹이나 이물질이 섞여 있는지 확인한다.
3) 접지선이 파이프에 연결되어 있는지를 확인한다.
4) 기기가 평형을 유지하는지를 확인한다.
5) 급수 라인이 정상적으로 연결되어 있는지 확인한다.
6) 배수 라인이 정상적으로 연결되어 있는지 확인한다.

6. 사용방법 및 조작순서

작동판넬 상세설명

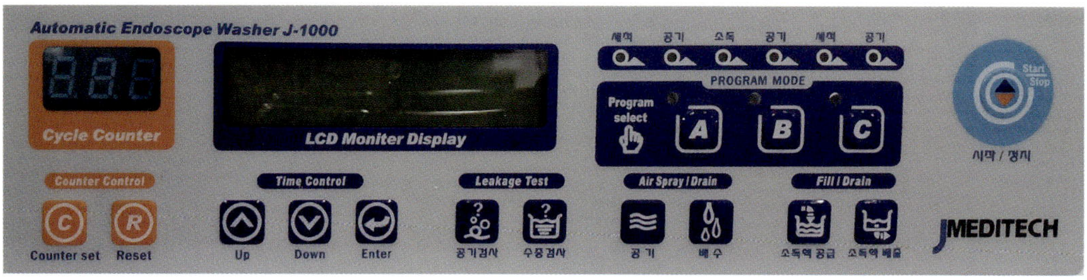

① Cycle count 표시부

소독액 사용횟수를 표시하고 Error 시 Error Number를 표시하는 기능

② LCD Moniter Display

기기의 동작상태를 표시하고 각각의 설정시간 표시와 기기의 남은 시간을 알리는 기능

③ 진행 과정 표시부

프로그램 모드 작동 시 램프의 점등으로 작동하는 공정의 상태를 표시하는 기능

④ 프로그램 모드 버튼

A, B, C 3가지 프로그램 모드로 되어 사용자가 세척, 소독, 공기 시간을 각각 설정 후 선택해서 사용하는 기능

⑤ 카운트 컨트롤 버튼

소독액 가동 횟수를 사용자가 소독액의 특성에 맞게 횟수를 지정하고 Reset하는 기능

⑥ 타임 컨드롤 버튼

프로그램 모드 및 Cycle Counter, Leakage Test 시간 및 압력을 UP, DOWN 버튼으로 변경하고 ENTER 버튼을 눌러 설정하는 기능

⑦ 리퀴지 테스트 버튼

내시경의 Leak을 찾기 위해 사용자가 공기검사나 수중검사를 선택해서 사용하는 기능

⑧ 공기 / 배수 버튼

공기 버튼은 내시경 채널에 물이 남아 있을 경우 사용하는 버튼이며, 배수 버튼은 소독조에 남아 있는 물이나 소독액을 버릴 경우 사용하는 버튼

⑨ 소독액 공급, 배출 버튼

소독액을 공급할 때 소독액 공급버튼을 누르고 소독조에 소독액의 적당량을 부은 후 STOP 버튼을 누른다. 소독액을 배출할 때 소독액 배출버튼을 눌러 배출한다.

⑩ START/STOP 버튼

기기 조작의 준비가 완료되면 START/STOP 버튼을 누름으로 시작과 멈춤을 위한 버튼

가. 공기검사

① Leakage Test는 세척 및 소독 전에 실시한다.

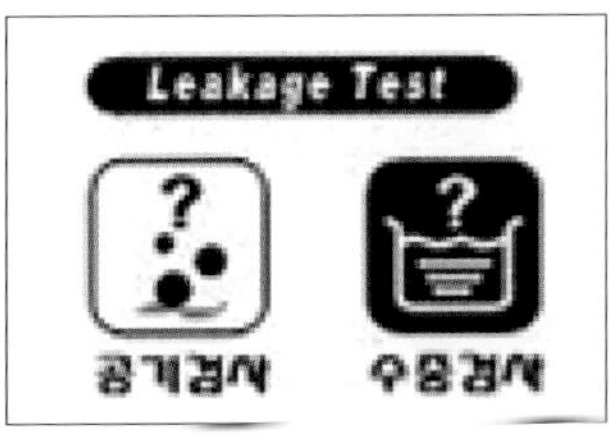

② 내시경에 방수캡을 끼운 뒤, 소독조 커버를 열어 내시경 뭉치를 배수구로 위치하여 액세서리 거치대를 중심으로 돌려서 소독실에 안착시킨다.

③ 공기압력 설정한다(설정 Setting 기준: 220 mmHg).

④ 조작부 왼쪽에 있는 Leakage Test 연결구에 연결된 어댑터를 내시경 연결구에 체결 후 공기검사 버튼을 누르고 START 버튼을 누른다.

⑤ 설정한 압력이 내시경에 차게 되면 설정값이 표기되고, 설정시간이 지나도 설정값에 변화가 없으면 Leak가 없는 것으로 규정한다. 변화가 있으면 Leak가 있는 것으로 판단한다.

⑥ 부저음이 계속 울리면 Leak가 있는 것으로 규정하여 수중검사로 Leak된 부위를 확인한다.

나. 수중검사

① ①~④까지는 공기검사와 동일하다.

② 소독조에 물이 공급되어 내시경이 잠기면 Leak 부위를 맨눈으로 살핀다. Leak이 있으면 Leak 부위에서 기포가 발생한다.

③ 소독실 물 배수가 완료되고 음성이 나오면 전원을 끈다.

④ 내시경에 연결된 Leakage Test 어댑터를 제거한 후 소독실에서 세척, 소독 공정을 진행 또는 건조장소로 옮긴다.

Leak 부위가 발견된 내시경은 즉시 내시경 업체에 연락하여 A/S 후 세척, 소독을 진행하여야 한다.

다. 프로그램 모드(세척 및 소독)

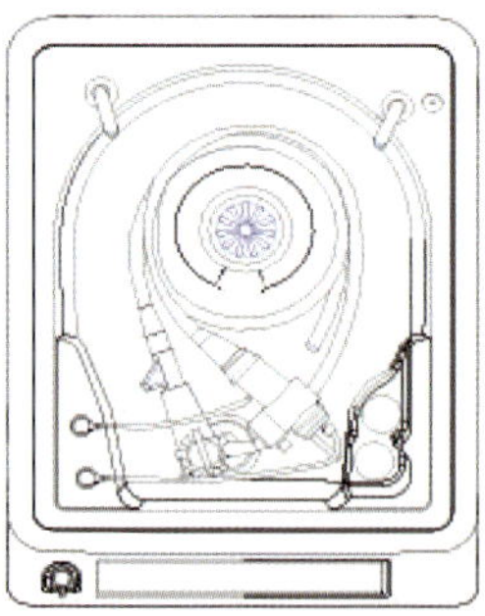

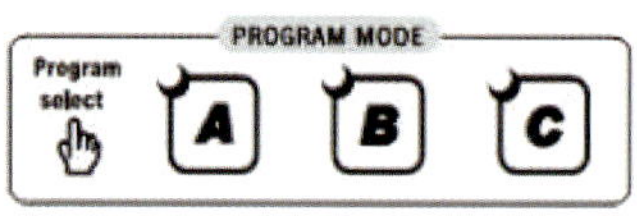

▶ 내시경 연결 위치는 제조사나 기종에 따라 약간의 차이가 있다.

세척 및 소독 시 설치의 예
(올림푸스 내시경)

① 내시경의 방수 캡을 끼운 뒤, 소독조 커버를 열어 내시경 뭉치를 배수구로 위치하여 액세서리 거치대를 중심으로 돌려서 소독조에 안착시킨다.

② 채널 연결구에 연결된 호스를 내시경의 석션채널과 에어워터채널 체결부에 연결한다.

③ 전원을 켠 후 A모드 선택 후 ENTER 버튼을 누르면 세팅할 공정시간이 깜빡인다. 이때 UP/DOWN 버튼을 눌러 설정값을 변경 후 ENTER 버튼을 눌러 설정한다. (권장 시간: 세척 - 3분, 공기 - 20초, 소독 - 5분 이상)

④ 뚜껑을 닫고 START 버튼을 누른다.

⑤ 공정이 완료되고 음성멘트가 나오면 전원을 끈다.

⑥ 소독조 커버를 열고 내시경에 연결된 각 채널 호스를 제거 후 소독조에서 빼내어 사용하거나 건조 장소로 옮긴다.

⑦ B, C모드도 A모드와 같은 방식이다.

라. Air spray/Drain

◆ 배수

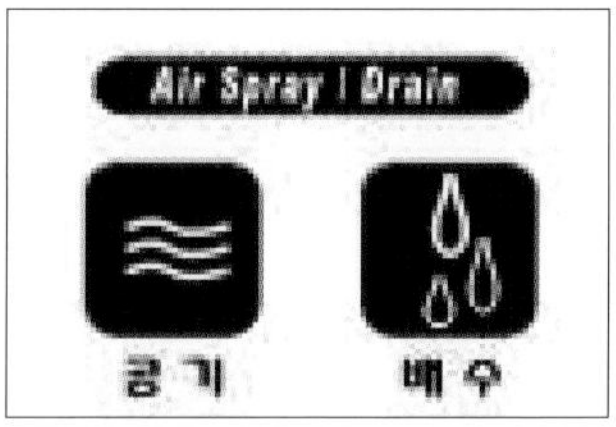

① 전원을 켠 후 배수 버튼을 눌러 선택한다.

② 시작 버튼을 누른다. 소독조에 있는 물을 배출하면 완료된다.

③ 드레인은 소독조를 청소했을 경우나 소독조에 물이 남아 있을 경우 사용하는 기능이다.

◆ 공기

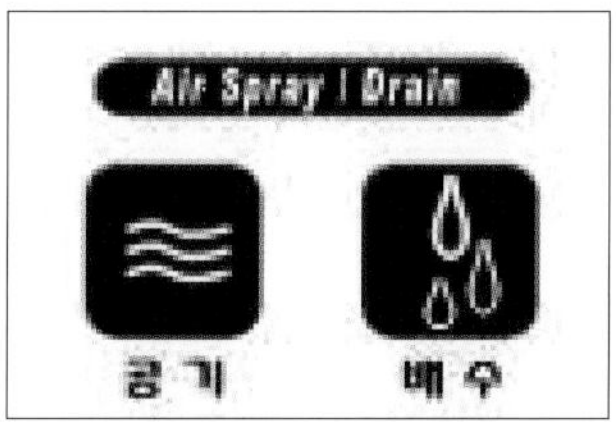

① 전원을 켠 후 공기 버튼을 눌러 선택 후 LCD창의 설정시간이 깜박이면 UP/DOWN 버튼을 눌러 시간변경 후 ENTER 버튼을 눌러 설정한다.

② 시작 버튼을 누른다. 설정된 공기 시간이 끝나면 완료된다.

③ 공기는 내시경 채널 안에 물이 남아 있을 경우 사용하는 기능이다.

마. 소독액 배출

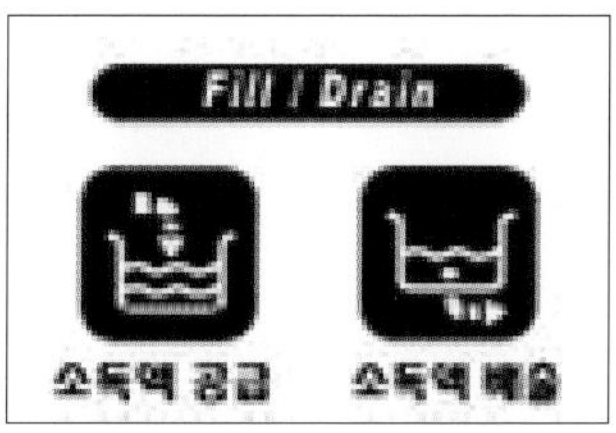

① 전원을 켠 후 소독액 배출 버튼을 누른다.

② START 버튼을 누른다. 이때 소독실 커버는 닫는다.

③ LCD 창에 소독액 표시 램프가 모두 OFF되고 소독실에 소독액이 모두 배출된 것을 확인하면 된다.

7. 사용시 주의사항

① 젖은 손으로 전원 플러그를 만지지 않는다.
② 누전에 의한 사용자 보호를 위해 접지를 한 후에 사용한다.
③ 사용 전에 내시경의 방수 캡은 꼭 삽입하고 방수 상태를 확인한다.
④ 일정 기간이 경과되어 소독력이 저하되면 약품을 교체 후 사용하여야 하며, 약품의 유효기간은 약품 회사의 표시기간 및 약품 납품업체의 지시에 따른다.
⑤ 사용되는 소독액의 효능, 효과에 따라 세정시간 및 소독시간을 설정하여 사용한다.
⑥ 기기를 임의로 개조하지 않는다.
⑦ 사용 방법을 충분히 숙지 후 사용하여야 하며 담당자 외에는 사용을 금한다.
⑧ 고장 및 이상이 발견되면 임의로 수리하지 말고 적절한 표시 후 전문가나 당사로 연락한다.
⑨ 온도가 극히 높거나 낮은 곳에서 사용을 금하며, 특히 동절기에는 동파 등에 주의한다.
⑩ 청소 방법
- 소독조: 중성세제를 물과 혼합하여 부드러운 천에 묻혀 청소 후 맑은 물로 세척한다.
- 외관: 소독조와 같은 방법으로 하며, 이물질 및 얼룩 제거 시에는 페인트용 연마제를 사용한다.

8. 사용 후 보관 및 관리방법

① 항상 청결을 유지하고 습기로부터 녹 등 부식 예방을 위하여 사용 후에는 본체의 외관에 습기가 없도록 마른 천이나 습기흡수용 티슈로 습기를 제거한다.
② 사용 후에는 반드시 공급되는 상수도의 밸브를 잠근다.
③ 보관 시에는 습기가 없는 곳에 보관하며 상온에서 보관한다.
④ 내시경 채널 연결구는 본체와 분리하여 보관한다.
⑤ 장기간 미사용 시에는 약품 탱크에 저장된 약품을 빼낸 후 보관하며 전원 코드는 뽑아서 보관한다.

9. 제품 사양

① 정격전압: AC 220 V, 50 / 60Hz

② 소비전력: 330 W

③ 세척시간: 1 ~ 90분 / 소독시간: 1 ~ 90분 / 공기시간: 10 ~ 90초

④ 누수 탐지 기능

- 공기 검사: 10 ~ 250 mmHg 조정 가능하며 자동센서에 의해 누수탐지 가능
- 수중 검사: 10 ~ 250 mmHg 조정 가능하며 수중에서 기포에 의해 누수 위치 탐지

⑤ 소독액 탱크 용량 - 최대: 12 L, 적정용량: 8 L

⑥ 치수 및 중량 - 치수: 620(L) × 460(W) × 930(H) mm

- 중량: 52 kg

⑦ 전기 충격에 대한 보호의 형식 및 정도: 1급 B형 기기

10. 애프터 서비스

- 고객의 권리 제품 사용 중에 고장이 발생할 경우, 구입일로부터 제품은 1년 동안 무상서비스를 받으실 수 있는 소중한 권리가 있습니다.
  단, 고객 과실 및 천재지변에 의해 고장이 발생한 경우는 무상서비스 기간 내에도 유상 처리됨을 알려드립니다. 유상서비스(고객의 비용 부담)에 대한 책임

◆ 서비스 신청 시 다음과 같은 경우는 무상서비스 기간 내라도 유상처리된다.

▸ 사용전압을 잘못 인가하여 제품 고장이 발생하였을 경우

▸ 고객이 제품을 임의로 분해하여 부속품이 분실 또는 파손되었을 경우

▸ 천재지변(낙뢰, 풍수해, 지진, 화재 등)에 의해 고장이 발생하였을 경우

▸ 기타 고객 과실에 의하여 제품 고장이나 이동설치할 경우

11. ERROR의 발생 및 대책

＊ 사용 도중 Error(에러)가 발생한다면 사용자는 다음의 조치방법을 따라야 하며 무리하게 장비를 분해하거나 수리하지 마십시오.

에러코드	증상	확인 및 조치사항	
E01	세척 진행이 안됨	확인	• 소득조 뚜껑 개페상태 확인
		조치	• 뚜껑을 닫아 주세요
E10	급수 원활하지 않음	확인	• 수도밸브 및 수도 압력 점검 • 급수구 거름망 확인
		조치	• 수도밸브를 열어 주세요 • 급수구 거름망을 청소해 주세요
E20	소독조 배수 원활하지 않음	확인	• 배수구 거름망 및 배수호수 점검
		조치	• 배수구 거름망을 청소 해주세요 • 배수호수 꺾이지 않게해 주세요
E11	배수 원활하지 않음	확인	• 배수구 및 수위센서 확인
		조치	• 배수구 거름망을 청소해 주세요 • 수위센서 이물질을 청소해 주세요
E30	소독액 부족	확인	• 판넬 게이지 확인
		조치	• 소독액을 보충해 주세요
E32	소독액 회수 안됨	확인	• 배수구 및 수위센서 학인
		조치	• 배수구 거름망을 청소해 주세요 • 수위센서 이물질을 청소해 주세요
E33	소독액 과다	확인	• 판넬 게이지 확인
		조치	• 소독액을 배출해 주세요
E40	공기 압력 도달 시간 초과	확인	• 방수체크 연결구 및 어댑터 확인
		조치	• 방수체크 연결구 및 어댑터를 교체해 주세요
E41	방수 체크 공기압력 제거 안됨	확인 조치	• 제조사나 대리점에 문의하세요
E21	급수 원활하지 않음	확인	• 수도밸브 및 수도 압력 점검 • 급수구 거름망 확인
		조치	• 수도밸브를 열어 주세요 • 급수구 거름망을 청소해 주세요
E13	소득액 공급 지연	확인	• 소독조 소독액 확인
		조치	• 소독액을 넣어 주세요
E60	소독액 배출 안됨	확인	• 판넬 게이지 확인
		조치	• 제조사나 대리점에 문의하세요

6

Operation Manual

CO_2 INSUFFLATOR
EndoCO_2 PRO-600
사용 설명서

(참고자료: 제품 사용 설명서 내용 첨부)

주의사항

1. 물병에 물병 젠더를 확실히 장착한다(OLYMPUS, FUJINON, PENTAX).
2. 가스통의 밸브를 열어 화면의 가스 잔량을 확인한다.
3. Scope는 반드시 Calibration을 실시하여 사용하여야 한다.
4. Calibration은 반드시 Scope를 내시경에 장착한 후 실시한다.
5. Calibration은 Cal, Flow 버튼을 눌러 실시한다.
6. Calibration 진행 중에는 Scope의 Air/Water 버튼에 절대로 손을 대지 않는다.
7. Calibration 진행 중 또는 기기 사용 중 이상 동작을 할 경우 Cal, Flow 버튼을 눌러 Calibration을 실시한다.
8. Calibration이 완료된 후 Scope의 Air/water 버튼을 조작하여 동작을 시험한다.
9. 사용 중 버저음이 울리고 기기가 동작을 정지할 경우 Reset 버튼을 눌러 버저음을 제거한다.
10. 기기 사용 후 또는 가스통을 교체할 경우에는 반드시 가스통 밸브를 잠근다.
11. 감염의 위험이 있으므로 모든 액세서리는 반드시 내시경 scope와 같이 세척하여 사용한다.
12. 감염의 위험이 있으므로 실리콘 튜브는 24시간 이상 사용하지 않는다.

사용설명서

(안내과의원 EndoCO$_2$ PRO-600 사용)

1. 개요

본 제품은 복강 내 검사 또는 시야 확보를 위하여 복막 내에 가스를 넣어 확장하는 데에 사용하는 기기로 프런트 패널을 포함한 본체, 전원코드로 구성되어 있다.

본 제품은 가스 주입 및 기타 정보 등을 표시하는 LCD 디스플레이가 있으며 레벨 설정버튼을 이용하여 검사에 적합한 레벨을 설정할 수 있다. 또한 허용된 압력 범위를 벗어나 기타 문제가 발생할 시에는 경보음이 울리고 에러 메시지가 나타나며 가스 주입이 중단된다.

2. 특성

본 장치는 복강 내 수술 및 검사 시 이산화탄소를 주입하는 장치로서 LCD Display를 채택한 기기 사용 시 발생하는 상황을 즉시 감시 및 판단할 수 있도록 설계되었고 주입 압력을 이중으로 감시하도록 설계되었으며, 이상 압력 시 환자를 위한 안전장치와 사용자의 편리성을 극대화하였다.

3. 장치의 구성

(1) 기기 본체 1Set
(2) 가스호스 1개
(3) 카트 1대(Option)

4. Specification

- Flow level: 1~9 Steps
- Timer: 20 min, 40 min, Free
- 정격 전압: 220 VAC
- 주파수: 50/60 Hz
- 소비전력: 30 VA
- 전격에 대한 보호형식 및 등급: 1급기기, 환자접촉부 없음

- 사용 환경 온도: 15~30℃
- 사용 환경 습도: 30~70%
- 이산화탄소 공급 압력: 7~75 kg/cm^2

5. 치수 및 중량

1) 본체

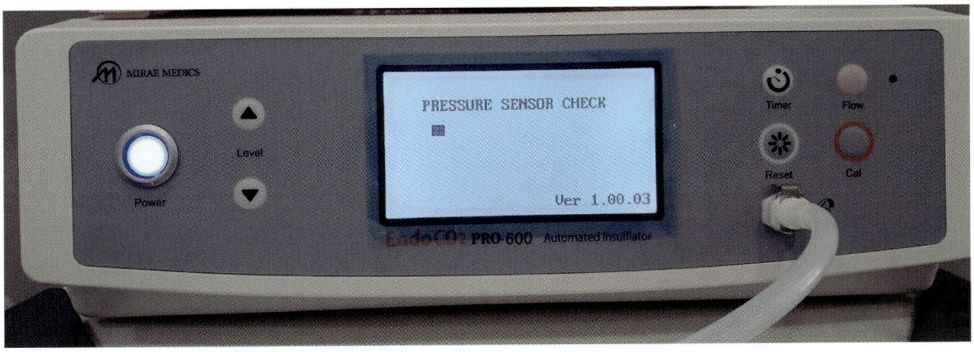

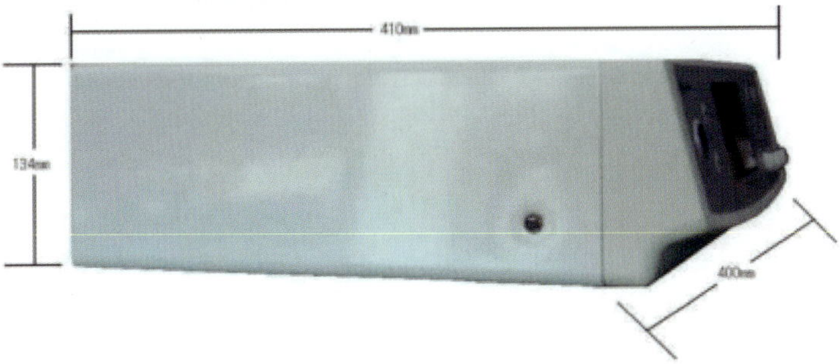

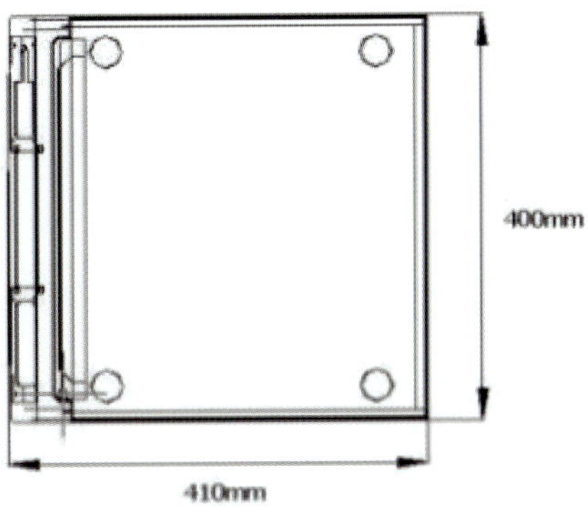

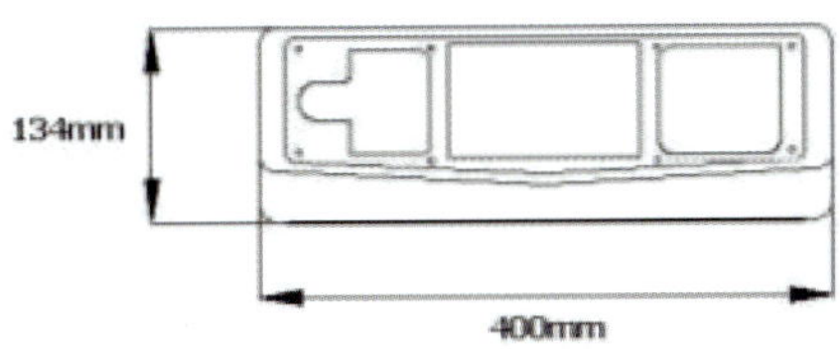

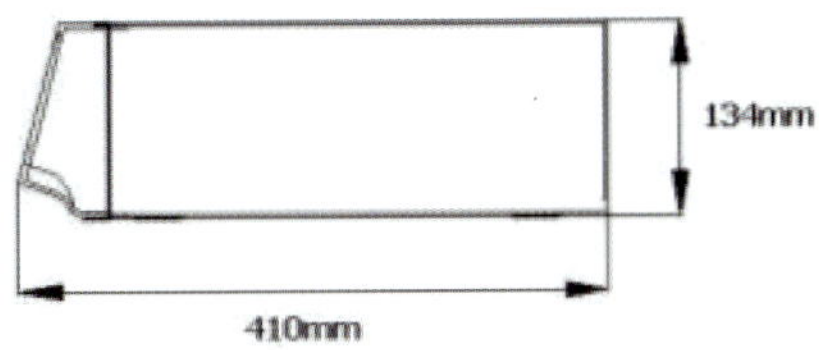

2) 카트(선택사양)

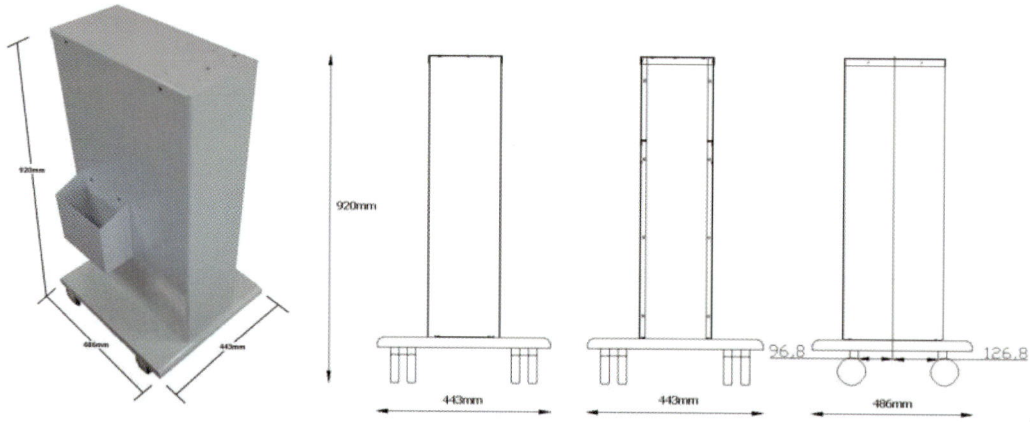

(1) 치수

- 본체(폭×깊이×높이): 400×410×134 mm
- 카트(폭×깊이×높이): 443×486×920 mm

(2) 중량

- 본체: 12 kg ± 10%
- 카트: 28 kg ± 10%

6. 구성장치의 각 부위 명칭

가) 기기 본체 전면

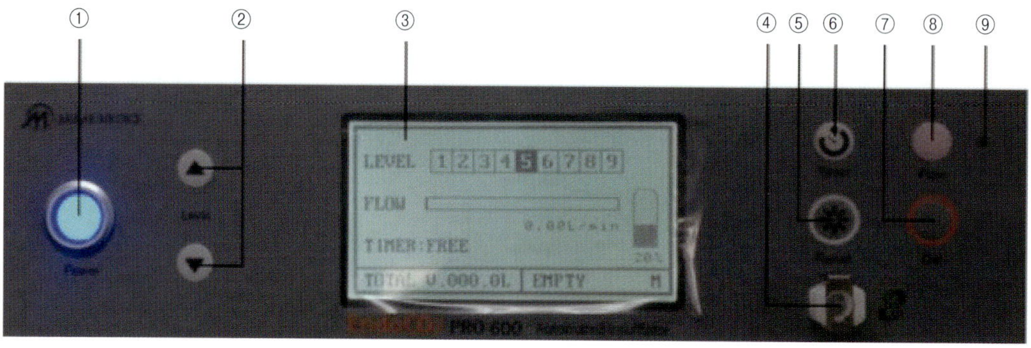

① Power 버튼: 기기에 전원을 인가하는 버튼

② Level up/down 버튼: 레벨을 높이거나 낮추는 버튼

③ LCD 화면: 기기의 상태 및 정보를 표시함(유량 레벨, 타이머 등)

④ Output: 복막 내에 가스(CO_2)를 주입하기 위한 배출구

⑤ Reset 버튼: 주입 총량 초기화, 경보해제를 하는 버튼

⑥ TIMER 버튼: 사용 시간을 20분, 40분, Free 선택하는 버튼

⑦ Cal 버튼: SCOPE CALIBRATION 위한 버튼

⑧ Flow 버튼: 가스를 배출하거나 정지하는 버튼

⑨ LED 램프: Flow 버튼을 눌러 가스가 배출될 때 켜짐

나) 기기 본체 LCD 화면

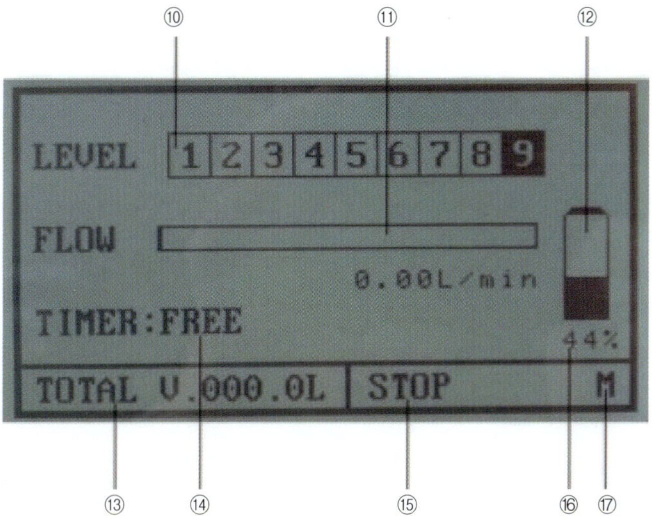

⑩ 유량 LEVEL 표시: 1에서 9까지 설정된 유량의 레벨 표시

⑪ FLOW 표시: 현재 유량이 그래픽으로 표시됨

⑫ 이산화탄소 가스탱크 그래픽: 현재 가스탱크에 남아 있는 가스의 양을 시각적으로 표시함

⑬ TOTAL V(volume): 이산화탄소 총배출량이 표시됨

⑭ TIMER: 가스 배출 시간에 대한 정보를 표시함

⑮ 기기 동작상태 표시: 기기의 동작 상태 및 에러 메시지를 표시함

⑯ CO_2 가스 잔존량: 현재 가스탱크에 남아 있는 가스양을 퍼센트로 표시함

⑰ S 또는 M: 기기에 연결된 내시경 장비의 Air 경로의 용적 크기를 표시함
Air 경로의 용적 크기에 따라 초기에 배출되는 유량이 변경된다.
(S: 용적 크기 작다. M: 용적 크기 크다)

다) 기기 본체 후면

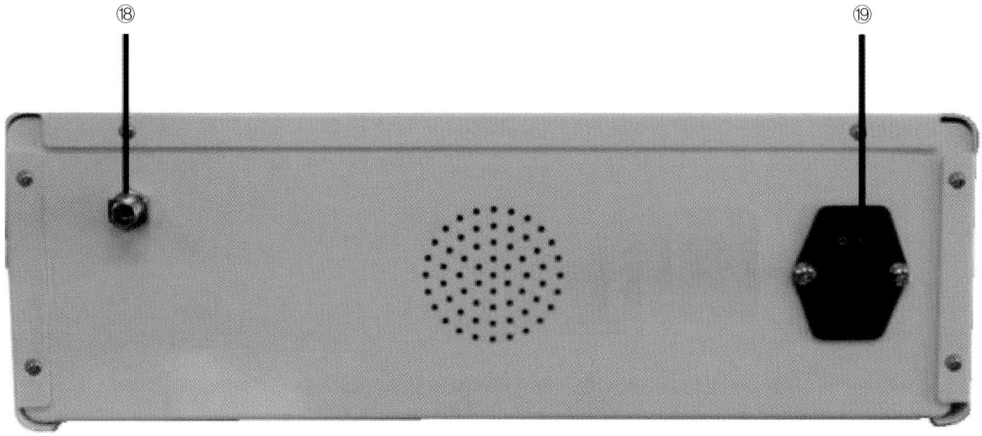

⑱ 가스입력 포트: 의료용 이산화탄소 가스가 기기로 입력되는 포트

⑲ 전원 연결 소켓: 주전원 연결 소켓으로 AC전원(AC 220 V)으로 접속하려는 단자 및 전원 스위치

7. 사용 전 준비 사항

1) 평평한 바닥에서 기기를 설치하고, 물 등 액체가 흐르는 곳을 피한다.
2) 기기의 외부에 손상이 없는지 검사한다.
3) 가스탱크를 기기에 연결한다.
4) 전원코드를 연결하기 전에 전압 AC 220 V를 확인하고 연결하며 전원스위치가 꺼져있는지 확인한다.
5) 연결 호스(실리콘 호스)를 기기에 접속시키고 반대편은 내시경 scope와 연결된 물통의 가스 입력포트에 연결한다.
6) 기기에 액체 이산화탄소가 들어가지 않도록 주의하며 메디컬 그레이드 이산화탄소를 사용하도록 한다.
7) 준비 테스트
   (1) 기기에 전원이 인가된 후에 전면 LCD가 켜지는지 확인한다.
   (2) 전원이 인가되면 기기는 자동으로 압력센서, 유량센서 이상 유무를 검사한다.
   (3) LCD 화면에서 이산화탄소 가스가 10% 이하면 이산화탄소 가스탱크를 교환한다. 이산화탄소 가스탱크 교환은 반드시 정해진 순서에 따라 교환해야 한다.

A. 가스 공급 탱크의 밸브를 오른쪽으로 돌려 확실히 잠근다.

B. 기기의 전원스위치를 끄고 약 10초간 기다린다.

C. 전면 패널의 "TIMER" 버튼을 누른 상태에서 전면에 부착된 전원 스위치로 기기에 전원을 인가한다. 이때 "TIMER" 버튼은 LCD 화면에 아래 D항의 메시지가 나올 때까지 계속 누르고 있어야 한다.

D. LCD 화면에 가스탱크 교체 시 반드시 꼭 해야 할 메시지 간 나타난다.

Gas valve close check!!
do you want vent ?
YES -- Press "Timer" button
NO -- Power off

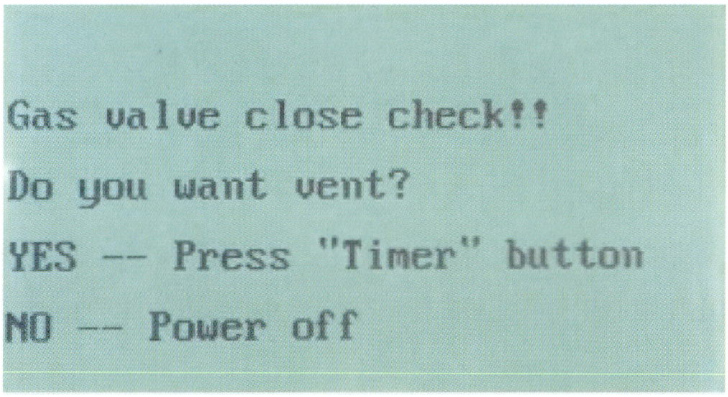

E. 가스탱크를 교체하고자 할 경우 전면 패널의 "Timer" 버튼을 누르면 기기 내의 잔존 가스가 배출된 후 LCD 화면에 "VENT END" 메시지가 나오고 가스 배출은 종료된다.

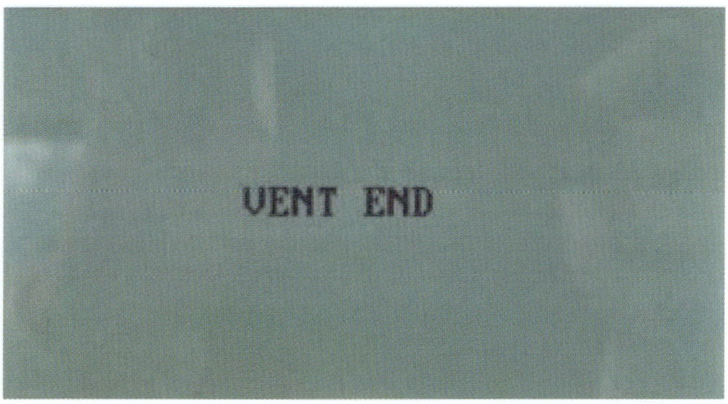

F. 기기의 전원 스위치를 끄고 기기 전원 코드를 제거한다.

G. 이산화탄소 가스탱크와 연결된 커넥터를 스패너로 이용하여 연결을 해제한다.

H. 이산화탄소가 충분히 충전된 가스탱크를 기기와 연결한다.

(4) 기기에 전원을 인가하고 가스 공급 탱크의 밸브 개방한다.

(5) 전면부의 Level up/down 버튼을 눌러 Level이 선택되는지 확인한다.

(6) 기기와 연결된 내시경 장비 Air 경로의 용적 크기를 확인한 후 LCD 화면 우측 화단에 표시된 메시지와 일치하는지 확인한다(“S” 혹은 “M”).

(7) 만약 전면 표시부에 표시된 메시지와 기기에 연결된 장비가 서로 상이하다면 다음과 같은 과정을 거쳐 전환하여야 한다.

① 전원을 끈 상태에서 전면부의 RESET 키와 CAL 버튼과 누른 상태에서 전원을 인가한다.

② 전원을 인가하면 현재 선택된 Air 경로의 용적 크기가 표시된다.

③ Level up 버튼을 반복해서 눌러 기기에 연결된 내시경 장비 Air 경로의 용적 크기를 일치시킨 후 RESET 버튼을 눌러 저장 후 전원 스위치를 끄고 5초 후 기기에 전원을 인가한다.

④ 전원 인가 후 전면에 표시된 내용이 변경되었는지 확인한다.

(8) 전면의 “Timer” 스위치를 조작하여 동작 가능 시간을 20분, 40분, FREE 중에 선택한다.

(9) 가스탱크의 가스 잔량을 확인하고 CAL 버튼을 누른 후 Flow 버튼을 눌러 캘리브레이션을 실행한다.

(10) 만약 기기가 정확하게 작동하지 않는다면 사용을 중지하고 서비스를 받도록 한다.

8. 사용 방법 및 조작 순서

1) 사용 방법

(1) 이산화탄소 가스탱크를 연결하고 전원을 연결한다.

(2) 이산화탄소 가스탱크의 밸브를 연다. 전원스위치를 켜고 전면 LCD 화면이 켜지는지 확인한다.

* 가스공급 표시는 가스통 그래픽과 가스 잔량이 퍼센트로 표시되고 이산화탄소 공급 탱크에 가스가 충분히 있는지를 확인해 주며 LCD 화면 우측 하단에 메시지로 표시된다.

메시지 표시	가스 잔량(%)	증상
STOP, RUN	16% 이상	기기 정상 작동
CHECK	1~15%	LCD 화면 하단에 CHECK 메시지가 깜박임
EMPTY	0%	LCD 화면 하단에 EMPTY 메시지, 가스통 그래픽이 깜박이고 경고음이 울림

※ 주의: 이산화탄소 공급 탱크의 잔량이 0%이면 주입 동작을 개시할 수 없다.

(3) LCD 화면에 표시되는 유량은 현재 유량을 표시한다.

(4) 전면 우측 하단의 가스 출력 포트와 물통 사이를 호스로 연결한다.

(5) CAL 버튼을 누른 후 Flow 버튼을 눌러 캘리브레이션을 수행한다.

(6) 기기는 36초 동안 scope 캘리브레이션을 수행한다.

Calibration이 진행 중일 때는 전면의 LED가 깜빡이며 LCD는 화면이 바뀌면서 "SCOPE CALIBRATION"이라는 문구와 함께 Calibration 잔여 시간이 표시된다.

* "SCOPE Calibration을 실행하고 있는 동안 scope의 Air/Water 버튼을 조작하면 안 된다.

(7) Calibration 동작이 종료되면 원래 화면으로 전환이 되고 우측 하단에 "RUN(사용 중임을 나타냄)" 메시지와 "READY(대기모드)"라는 메시지가 표시된다.

(8) 기기는 가스 주입 동작을 대기하는 대기모드(READY 상태)로 진입한다.

(9) 레벨 버튼으로 원하는 유량 레벨을 설정한다.

(10) 대기모드(READY 상태)에서 가스를 주입코자 scope의 Air/Water 버튼을 막으면 기기는 대기모드(READY 상태)에서 주입모드(CO_2 상태)로 바뀌고 설정된 레벨에 따라 CO_2 가스가 내시경 scope를 통하여 주입된다.

(11) 기기를 작동하기 전에 리셋 버튼을 이용하여 주입량 표시부를 "0"으로 리셋한다.

(12) 가스 주입 중 수검자에게 주입되는 유량을 변경하고자 할 때 전면 판넬의 레벨 버튼으로 레벨로 설정한다.

(13) Scope의 Air/Water 버튼에서 손을 떼면 기기는 주입모드(CO_2 상태)에서 대기모드(READY 상태)로 자동 전환이 되며 유량이 점진적으로 줄어 불필요한 가스 소모를 방지한다.

(14) 사용 중에 2시간 이상 대기모드(READY 상태)를 유지할 경우에는 기기는 더 이상 가스 주입을 하지 않는 상황으로 판단하여 자동으로 가스 주입을 멈추고 사용자의 부주의로 인한 가스 소모를 방지한다.

(15) 검사가 완료되면 "Flow" 버튼을 눌러 기기를 정지시킨다.

(16) 검사가 완료되면 기기 가스 출력부의 연결 튜브를 제거한다.

(17) 전원 스위치를 끄고 전원코드를 제거한다.

(18) 사용을 마친 후 가스공급 탱크의 밸브가 완전하게 잠겨 있는지 확인한다.

번호	종류	내용
1	STOP	가스 주입이 정지하고 있을 때
2	RUN	가스 주입 중일 때
3	CHECK	가스 잔량이 1~15%일 때 LCD 화면 좌측 하단에 표시되며 깜박임
4	EMPTY	가스 잔량이 0%일 때 LCD 화면 하단에 EMPTY 메시지, 가스통 그래픽이 깜박이고 경고음이 울림
5	NO FLOW	기기 작동 중 가스의 흐름이 없을 때 나타나고 경고음 울림
6	PR-SEN-ERR	2개의 압력센서값이 서로 다를 때 경고음이 울림
7	PRESSURE SENSOR FAIL	압력센서가 고장일 때
8	FLOW SENSOR FAIL	가스 유량센서가 고장일 때

9. 이산화탄소 가스통 교체 방법

1) LCD 화면에서 이산화탄소 가스가 충분하지 않으면 이산화탄소 가스탱크를 교환한다.

* 이산화탄소 가스탱크 교환은 반드시 정해진 순서에 따라 교환하여야 한다.

(1) 가스 공급 탱크의 밸브를 오른쪽으로 돌려 확실히 잠근다.

(2) 기기의 전원스위치를 끄고 약 10초간 기다린다.

(3) 전면 판넬의 "TIMER" 버튼을 누른 상태에서 전면 판넬에 부착된 전원 스위치로 기기에 전원을 인가한다. 이때 "TIMER" 버튼은 LCD 화면에 아래 4항의 메시지가 나올 때까지 계속 누르고 있어야 한다.

(4) LCD 화면에 가스탱크 교체 시 반드시 꼭 해야 할 메시지가 나타난다.

Gas valve close check!!
Do you want vent?
YES -- Press "TIMER" button
NO -- Power off

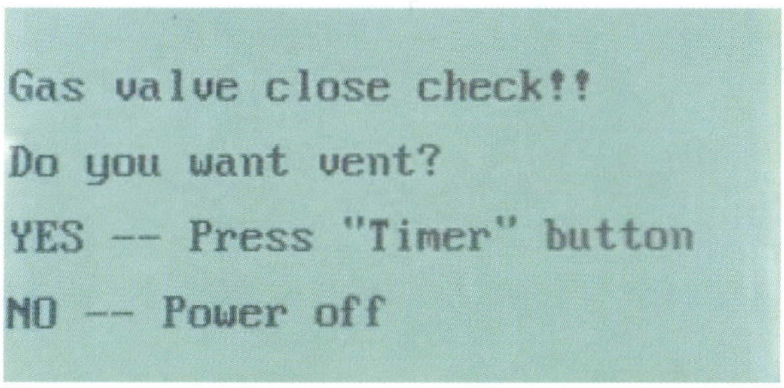

(5) 가스탱크를 교체하고자 할 경우 전면 판넬의 "TIMER" 버튼을 누르면 기기 냉대의 잔존 가스가 배출된 후 LCD 화면에 "VENT END" 메시지가 나오고 가스 배출이 종료된다.

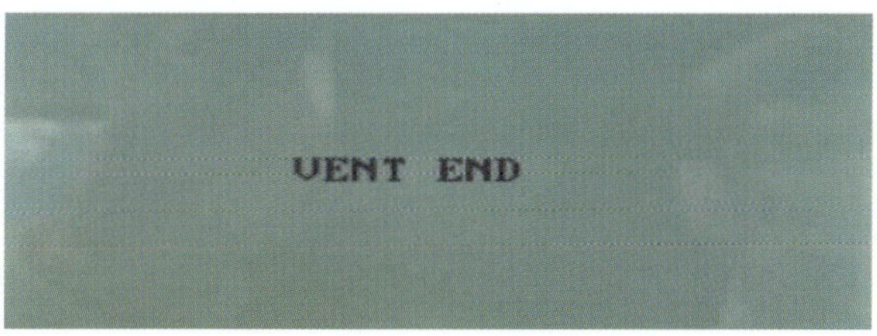

(6) 기기의 전원 스위치를 끄고 기기 전원 코드를 제거한다.
(7) 이산화탄소 가스탱크와 연결된 커넥터를 스패너로 이용하여 연결을 해제한다.
(8) 이산화탄소가 충분히 충전된 가스탱크를 기기와 연결한다.
(9) 기기에 전원을 인가하고 가스 공급 탱크의 밸브 개방한다.

10. 수검자의 GAS 주입에 의한 대장 확장

1) 수검자에게 검사하는 도중에 극심하게 찌르고 당기는 듯한 복통이 유발되거나 검사를 지속할 수 없을 상황이면 바로 표현하도록 교육한다.
2) CO_2 Gas가 들어가는 도중 복부를 문지르듯 마사지하여 Gas가 잘 들어가도록 한다.
3) 수검자에게 입으로 호흡하도록 지시하고 복부 근육을 편하게 하도록 지시한다.
4) 수검자의 몸을 천천히 누운 자세로 전환하도록 유도한다.
 - 가스가 골고루 퍼지게 하기 위해 부드럽게 배를 마사지 해주거나 자세를 바꾸어 준다.

11. 사용 후 보관 및 관리 방법

1) 작동조건
 (1) 온도: 15～35℃
 (2) 습도: 30～70%
2) 보관 조건
 온도 및 습도: 상온 보관
3) 물이 가까운 곳에 보관하지 않는다.
4) 기압, 온도, 습도, 바람 등의 악영향을 받는 곳에 두지 않는다.
5) 진동 및 충격으로부터 이격시킨다.
6) 화학약품 보관 장소나 가스발생 장소에 보관하지 않는다.
7) 기기를 청소할 때는 전원 스위치를 끄고 후면에서 전원 코드를 제거한 후 천 조각에 약간의 비눗물을 묻혀 청소하되 비눗물이 기기 안으로 유입되지 않도록 한다.
8) 기기를 손상시킬 수 있으므로 강한 세척제를 사용하여 소독하지 않도록 하며 멸균기나 오토클레이브를 사용하지 않는다.
9) 기기는 신선하고 건조한 장소에 커버를 덮어서 보관한다.

10) 장기간 사용하지 않을 때는 반드시 전원코드를 제거한다.
11) 6개월에 1회 이상 정기 점검을 받아야 한다.

12. 사용상 주의 사항

1) 전문 의료인의 지도와 처방에 따라 사용한다.
2) 감염의 위험이 있으므로 모든 액세서리는 반드시 내시경 scope와 같이 세척하여 사용한다.
3) 감염의 위험이 있으므로 실리콘 튜브를 24시간 사용하지 않는다.
4) 조직에 직접적으로 이산화탄소를 주입하면 탄산 염증을 유발할 수 있으므로 주의한다.
5) 의료용 이산화탄소를 사용하도록 한다.
6) 기기는 이산화질소와 같은 가연성 혼합 마취제가 있는 곳에서 사용해서는 안 된다.
7) 기기 내부에 전기적 충격이 생길 수 있으므로 전원을 연결한 상태에서 수리하지 않도록 한다.
8) 기기의 조작은 숙련자만 해야 하며, 기기에 사용자 이외의 사람이 접촉하지 않게 한다.
9) 사용 설명서를 충분히 숙지한 후 사용하도록 한다.
10) 접지의 유무를 확인한다.
11) 젖은 손으로 전원 플러그를 만지지 않는다.
12) 긴급 상황이 발생할 경우 사용자는 즉시 가스 주입을 멈추고 전원을 제거한 뒤 전문 기술자에게 수리를 의뢰한다.
13) 전문 기술자를 제외하고 기기를 분해하거나 개조하지 말 것.
14) 기기에 물과 같은 액체가 들어가지 않도록 주의한다.
15) 제품과 같이 공급된 전원 코드만을 사용하며, 전원코드, 플러그, 소켓의 이상 여부를 확인한다.

13. 고장처리(동작 불량 시 점검)

증상	점검사항
LCD 화면이 켜지지 않을 때	1. 전원 코드가 빠져 있지 않은가? 2. 퓨즈(2 A)는 정상인가?
ERROR MESSAGE	
CHECK	1. 이산화탄소 가스탱크 내의 압력이 낮음. 2. 이산화탄소 가스탱크 밸브가 열려 있는지 확인한다. 3. 만약 열려 있다면 이산화탄소 가스탱크를 새것으로 교체한다.
EMPTY	1. 이산화탄소 가스탱크 내의 압력이 낮음. 2. 가스탱크 밸브가 열려있는지 확인한다. 3. 만약 열려 있다면 이산화탄소 가스탱크를 새것으로 교체한다.
NO FLOW	1. 리셋 스위치를 누른다. 2. 이산화탄소 가스탱크 밸브가 열려 있는지 확인한다. 3. 이산화탄소 가스탱크의 압력이 충분한지 확인한다. 4. A/S를 요청한다.
PR SEN ERR	1. 2개의 압력센서값이 서로 다를 때 경고음이 울림. 2. A/S를 요청한다.
PRESSURE SENSOR FAIL	1. 압력센서가 고장일 때. 2. A/S를 요청한다.
FLOW SENSOR FAIL	1. 가스 유량센서가 고장일 때. 2. A/S를 요청한다.

CO_2 Insufflator
Irrigation Unit
Electrically-Powered
Water-jet pump WJ-50A

(참고자료: 제품 사용 설명서 내용 첨부)

사용설명서

(안내과의원은 Water-jet pump WJ-50A 사용)

1. 개요

본 제품은 수술 부위, 창상 등을 세정하는 기기로 의료용 내시경 scope에 연결하여 사용하며 프런트 패널을 포함한 본체와 전원코드 등으로 구성되어 있다.

기기 내부는 전원부, 제어부, 조작부, 표시 출력부로 구성되어 있으며 전원부에서는 기기가 동작하는 데 필요한 DC 전원(+24 V)을 이 기기에 공급하며 본체의 조작부에서 버튼 입력을 통하여 유량을 설정하고 동작 개시를 하면 신호를 제어부에서 해석하여 레벨에 따른 유량이 주입되도록 모터 회전수를 조정하여 세정액을 주입한다. 또한, 정보를 표시하는 LED 램프가 있어 유량 설정 버튼을 통해 유량을 설정할 수 있다.

2. 특성

본 제품은 수술 부위, 창상 등을 세정하는 기기로 의료용 내시경 scope에 연결하여 사용하며, 사용자가 원하는 물의 세기를 1~10단계로 조절할 수 있다.

3. 장치의 구성

본 장치는 펌프 헤드, 전원 버튼, 유량 설정 버튼, LED 표시부 등을 포함한 본체와 풋스위치 등으로 구성되어 있다.

4. specification

- Irrigation level: 1~10 Steps

- 정격 전압: 220 V AC
- 주파수: 50/60 Hz
- 소비전력: 60 VA
- 전격에 대한 보호 형식 및 등급: 1급 기기. B형 장착부
- 사용 환경 온도: 15~30℃
  습도: 30~70%

5. 치수 및 중량

1) 본체

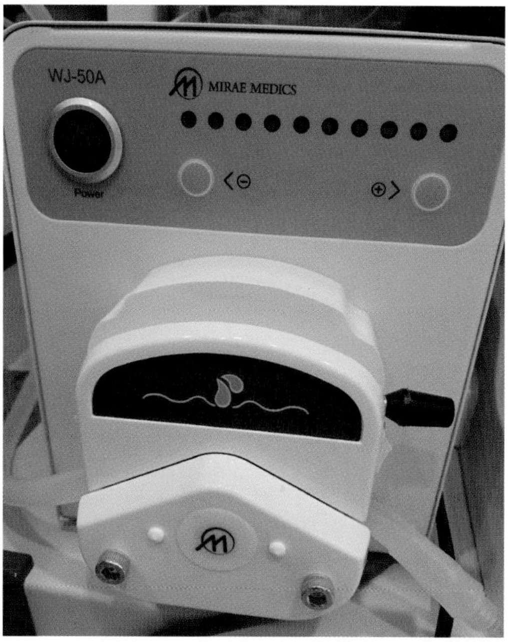

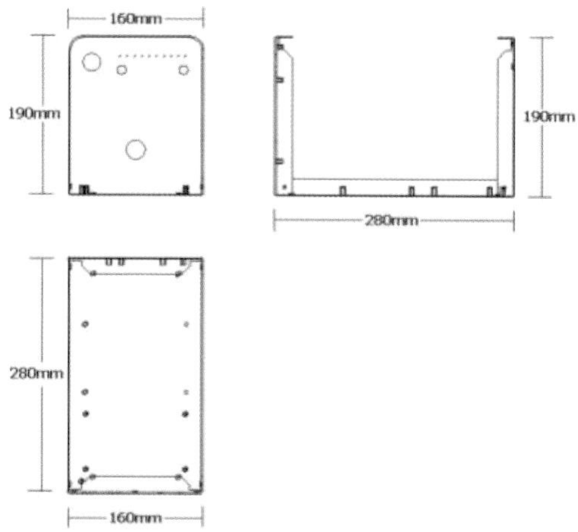

(1) 치수
- 본체(폭×깊이×높이): 160 mm×280 mm×190 mm

(2) 중량
- 본체: 4.9 kg±10%

2) 풋 스위치

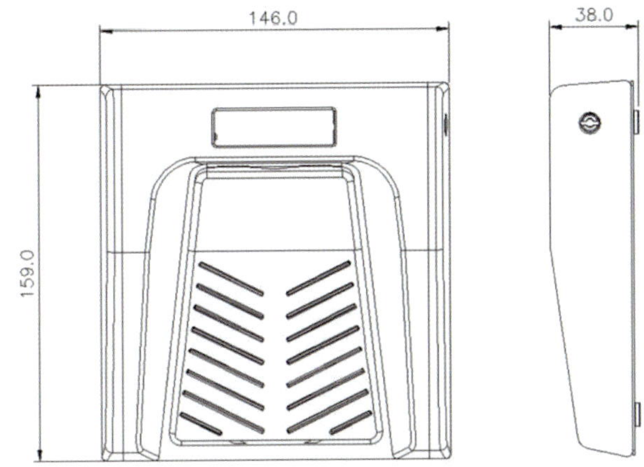

(1) 치수

- 풋 스위치(폭×깊이×높이): 146 mm×159 mm×38 mm

(2) 중량

- 풋 스위치: 615 g±10%

6. 구성장치의 각부 명칭

1) 기기 본체 전면: 주입하는 유량의 조절 및 실리콘 튜브(별도 허가 또는 신고 제품)를 연결하는 부분

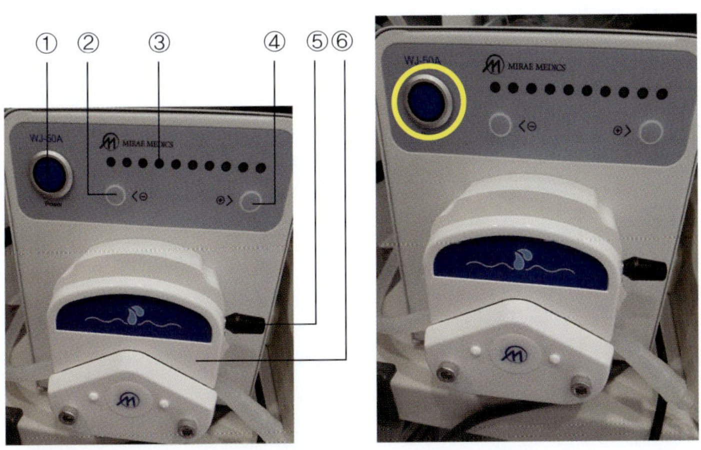

① Power 버튼: 기기에 전원을 인가하는 버튼

② 유량 DOWN 버튼: 유량을 낮추는 버튼

③ LED: 유량 LEVEL 표시
(250 ~ 700 mL/min 범위로 50 mL/min 간격으로 10단계 구성)

④ 유량 UP 버튼: 유량을 높이는 버튼

⑤ 펌프 헤드 레버: 실리콘 튜브를 장착하기 위해 펌프 헤드를 여닫는 레버

⑥ 펌프 헤드: 실리콘 튜브를 장착하여 세정액을 주입하는 펌프 헤드

2) 기기 본체 후면: 풋스위치 연결 커넥터와 전원 연결소켓으로 구성되어 있다.

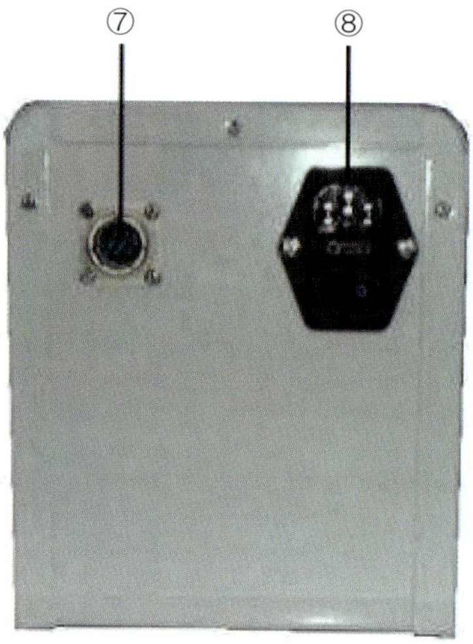

⑦ 풋스위치 연결 커넥터: 풋스위치를 연결하는 접속 단자

⑧ 전원 연결소켓: 주전원 연결 커넥터로 AC 전원(AC 220 V)을 접속하기 위한 전원케이블 접속 단자와 전원 스위치로 구성

3) 풋스위치

4) 전원 케이블

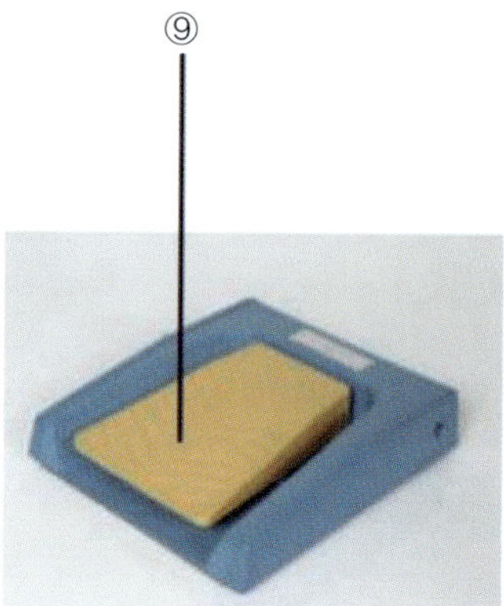

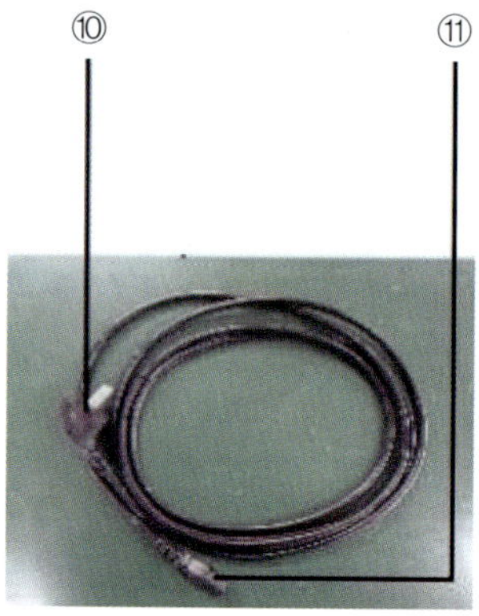

⑨ 풋스위치 발판: 세정액의 주입을 시작 또는 중지하는 데 사용한다.

⑩ 220 V 코드: 220 V 전기 콘센트와 접속한다.

⑪ 전원 연결커넥터: 기기 본체 후면의 전원 연결 소켓의 접속 단자에 연결한다.

7. 사용 전 준비사항

1) 평평한 표면에 기기를 설치하며 액체가 흐르는 곳은 피한다.
2) 기기의 외부에 손상이 없는지 검사한다.
3) 실리콘 튜브(별도 허가 또는 신고 제품)를 아래 조건과 같이 세척 및 멸균한다.

세척	내시경 scope 또는 물병과 같이 세척한다.
고압증기멸균	121℃ 1.2bar 15분

4) 실리콘 튜브를 기기의 펌프 헤드에 장착 후 튜브 입력은 세정액 용기의 마개를 열어 튜브를 삽입하고 출력은 내시경 scope 입력포트에 연결한다.

8. 사용방법 및 조작순서

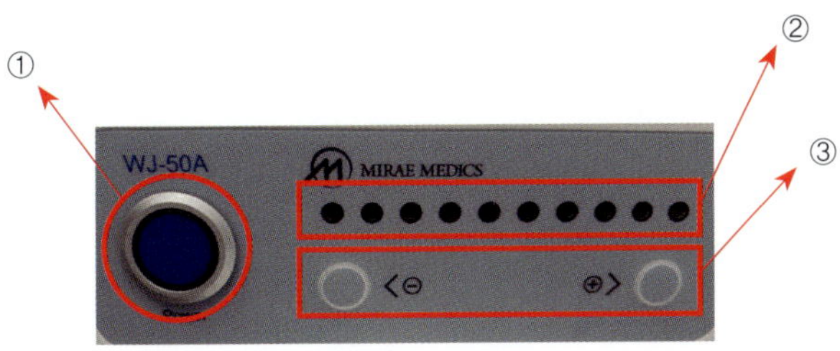

번호	명칭
①	Power 버튼
②	LED
③	유량 UP / DOWN 버튼

1) 전압 AC 220 V를 확인하고 기기 후면의 전원 스위치가 꺼져 있는지 확인하고 전원코드를 연결한다.
2) 기기 후면의 전원 스위치를 켜고 기기 전면의 Power 버튼을 눌러서 LED 표시부의 LED가 켜지는지 확인한다.
3) 전면부의 유량 UP 버튼 또는 DOWN 버튼을 눌러 유량을 선택한다.
4) 소독 또는 멸균된 실리콘 튜브가 제대로 장착되어 있는지 확인한다.
5) 풋스위치를 눌러 세정액이 튜브 끝까지 도달하게 한 후 출력은 내시경 scope 입력포트에 연결한다.
6) 풋스위치를 눌러 세정액이 반출되는지 확인하고 수술 부위 또는 창상 등에 사용을 한다.

7) 사용이 완료되면 출력부로부터 튜브를 제거한다.
8) 전원 스위치를 끄고 전원코드를 제거한다.
9) 만약 기기가 정확하게 작동되지 않으면 사용을 중지하고 서비스를 받도록 한다.

9. 사용 후 보관 및 관리 방법

1) 작동조건
   (1) 온도: 15～35℃
   (2) 습도: 30～70%
2) 보관조건: 상온보관
3) 물이 가까운 곳에 보관하지 않는다.
4) 기압, 온도, 습도, 바람 등의 악영향을 받는 곳에 두지 않는다.
5) 진동 및 충격으로부터 이격시킨다.
6) 화학약품 보관 장소나 가스 발생 장소에 보관하지 않는다.
7) 기기를 청소할 때는 전원 스위치를 끄고 후면에서 전원코드를 제거한 후 천 조각에 약간의 비눗물을 묻혀 청소하되 비눗물이 기기 안으로 유입되지 않도록 한다.
8) 기기가 손상될 수 있으므로 강한 세척제를 사용하지 않도록 한다.
9) 기기는 신선하고 건조한 장소에 커버를 덮어서 보관한다.
10) 장기간 사용하지 않을 때는 반드시 전원코드를 제거한다.
11) 3개월에 1회 이상 정기 점검을 받아야 한다.

10. 사용상 주의사항

1) 전문 의료인의 지도와 처방에 따라 사용한다.
2) 실리콘 튜브, 니들 스파이크, 실리콘 뚜껑, 워터젯아답터, 이리게이션 니들은 세척, 소독 및 멸균되어 있지 않으므로 사용 전에 세척, 소독 및 멸균을 한다.
3) 실리콘 튜브는 사용 유무와 관계없이 멸균 후 24시간이 지나면 폐기한다.
4) 확장 튜브는 일회용이므로 사용 후 폐기한다.
5) 의료용 세정액을 사용하도록 한다.
6) 기기는 이산화질소와 같은 가연성 혼합 마취제가 있는 곳에서 사용해서는 안 된다.

7) 기기 내부에 전기적 충격이 생길 수 있으므로 전원을 연결한 상태에서 수리하지 않도록 한다.
8) 기기의 조작은 숙련자만 해야 하며, 기기에 사용자 이외의 사람이 접촉하지 않게 한다.
9) 사용 설명서를 충분히 숙지한 후 사용하도록 한다.
10) 대지 접지의 유무를 확인한다.
11) 젖은 손으로 전원 플러그를 만지지 않는다.
12) 긴급 상황이 발생할 경우 사용자는 즉시 가스의 주입을 멈추고 전원을 제거한 후 전문 기술자에게 수리를 의뢰한다.
13) 전문 기술자를 제외하고 기기를 분해하지 말 것.
14) 기기를 개조하여서는 안 된다.
15) 기기에 물과 같은 액체가 들어가지 않도록 주의한다.
16) 제품과 같이 공급된 전원코드만을 사용하며, 전원코드, 플러그, 소켓의 이상 여부를 확인한다.
17) 제조사에서 공급하지 않는 다른 제품의 실리콘 호스를 사용 시 기기의 파손 또는 고장의 원인이 될 수 있으므로 제조사에서 공급된 실리콘 호스만 사용한다.

7

마약 및 향정성 의약품 관리

안내과의원은 이지스 프로그램과 NIMS(마약류통합관리시스템) 연동된 프로그램 사용 중이다.

마약 & 향정 관리

1. 마약 구입보고

: 마약 및 향정신의약품 입고 후 정확히 확인하고 진행한다.

1) 이지스 프로그램 상단 마약관리 → 구입보고 클릭한다.

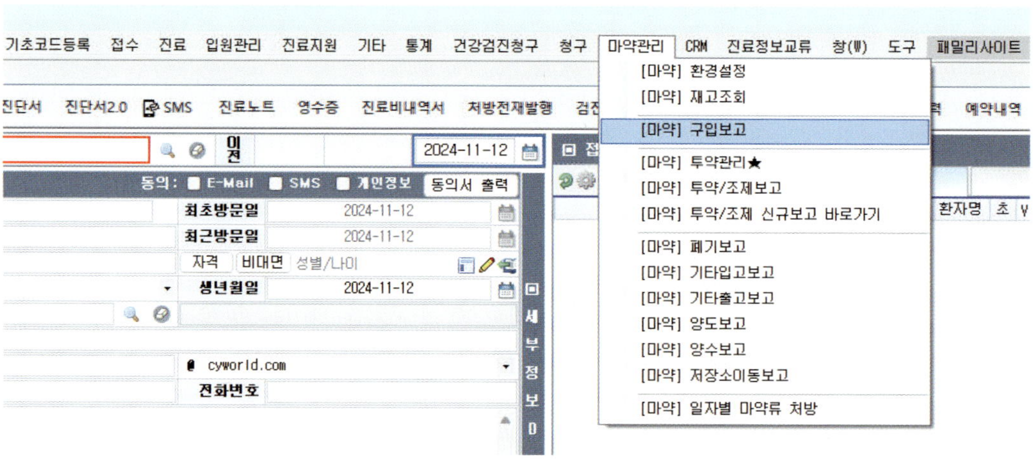

권정현 댓글

마약 및 향정신 의약품 입고시 확인사항
: 종류, 개수, 유통기한, 제조번호 및 일련번호, 파손 유무까지 확인하는 것이 좋다.

2) 화면에서 신규보고 클릭한다.

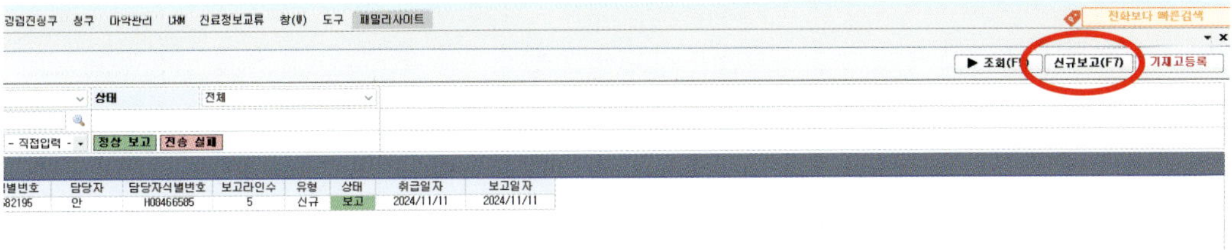

3) 구입대상 목록 조회 클릭하여 입고된 마약이 리스트에 있는지 확인한다.
구입대상 리스트가 뜨면 모두 드래그해서 클릭하고 신규보고 클릭한다.

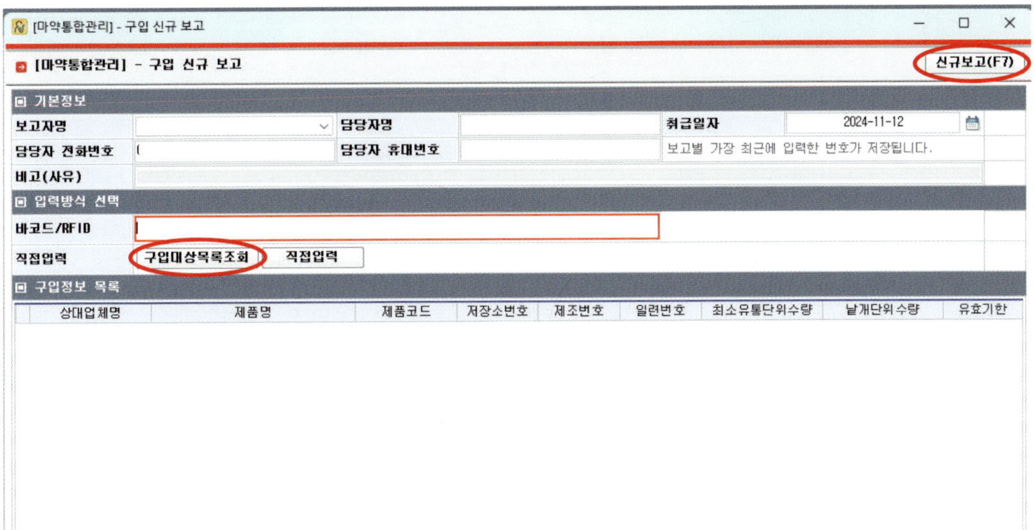

4) 신규보고 완료 후 아래 화면에 보고된 건수가 조회된다.
날짜(보고일자 또는 취급일자) 지정 후 확인한다.

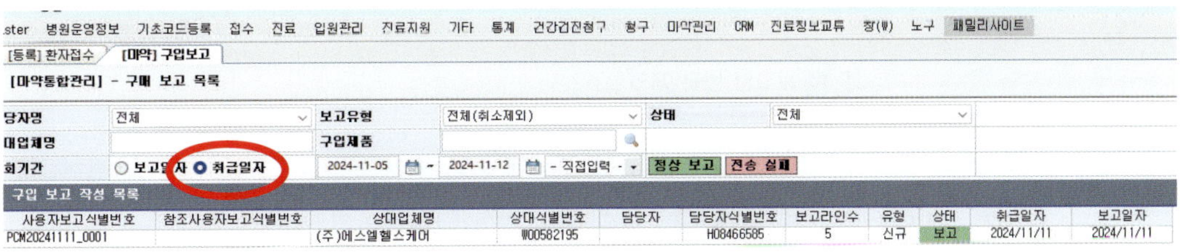

5) 보고건수 중 “보고” 부분 클릭하면 보고된 종류 및 상세 내역 확인 가능하다.
보고건의 약명, 개수, 제조번호, 일련번호 등 상세 내역 확인 가능하다.

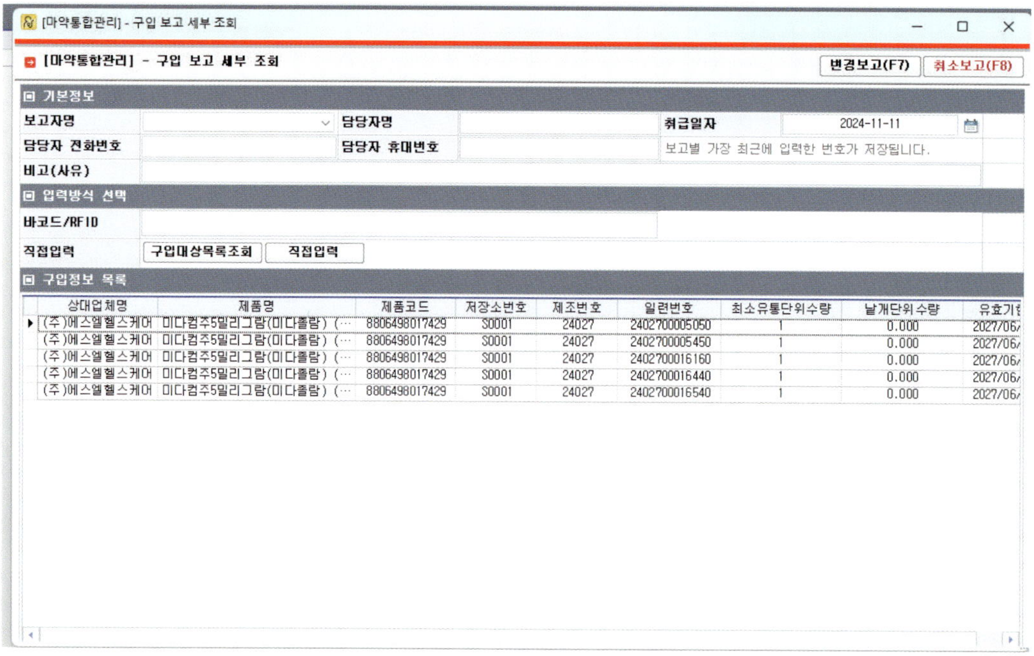
[마약통합관리] - 구입 보고 세부 조회
[마약통합관리] - 구입 보고 세부 조회
변경보고(F7)
취소보고(F8)
기본정보
보고자명
담당자명
취급일자
2024-11-11
담당자 전화번호
담당자 휴대번호
보고별 가장 최근에 입력한 번호가 저장됩니다.
비고(사유)
입력방식 선택
바코드/RFID
직접입력
구입대상목록조회
직접입력
구입정보 목록
상대업체명 제품명 제품코드 저장소번호 제조번호 일련번호 최소유통단위수량 낱개단위수량 유효기한
(주)에스엘헬스케어 미다컴주5밀리그람(미다졸람) (… 8806498017429 S0001 24027 2402700005050 1 0.000 2027/06/
(주)에스엘헬스케어 미다컴주5밀리그람(미다졸람) (… 8806498017429 S0001 24027 2402700005450 1 0.000 2027/06/
(주)에스엘헬스케어 미다컴주5밀리그람(미다졸람) (… 8806498017429 S0001 24027 2402700016160 1 0.000 2027/06/
(주)에스엘헬스케어 미다컴주5밀리그람(미다졸람) (… 8806498017429 S0001 24027 2402700016440 1 0.000 2027/06/
(주)에스엘헬스케어 미다컴주5밀리그람(미다졸람) (… 8806498017429 S0001 24027 2402700016540 1 0.000 2027/06/

6) 구입보고 시 구입대상목록 조회 시 내용이 나오지 않을 경우 판매사에서 NIMS(마약류통합관리시스템)에 보고되었을 경우도 가끔 있다.

이럴 경우에는 “보고된 항목 제외” 클릭을 해제 후 날짜 설정 후 확인하여 구매목록(보고된 항목) 모두 드래그 후 신규보고로 입력하면 병원내 재고 리스트로 넘어간다.

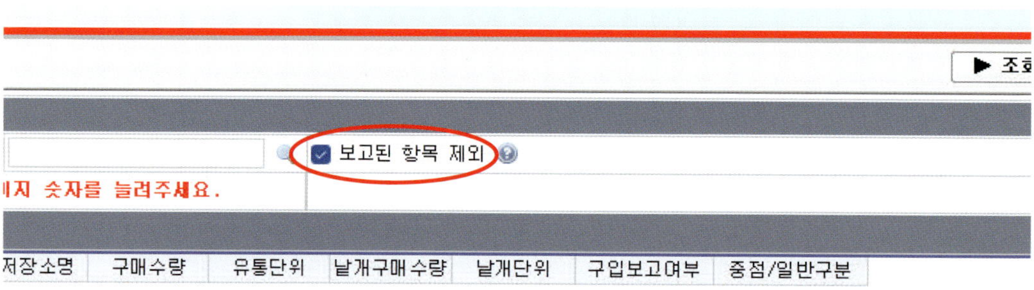

7) 병원 프로그램에서 마약 구입 후 신규 보고 및 재고 조회 후
꼭! NIMS(마약류통합관리시스템)에도 정확히 보고되었는지 확인하는 것도 좋다(정확성 높이기 위함).

2. 투약 관리 및 보고

1) 이지스 메인 화면 상단 → 마약 관리 클릭
→ 재고, 구입, 투약 등 세부 사항이 나온다.

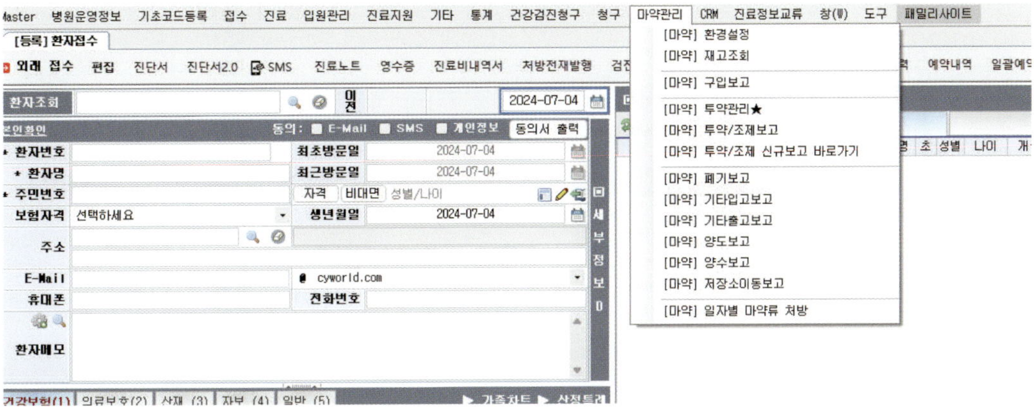

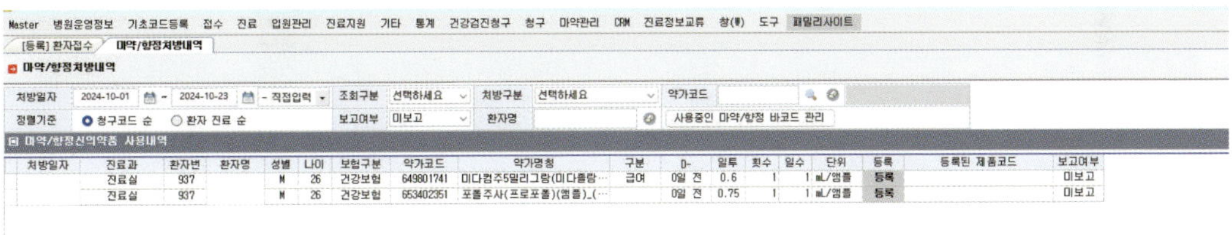

2) 마약 및 향정 사용 후 등록

(1) 의사 처방 있어야 등록 가능하다.

(2) 처방 시 마약 관리 화면에서 투약 / 조제보고 클릭한다.

(3) 등록, 보고, 수정 확인 후 클릭한다.

→ 등록 버튼 클릭하면 약품상세내역

(이름, 제품 코드, 일련번호 등 정보 나온다)

(4) 약명, 사용 마약(향정) 일련번호 확인 후 등록 클릭 시

→ 하단으로 선택 약품 뜨면 사용 용량 확인 후 저장한다.

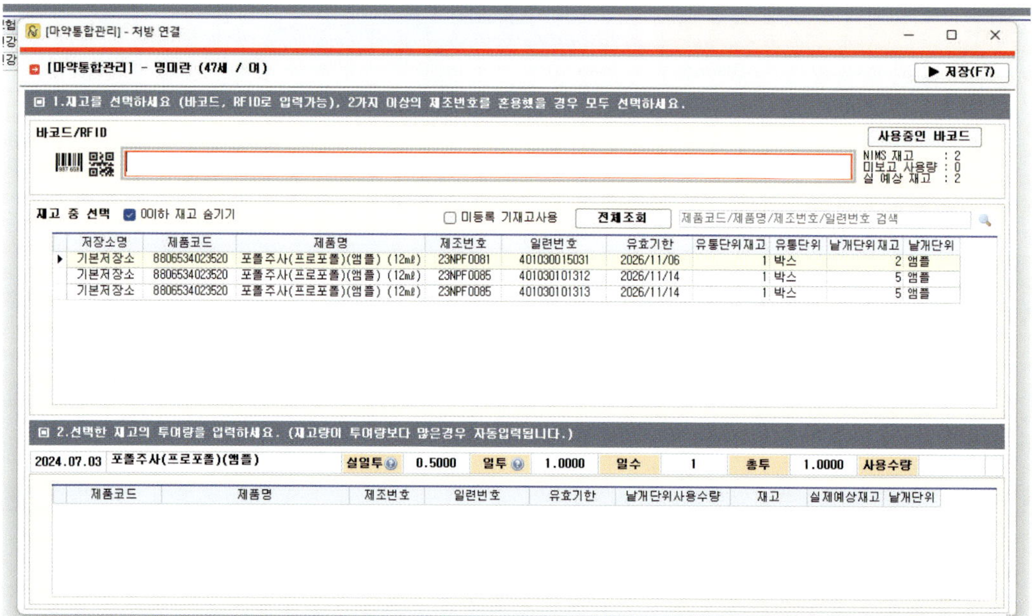

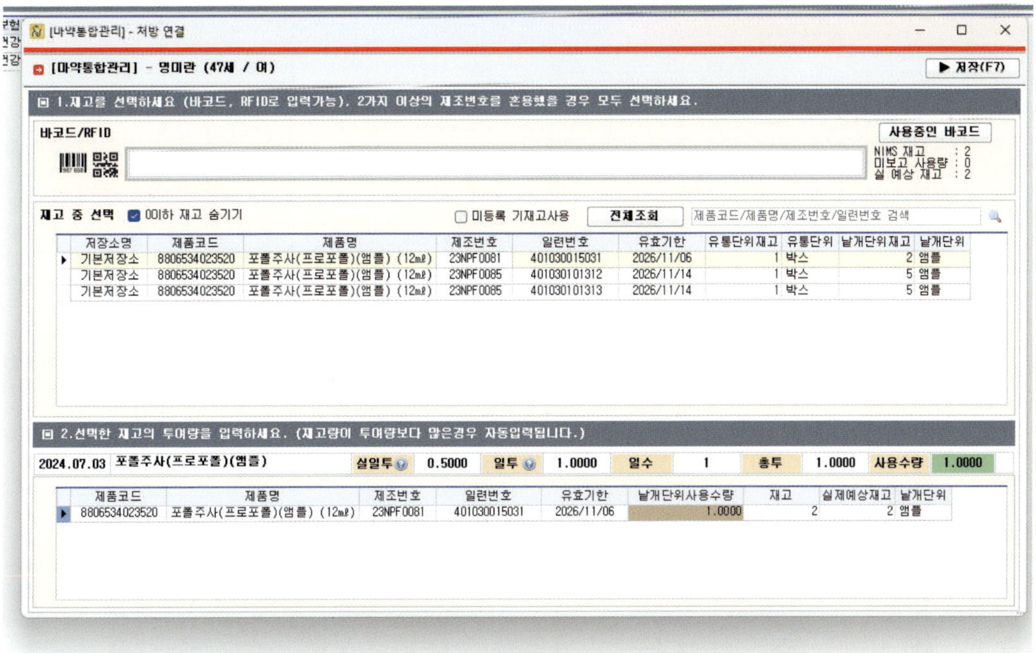

→ 저장 후 화면 하단에 사용 약물 종류 및 용량이 나온다. 재확인 후 저장한다.

(5) 투약 / 신규 보고

- 클릭 후 날짜 및 환자명, 사용량 등 확인 후 우측 상단 "신규 보고"를 클릭한다.

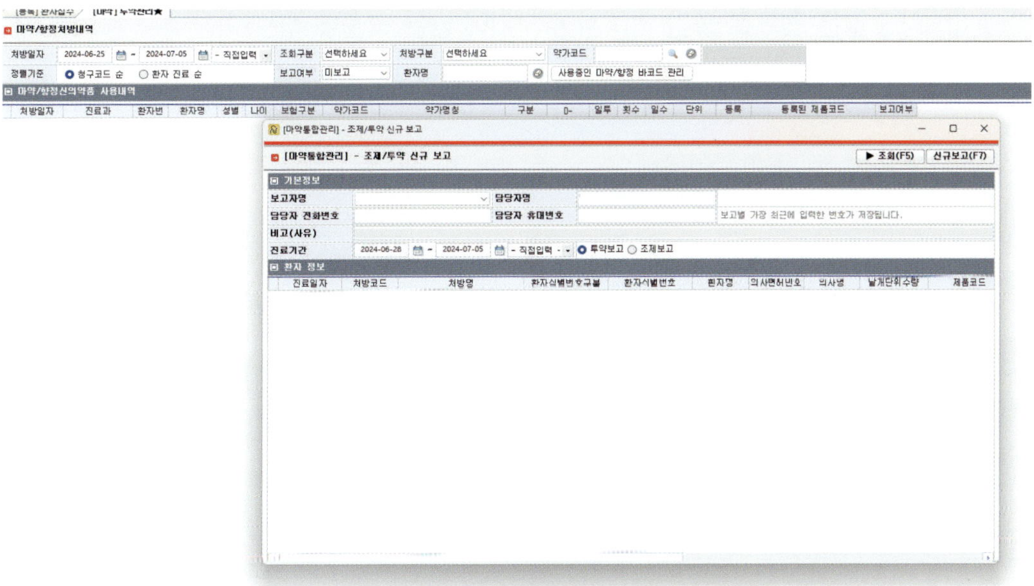

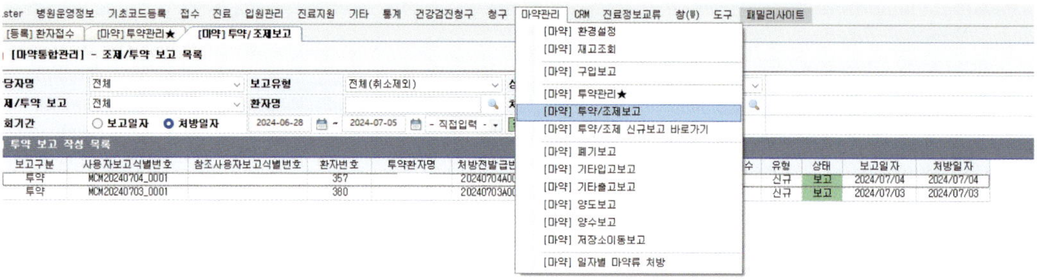

→ 신규 보고 후 확인창에서 상태에서 “보고”로 변동된다.

3) 내시경 후 사용 후 잔량 향정 및 마약 관리

(1) 환자 이름(라벨) 및 약명 주사기 사진을 찍는다.

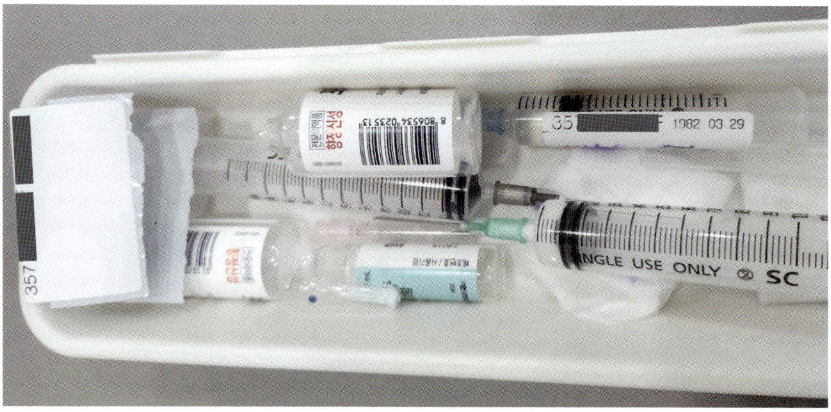

(2) 잉크 같은 것으로 물감 입혀서 주사기에 남은 약물에 섞는다.
(재사용 방지 위함)

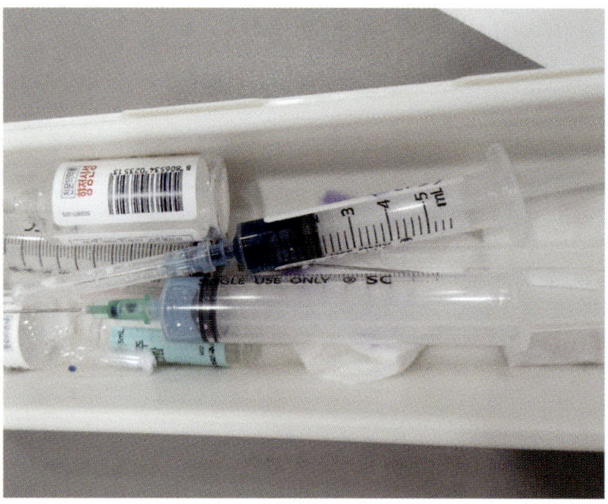

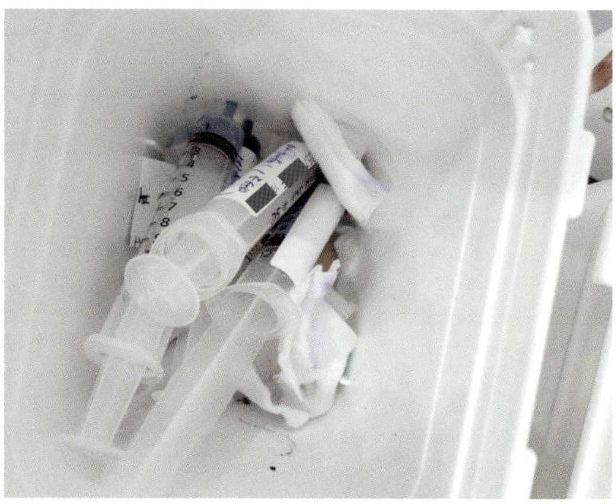

(3) 의료폐기물통에 폐기한 사진 남긴다.

(4) 내시경실 바탕화면 7월 약물 폐기 사진 폴더에 0월 0일 (환자번호 성명) 폴더 만들기 → 20xxxxxx (환자번호) 성명1 등 사진1, 2, 3 사진을 저장한다.

(5) 마약 관리 철저 – 이중 잠금장치가 있는 철제형 금고에 보관 후 매일 1회 점검한다.

3. 투약보고 – 변경 보고하기

투약보고에서 예시) 미다컴+포폴 사용시 둘 중 하나만 투약 신규 보고가 되고 나머지 하나가 빠진 경우 방법으로는 다음과 같다.

1) 환자이름, 약품 확인 후 보고건수 확인 후 건수가 2인데 1로 되어 있음을 확인 후 "보고" 클릭한다.

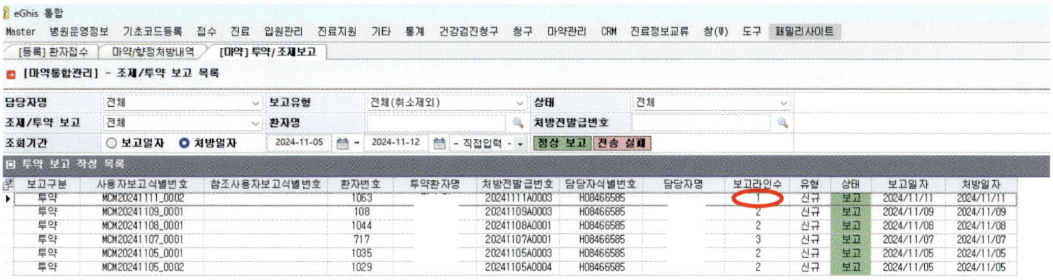

2) 미다컴만 투약보고가 되어 있음을 확인하고 "조회" 클릭한다.

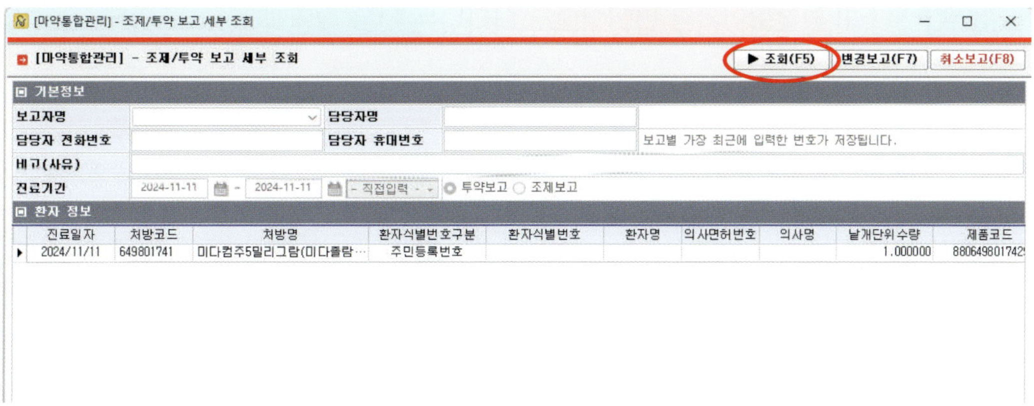

01 접수 업무
02 임상 검사
03 영상 매뉴얼
04 위·대장내시경
05 기타

3) 같은 환자 처방으로 포폴주사가 같이 조회가 된다.
   사용 용량 확인한다.

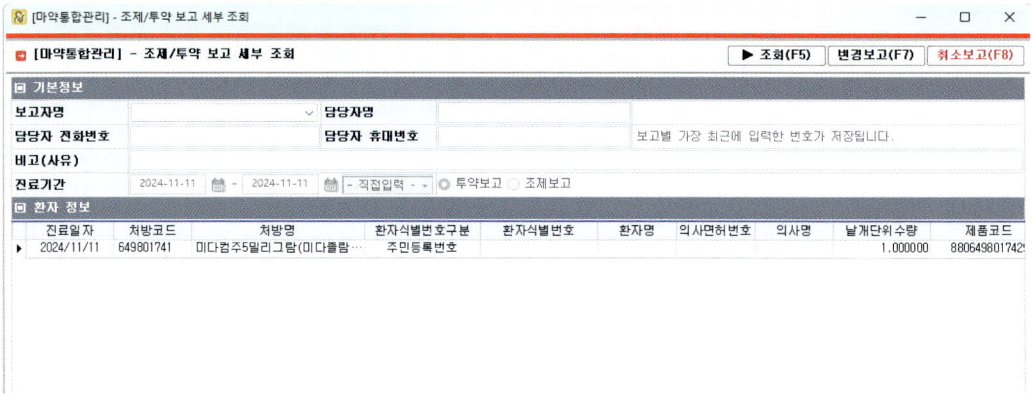

4) 비고(사유)란에 사유 입력하고 변경보고 클릭한다.

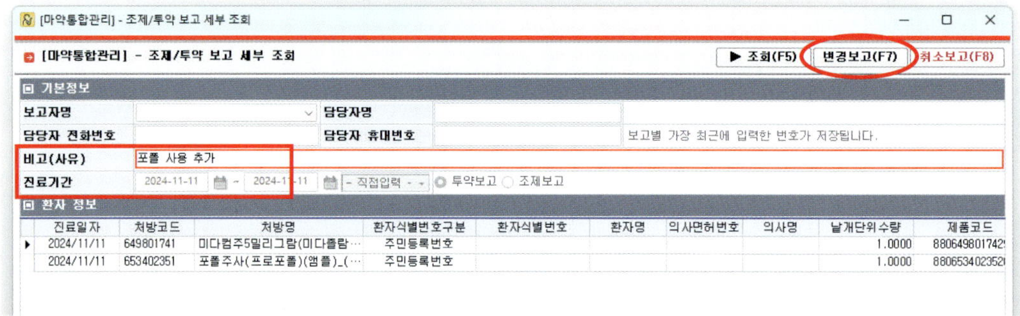

5) 보고전송이 완료되었음을 팝업창으로 나타나는 것을 확인하다.

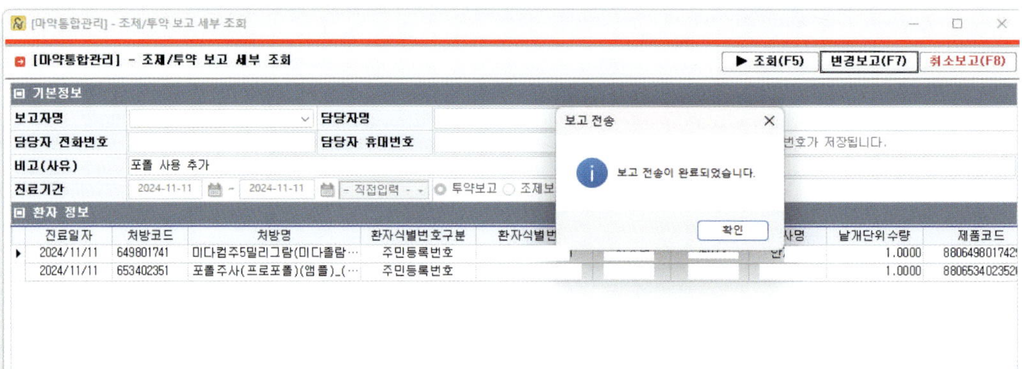

6) 투약 조세 보고 화면으로 나와서 조회해서 정확히 잘 되었는지 한번 더 확인해 본다.

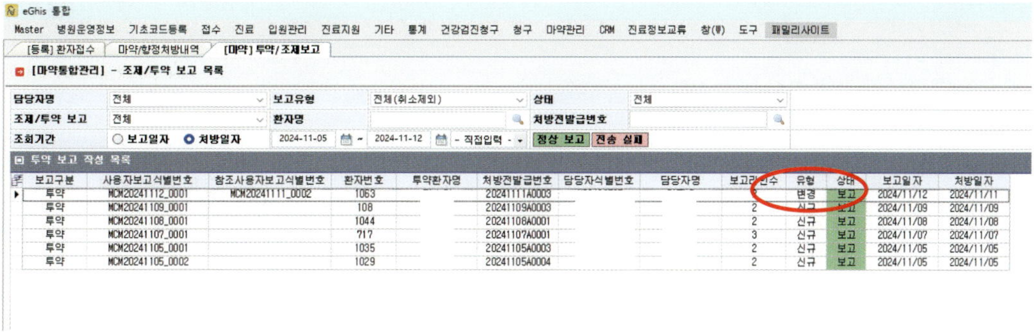

4. 마약 재고 조회

: 마약 및 향정성 의약품은 사용 전후 항상 정확하게 재고 확인을 해야 한다.

1) 이지스 프로그램의 상단화면에서 마약관리 → 재고조회를 클릭한다.

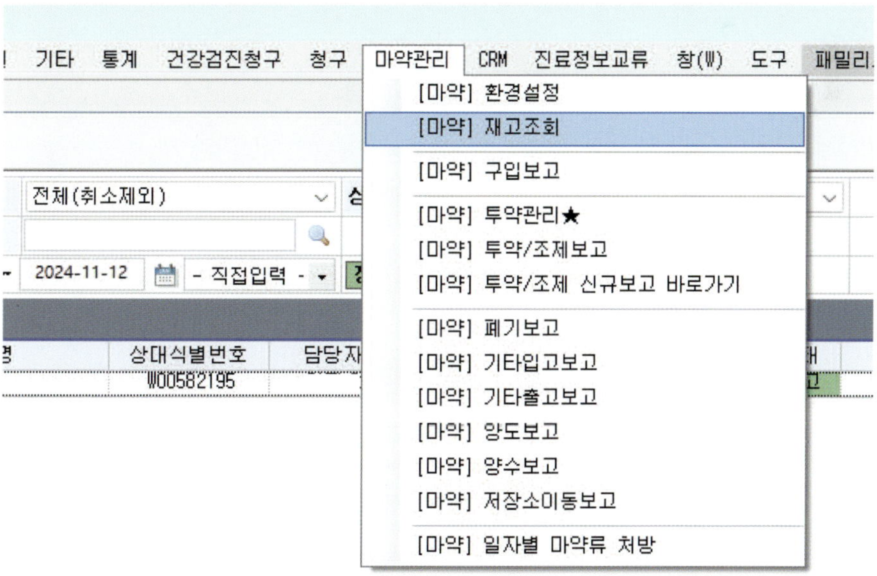

2) 병원 내 보유하고 있는 마약 및 향정성 의약품 재고량이 모두 뜬다.
정확한 종류 및 개수를 확인한다.

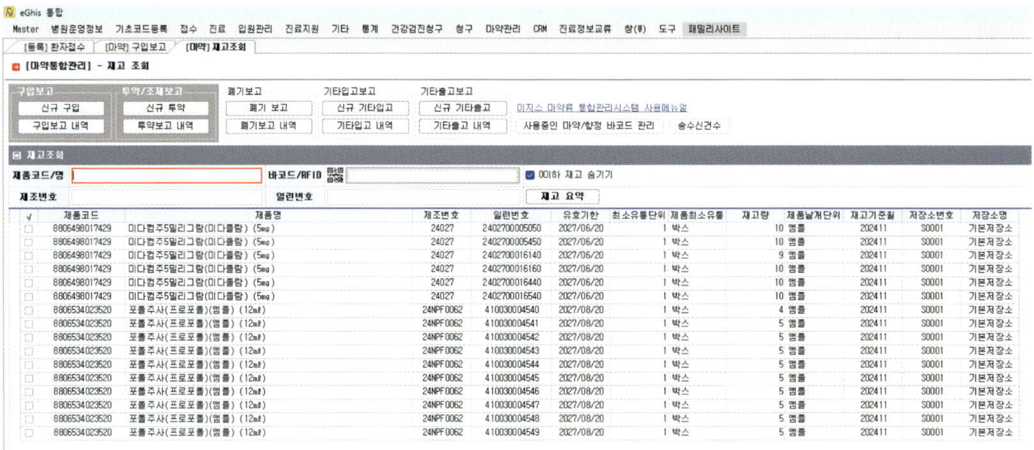

05

기타

1. Portable O_2 관리
2. 의료폐기물 관리

1

Portable O_2 관리

(유효 산소 관리)

시간당 유효 산소량

산소 사용량에 따른 사용가능시간

탱크 용량	사용량	Gauge 압력 (kg f/cm²)	사용 가능시간	탱크 용량	사용량	Gauge압력 (kg f/cm²)	사용 가능시간
10 L	3 L	120	6시간	5 L	3 L	120	3시간
		60	3시간			60	1시간 30분
	10 L	120	1시간 48분		10 L	120	54분
		60	54분			60	27분

※ Gauge 압력이 30(kg f/cm²) 이하일 경우 탱크 교체 준비를 한다.

O_2 Tank(portable)

1. 매일 비치된 산소 탱크의 잔여량 확인한다.
2. Close & Open 방향 확인 후 산소 용량 확인 및 기능 확인한다.
3. 산소 사용 후 항상 Close로 밸브 돌려둔다.
4. 화기주의
5. 산소 사용 시 잘 작동되는지 확인한다.

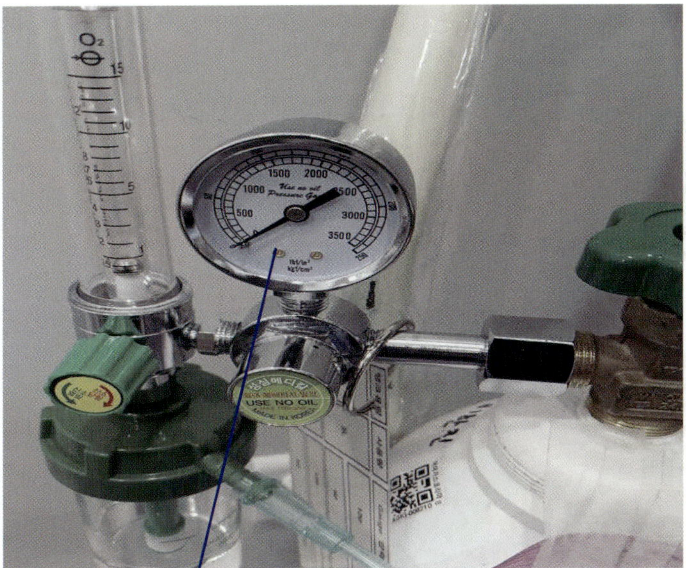

O_2 full로 올린 후 Gauge 확인

* 산소 유효량 확인 시 Open 방향으로 돌린 후 Gauge 확인
(산소 사용 후 Close 방향으로 완전히 잠근다)

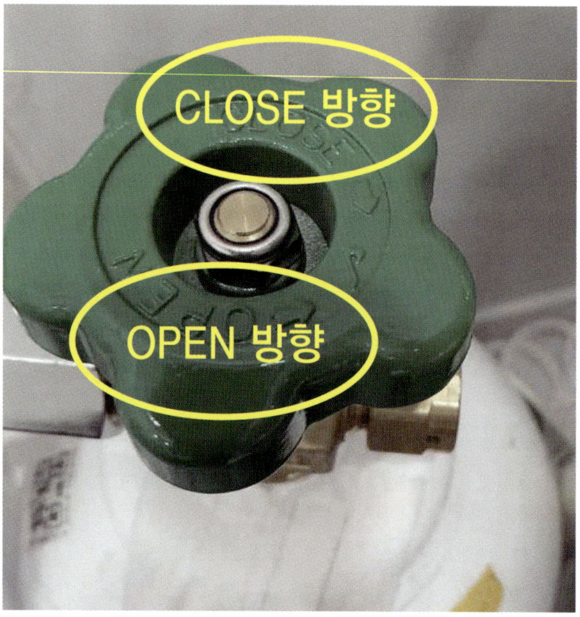

2

의료폐기물 관리

의료폐기물 종류

〈개정 2019. 10. 29.〉

구분		내용(폐기물관리법 시행령 별표2)
격리의료		「감염병의 예방 및 관리에 관한 법률」 제2조제1호의 감염병으로부터 타인을 보호하기 위하여 격리된 사람에 대한 의료행위에서 발생한 일체의 폐기물
위해의료	조직물류	인체 또는 동물의 조직 · 장기 · 기관 · 신체의 일부, 동물의 사체, 혈액 · 고름 및 혈액생성물(혈청, 혈장, 혈액제제)
	병리계	시험 · 검사 등에 사용된 배양액, 배양용기, 보관균주, 폐시험관, 슬라이드, 커버글라스, 폐배지, 폐장갑
	손상성	**주사바늘, 봉합바늘, 수술용 칼날, 한방침, 치과용침, 파손된 유리재질의 시험기구(30일)**
	생물 · 화학	**폐백신, 폐항암제, 폐화학치료제(15일)**
	혈액오염	**폐혈액백, 혈액투석 시 사용된 폐기물, 그 밖에 혈액이 유출될 정도로 포함되어 있어 특별한 관리가 필요한 폐기물(15일)**
일반의료		**혈액 · 체액 · 분비물 · 배설물이 함유되어 있는 탈지면, 붕대, 거즈, 일회용 기저귀, 생리대, 일회용 주사기, 수액세트**

내과 업무 가이드라인

Guideline

2025년 1월 2일 인쇄
2025년 1월 9일 발행

저자 | 안지호, 권정현(안내과의원)

임프린트 | 도서출판 대한의학
발행인 | 신은주
책임편집 | 황인애
출판등록 | 2003년 9월 27일 제 25100-2014-000011호
발행처 | ㈜에스앤씨퍼블리싱
주소 | 서울특별시 구로구 디지털로 288 대륭포스트타워1차 1209호
전화 | (02)921-0653
e-mail | medbook2000@daum.net
홈페이지 | www.dhmbook.co.kr
www.medbook.co.kr

정가 | 30,000원
ISBN | 979-11-5590-296-7 93510